Leben LERNEN
Klett-Cotta

## Zu diesem Buch

Psychischen und psychosomatischen Erkrankungen liegen in vielen Fällen traumatische Erfahrungen als Ursache oder Mitursache zugrunde. Heute weiß man sogar, dass auch Erkrankungen, die bis vor einigen Jahren ausschließlich als körperlich bedingt angesehen wurden, Traumatisierungen, vor allem in der Kindheit, zugrunde liegen können. Viele Betroffene verfügen ansatzweise über erstaunliche Selbstheilungskräfte, die es zu unterstützen und zu entfalten gilt. Aus dieser Erfahrung heraus hat die Autorin zahlreiche heilsame Imaginationsübungen entwickelt und gesammelt, die Patientinnen und Patienten helfen, so stabil zu werden, dass sie sich mit ihren belastenden Erfahrungen detailliert konfrontieren können. Und diese Erfahrungen betrauern und neu beginnen können. Ergänzt wird die Imaginationstherapie in der praktischen Arbeit Luise Reddemanns durch Elemente aus der Kunsttherapie (Susanne Lücke), die mit Hilfe bilderischer Gestaltungen innere Bilder umsetzt. Ausführungen zur Therapie mit traumatisierten Kindern und Jugendlichen (Cornelia Appel-Ramb) ergänzen das Buch.

Die Reihe »Leben Lernen« stellt auf wissenschaftlicher Grundlage Ansätze und Erfahrungen moderner Psychotherapien und Beratungsformen vor; sie wendet sich an die Fachleute aus den helfenden Berufen, an psychologisch Interessierte und an alle nach Lösung ihrer Probleme Suchenden.

Alle Bücher aus der Reihe ›Leben Lernen‹ finden Sie unter:
www.klett-cotta.de/lebenlernen

Luise Reddemann

# Imagination als heilsame Kraft

## Ressourcen und Mitgefühl in der Behandlung von Traumafolgen

Unter Mitarbeit
von Susanne Lücke
und Cornelia Appel-Ramb

Klett-Cotta

Leben Lernen 288

MIX
Papier | Fördert gute Waldnutzung
FSC® C083411
www.fsc.org

Klett-Cotta
www.klett-cotta.de

Printed in Germany
Umschlag: Jutta Herden, Stuttgart
Unter Verwendung eines Fotos von Dudarev Mikhail/fotolia
Gesetzt von Eberl & Koesel Studio, Altusried-Krugzell
Gedruckt und gebunden von CPI – Clausen & Bosse, Leck
ISBN 978-3-608-89178-2

19., vollständig überarbeitete Neuauflage, 2016
24. Auflage, 2024

Bibliografische Information der Deutschen Nationalbibliothek
Die Deutsche Nationalbibliothek verzeichnet diese Publikation in der Deutschen Nationalbibliografie; detaillierte bibliografische Daten sind im Internet über <http://dnb.d-nb.de> abrufbar.

# Inhalt

# Vorwort zur überarbeiteten Neuausgabe

Das Buch »Imagination als heilsame Kraft« ist fünfzehn Jahre in der Welt und hat viele Menschen erreicht. In diesen Jahren hat sich vieles verändert, nicht zuletzt in der Psychotraumatologie. Daher steht es an, das Buch zu überarbeiten und diesen Bedürfnissen gerecht zu werden.

Auch das Konzept der Psychodynamisch Imaginativen Traumatherapie wurde von mir kontinuierlich weiterentwickelt, sodass ich es für erforderlich halte, den aktuellen Stand der Arbeit mit diesem Konzept weiterzugeben.

Dr. Christine Treml vom Verlag Klett-Cotta gilt mein großer Dank dafür, dass sie mich bei diesem Vorhaben begleitet und unterstützt hat.

In den letzten Jahren hat sich eine heftige Kontroverse entwickelt zum Thema: So schnell wie möglich konfrontieren. Da erhebt sich die Frage, was können Menschen für sich tun, die über Jahre Gewalt, sexualisierte Gewalt und emotionale Gewalt erlitten haben, und dies auch schon in der Kindheit? Welche Traumata soll man so schnell wie möglich konfrontieren, wenn es sich um Hunderte von Einzeltraumata handelt? Sind sie die ausschließlichen Auslöser für all die Schwierigkeiten, mit denen sich Menschen, die solche Erfahrungen gemacht haben, plagen? Ist es nicht so, dass auch die Versuche der Anpassung an all den Schmerz und das Leid die Betroffenen zu Anpassungsprozessen zwingt, die ihrerseits auf Dauer problematisch sein können? Ich widerspreche keinesfalls der Idee, mit der auslösenden Situation so rasch wie möglich zu konfrontieren, solange es sich um einmalige traumatische Erfahrungen handelt, und auch nicht, wenn komplex traumatisierte Menschen sehr stabil sind. Jedoch ist es mir wichtig, meine Erfahrungen mit anderen zu teilen, wonach viele traumatisierte Menschen von dem sogenannten Dreiphasenmodell der Traumatherapie am meisten profitieren. Es ist allerdings zu betonen, dass jede Patientin anders ist und gegebenenfalls auch anderes erfordert und dass daher jegliches Behandlungsmodell nur eine gewisse Orientierung bieten kann. Letzten Endes müssen Therapeutin und Patientin gemeinsam entscheiden, was im jeweiligen Fall zu tun und das Sinnvollste ist.

Die Internationale Traumagesellschaft, ISST, empfiehlt nach wie vor das Dreiphasenmodell für die Behandlung, auf das auch ich mich hier berufe.

Herauszufinden, was am wenigsten riskant ist, ist viele Überlegungen wert. Einer der erfahrensten Therapeuten auf dem Gebiet der Psychotraumatologie, Richard Kluft, hat vor langer Zeit gemeint, »the slower, the faster«, also je langsamer (am Beginn), desto schneller geht es (später) voran.

Mir geht es vor allem darum, dass Betroffene Mitgefühl mit sich selbst entwickeln, bzw. wenn es bereits in Ansätzen vorhanden ist, es immer mehr zu nutzen. Hierzu haben sich heilkräftige innere Bilder und Vorstellungen bewährt. In diesem Sinn rate ich noch immer, behutsam und ressourcenorientiert vorzugehen, wie ich es vor 15 Jahren bereits empfohlen habe. Der große Bogen bleibt also, aber im Detail gibt es einiges Neues zu sagen.

# Vorwort zur 6. Auflage

Mit Freude und Dankbarkeit konnte ich in den letzten Monaten erleben, dass dieses Buch für viele Menschen, Kolleginnen und Kollegen ebenso wie Betroffene, eine Hilfe ist. Ich habe viele ermutigende Rückmeldungen bekommen. Dafür danke ich allen, die sich die Zeit genommen haben, mir zu schreiben.

Es gab auch wichtige kritische Hinweise. Am häufigsten wurde die Frage gestellt, ob ich nicht doch ein wenig zu schönfärberisch denke. Es gäbe doch auch ganz und gar verzweifelte Menschen, denen nie etwas Gutes widerfahren sei. Dem will ich nicht widersprechen. Und es gibt sicher Menschen, für die es hilfreich ist, wenn sie einem anderen ihr Leid und Leiden einfach so berichten können. Haben sie das getan, fühlen sie sich angenommen und beginnen dann einen Heilungsprozess aus sich heraus, d.h., sie benötigen keine stabilisierende Arbeit. Mein Buch ist vor allem für diejenigen gedacht, die einen langen Vorbereitungsprozess benötigen, um sich dem Grauen stellen zu können. Ohne inneres Gegengewicht erscheint dies in diesen Fällen nicht möglich. Ich habe mit Menschen gearbeitet, die bereits verschiedene Einsicht und Erkenntnis fördernde Therapien hinter sich hatten, aber innerlich nicht zur Ruhe kommen konnten. Für diese Menschen kamen der Umschwung und die Heilung erst, nachdem sie an inneren Gegengewichten gearbeitet hatten.

Es gibt auch Menschen, die mit dem von mir vorgeschlagenen Weg nichts anfangen können. Ich halte es für schlichtweg ausgeschlossen, dass es den therapeutischen Weg gibt, der für alle hilfreich ist. Es ist zum einen eine therapeutische Aufgabe, die Differenzialindikation verschiedener therapeutischer Verfahren zu klären, zum anderen möchte ich den Betroffenen raten, sich selbst zu vertrauen und Wege, von denen sie spüren, dass es nicht die ihren sind, wieder zu verlassen. Ich weiß, dass das nicht immer leicht ist, dennoch ist es den Versuch wert.

Mich erreichten viele Anfragen nach einem Kapitel zur Behandlung von Kindern und Jugendlichen. Deshalb freue ich mich besonders, dass Frau Appel-Ramb dieses Kapitel aus ihrer Erfahrung heraus geschrieben hat. Eine ganze Reihe von Kolleginnen und Kollegen, die mit Kindern und Jugendlichen arbeiten, haben mir rückgemeldet, dass sie die imaginativen Techniken gut in ihre Arbeit integrieren können. Z. T. geschieht das dann auch in Form von altvertrauten spieltherapeutischen Techniken.

Hinzugefügt habe ich einen kleineren Text zur Akuttraumatisierung (S. 21 f.). Im Stabilisierungskapitel ist ein Abschnitt »Die vorhandenen Ressourcen würdigen« dazugekommen (S. 26 ff.). Auf vielfachen Wunsch haben wir auch einige Fortbildungsmöglichkeiten aufgelistet.

# Einleitung

## Grundlegende Gedanken zu Trauma und zur Traumabehandlung

Als ich 1985 die Leitung einer psychosomatischen Klinik übernahm, machten sich deutsche Psychotherapeuten und Psychiater so gut wie keine Gedanken über Traumatisierungen ihrer Patienten und Patientinnen, und Psychoanalytiker waren der Meinung, dass Traumatisierungen weniger wichtig waren – wenn überhaupt – als phantasierte Vorstellungen. Alice Miller, die Anfang der 80er-Jahre einige Bücher zu diesem Thema veröffentlicht hatte, wurde in Fachkreisen kaum ernst genommen. Meist wurden Traumatisierungen, über die Patientinnen berichteten, als Phantasien behandelt. Seit dem Jahr 2010 wird sehr viel über sexualisierte Gewalt gesprochen, und viele Betroffene haben sich zu Wort gemeldet (viele allerdings immer noch nicht, weil sie – nicht zu Unrecht – einen Mangel an Verständnis befürchten. Ich empfehle für Therapeutinnen: Andreas Huckele, »Wie laut soll ich denn noch schreien«, sowie »Der Klang der Wut« von James Rhodes. Betroffene könnten allerdings von beiden Büchern getriggert werden und sollten daher vorsichtig mit der Lektüre sein).

In der von mir geleiteten Klinik fühlten sich die Patientinnen sicher genug, um über die ihnen angetane Gewalt zu berichten. Wir wissen inzwischen sehr genau, dass hinter sehr vielen seelischen und psychosomatischen Erkrankungen, insbesondere den Persönlichkeitsstörungen vom Borderlinetyp, aber auch depressiven Erkrankungen, Suchterkrankungen, Essstörungen, selbstverletzendem Verhalten und den Somatisierungs- und Angststörungen, traumatische Erfahrungen als Ursache oder Mitursache zu finden sind. Und inzwischen gibt es auch große Studien, die zeigen konnten, dass Herz-Kreislauf-Erkrankungen und andere chronische Erkrankungen, wie z. B. Diabetes, vor allem solche, die in den mittleren Lebensjahren zum Problem werden, mit Kindheitstraumatisierungen in Zusammenhang gebracht werden können (Felitti 1998).

Heute kostet es glücklicherweise nicht mehr viel Mut, die von den Patientinnen mitgeteilten Erfahrungen als solche zu akzeptieren, während Therapeutinnen, die die Schreckensgeschichten ihrer Patientinnen ernst nahmen, bis Anfang der 2000er-Jahre häufig selbst diskriminiert wurden. Das heißt nicht, dass es sich um Berichte handelte, die in jedem Detail kriminologisch beweisbar gewesen wären, aber wir glaubten unseren Patientinnen schon immer, wenn sie erzählten, dass sie Gewalt und sexualisierte Gewalt erfahren hatten und dass sich dies schädlich und schädigend auf ihre Seele und ihren Körper ausgewirkt hatte.

Im Lauf der letzten 15 Jahre ist zu den Ursachen und schädlichen Wirkungen von Traumatisierungen, die Menschen anderen Menschen zufügen, insbesondere Kindern, ein großer Wissensschatz zusammengetragen worden. Es gibt inzwischen eine viel größere Anzahl von therapeutischen Ansätzen als noch vor 15 Jahren. So kann heute jede Patientin zwischen vielen Möglichkeiten wählen und schauen, was zu ihr am besten passt. Die einen wollen sanfte Behandlungen, die anderen nehmen in Kauf, dass sie noch einmal durch viel Leidvolles hindurchmüssen, weil sie »alles« möglichst rasch hinter sich bringen wollen. Diese Anliegen halte ich für legitim. So haben Patientinnen inzwischen auch einen durch das Patientenrechtegesetz gesicherten Anspruch, über therapeutische Angebote umfassend informiert zu werden, damit sie selbst Für und Wider unterschiedlicher Angebote abwägen können (Reddemann & Dehner-Rau 2012). Im Folgenden möchte ich die wichtigsten Prinzipien meines Ansatzes kurz darstellen, damit sich LeserInnen orientieren können.

### Von Patientinnen lernen – die heilsame Kraft der Vorstellungen

> Der Arzt kuriert und die Natur heilt.
> *(Paracelsus)*

Unsere Patientinnen lehren uns beständig, dass sie in Situationen größter Not für sich kreative Auswege gefunden haben und finden. So hatten sie sich z. B. innere und manchmal äußere Räume geschaffen, in denen sie sich wohl und geborgen fühlen konnten. Sie hatten innere Begleiter »erfunden«, Feen, Schutzengel, Tiergestalten und anderes, um sich nicht mehr allein fühlen zu müssen und um Trost zu erhalten. Als unsere Patientinnen bemerkten, dass wir ihre kreativen Lösungen für höchst achtenswert und wunderbar hielten, ließen sie uns teilhaben an diesen inneren Welten. Ich lernte bei Carl Simonton (1992) Übungen kennen, die genau dies, was unsere Patientinnen spontan getan hatten, bewirkten, nämlich Bilder von einem guten Ort und von hilfreichen Wesen zu erschaffen. Ich lernte, dass dies im Wesentlichen sehr alten schamanischen Vorgehensweisen entsprach. Schon lange denke ich, dass es in jedem von uns so etwas wie einen Schamanen oder eine innere Weisheit gibt. Ich habe sehr oft beobachten können, dass Menschen, auch und gerade solche, die sehr verstört waren, in sich über Wissen und Weisheit verfügen, die weit über das hinausgehen, was das bewusste Ich weiß. Viele haben aber verlernt, auf diese innere Weisheit zu lauschen, denn das Hören der inneren Weisheit erfordert Stille. Es erfordert auch, dem Verstand den Platz zuzuweisen, der ihm gebührt, und ihn nicht über alles zu stellen. Inzwischen haben sich viele Menschen für den Buddhismus interessiert oder sich ihm sogar zugewendet. Hier ist die Rede von der »Buddha-Natur«, was bedeutet, dass in jedem Menschen bereits Weisheit und Klarheit vorhanden sind.

Sehr beeindruckt bin ich noch immer von der Tatsache, dass jeder Mensch über Selbstheilungskräfte verfügt und dass unsere wichtigste Aufgabe darin besteht, diese zu unterstützen. Die Erkenntnisse über Selbstheilungskräfte haben inzwischen als Forschung über Salutogenese und Resilienz Eingang in die Wissenschaft gefunden.

Für fatal halte ich es, wenn BehandlerInnen meinen, sie wüssten besser als der Patient oder die Patientin, was für diese gut ist. Wir können und sollten natürlich unser Wissen zur Verfügung stellen, letztlich aber weiß der betroffene Mensch besser als wir, was ihm oder ihr weiterhilft. Demut sollte ein wichtiges Ingrediens der Haltung von BehandlerInnen sein.

**Wenn wir Patienten dabei unterstützen, auf die Stimme ihrer inneren Weisheit zu hören, unterstützen wir ihre Selbstheilungskräfte und das freie Fließen dieser oft verschütteten Kräfte.**
**Die Nutzung von Imaginationen ist inzwischen Standard in vielen traumatherapeutischen Ansätzen geworden. Darüber bin ich nicht nur froh. Ich sehe die Gefahr, dass zu wenig erkannt wird, dass bestimmte Interventionen zwar hilfreich sein können, aber dass dies noch lange nicht heißt, dass sie jederzeit und bei jedem wirken. Menschen sind Individuen, und was bei einer Person hilfreich ist, kann einer anderen sogar schaden. Deshalb empfehle ich nachdrücklich, dass die betroffenen Menschen entscheiden, ob sie einer therapeutischen Empfehlung folgen wollen und können, und dass Therapeutinnen das respektieren. Dazu sind sie übrigens seit dem Jahr 2013 auch verpflichtet nach dem Patientenrechtegesetz. Und Patienten bitte ich, den Respekt vor ihren Rechten einzufordern.**

### Auf Stabilität achten und die heilsame Kraft der Vorstellungen

Menschen, die an den Folgen von vielfachen Traumatisierungen leiden, werden auch nach heutigem Wissensstand – auch wenn es Gegenstimmen gibt – am besten mit einer dreiphasigen Therapie behandelt, die zunächst eine Phase der Stärkung von allem, was gebraucht wird, beinhaltet, ohne dass der Begegnung mit traumatischen Erfahrungen gänzlich ausgewichen wird (d. h. selbstverständlich können Patientinnen von ihren traumatischen Erfahrungen erzählen, Konfrontation ist im Übrigen kein operationalisierter Begriff, das heißt, wenn eine Patientin ein wenig auf ihre alten Erfahrungen blickt, »konfrontiert« sie sich bereits), um in weiteren Schritten »dem Trauma«, genauer den Traumata, zu begegnen, sowie eine Phase der Integration. Es ist stets darauf zu achten, dass Patienten die ganze Behandlung hindurch über genügend innere Stabilität verfügen. Nur dann ist es überhaupt möglich, dem Grauen einen Namen zu geben, und dann ist es fruchtbar und befreiend, es auszusprechen. Es braucht eine liebevolle äußere Begleitung, viel innere Kraft und zunehmendes Mitgefühl mit sich selbst, den Schrecken der Vergangenheit zu begegnen, und es ist uns wichtig, dies zu ermöglichen.

**Wichtig ist es mir auch hervorzuheben, dass die Begegnung mit den Schrecken der Vergangenheit kein Selbstzweck sein sollte, sondern dazu dient, in einer gesünderen Gegenwart und Zukunft zu leben.**

Die Idee, dass ein beschädigter Mensch mit sich selbst mitfühlend und tröstend umgehen und dies in einer Therapie erlernen kann, wird immer noch angezweifelt. Ist doch die Vorstellung weit verbreitet, es sei fast ausschließlich Aufgabe der Therapeutin, als Hilfs-Ich für Trost zu sorgen. Doch werden Patientinnen, die dies nicht selbst erlernen oder denen diese Fähigkeit durch Therapie quasi enteignet wird, immer abhängiger von der Zuwendung ihrer Therapeutinnen. Da diese naturgemäß nicht immer zur Verfügung stehen können, entwickelt sich oft ein erhebliches Dilemma sowohl für die Patientin wie für die Therapeutin. Erfährt die Patientin andererseits von Anfang an, dass ihre Therapeutin ihr zutraut, dass sie in sich Fähigkeiten zur Verfügung hat, sich selbst zu beruhigen und zu trösten, aber auch Trost anzunehmen, und sucht die Therapeutin gemeinsam mit der Patientin von Anfang an beharrlich nach deren Ressourcen, gibt das der Patientin viel Mut. Das bedeutet, dass sich die Therapeutin als mitfühlende Begleiterin zur Verfügung stellt und stets die *gemeinsame Arbeit* im Blick hat. Ich halte die einfache Frage für klärend: Wie hätte ein Mensch überlebt, wenn in ihm nicht Selbstheilungskräfte, (Über-)Lebenswillen und etwas, das ihn tröstet, zur Verfügung stünden? Die häufig mitgebrachten inneren Bilder guter innerer Orte und der hilfreichen Begleiter scheinen mir diese Hypothese zu bestätigen.

**Neue Wege**

Auf der Suche nach neuen Wegen war ich durch Sylvia Wetzel auch in Kontakt mit buddhistischer Meditation gekommen und hatte manches über die buddhistische Psychologie gelernt. Es gibt in dieser Psychologie nach meinem Verständnis einige wesentliche Kerngedanken, die auch in der westlichen Psychotherapie von Nutzen sein können:

1. Leiden gibt es; man macht es schlimmer, wenn man es nicht akzeptiert. Das bedeutet aus meiner Sicht für die Therapie traumatisierter Menschen, dass wir ihr Leiden auf gar keinen Fall leugnen oder bagatellisieren dürfen, sondern anerkennen sollen. Dazu braucht es Mitgefühl. Und zur Heilung braucht es ebenfalls Mitgefühl, Mitgefühl mit sich selbst und mit anderen. Mitgefühl sollte einhergehen mit Achtsamkeit, Freundlichkeit und Freude.
2. Ein weiterer Gedanke: »Es gibt keinen Weg zum Glück, Glück ist der Weg.« Was bedeutet das? Die meisten, wenn nicht alle Menschen, suchen Glück, Freude, Zufriedenheit, jedoch beschäftigen sie sich die meiste Zeit des Lebens damit, die Steine aus dem Weg zu räumen, die sie daran hindern, glücklich zu sein. Damit sind sie dann aber mehr mit den Steinen als mit dem Glück beschäftigt. Es erfolgt eine Konzentration auf das Unglück, was häufig zur Folge hat, dass man noch unglücklicher wird, denn man »hat« bekanntlich, worauf man sich konzentriert. Daher erscheint es mir bedeutsam zu lernen, die kleinen Momente von Zufriedenheit, Geborgenheit, Freude und Glück ebenso gut mitzubekommen wie die Momente von Unglück und Missmut. Und dieses Anliegen sollte in der Therapie fortlaufend thematisiert werden!

Wir regen daher unsere Patientinnen an, sich auf die Fähigkeit zum Froh- und Glücklichsein ungefähr genauso viel zu konzentrieren wie auf die Sorgen und Probleme, und auf ihre Kompetenz und Eigenmacht ebenso sorgfältig zu achten wie auf ihre Gefühle der Ohnmacht. Oft wird auch deutlich, dass Probleme längst nicht 24 Stunden am Tag präsent sind, sondern nur kurzzeitig, dass es aber durch die Konzentration darauf so aussieht, als bestünde das Leben nur aus Problemen. Wir erkannten, dass erst, wenn die Fähigkeit zum Frohsein wieder entdeckt war und erstarkte, die traumatischen Erfahrungen konfrontiert werden konnten, ohne dass dies extrem und kaum aushaltbar belastend wurde. Auch dies widerspricht der Ansicht vieler Menschen, die meinen, man müsse sich doch erst einmal um das Leid und das Leiden kümmern, bevor man froh sein könne. Nun ist es aber sowohl eine simple Alltagserfahrung wie eine durch Forschung belegte Einsicht, dass man Probleme leichter löst, wenn man »gut drauf« ist. Sorgen wir also – ob Patientin oder Therapeutin – dafür, dass wir in Kontakt sind mit unseren inneren Kraftquellen. Dann lassen sich die schrecklichen Dinge der Vergangenheit leichter bearbeiten und auflösen bzw. integrieren. Dabei gilt es zu berücksichtigen, dass sich die Schrecken der Vergangenheit im Falle einer – komplexen – posttraumatischen Belastungsstörung oft »anfühlen«, als geschähen sie jetzt, d. h., es ist oft ein langer Weg in der Therapie, bis klar ist, dass man heute ein anderer oder eine andere ist als damals. Es kommt vor, dass Menschen mit Traumaerfahrungen sich nicht oder kaum bewusst werden, dass sie jetzt in – relativer – Sicherheit leben und wie viel sie selbst dazu beigetragen haben, dass es so ist. Es ist, als steckten sie in der unglücklichen Vergangenheit fest. In der Gegenwart bewusst anzukommen und ihre Möglichkeiten bewusst nutzen zu können, ist daher ein wichtiges Anliegen der Psychodynamisch Imaginativen Traumatherapie.

Ich halte es für wichtig, »Freude als Weg« zu empfehlen nach der Devise, wenn wir doch ohnehin alle glücklich sein wollen, sollten wir uns direkt ohne Umschweife damit befassen.

Wir haben also gelernt, dass Mitgefühl und Achtsamkeit wesentliche Elemente der Heilung darstellen. Dazu erlernten wir eine Reihe von Übungen, die ich hier, angepasst an die Bedürfnisse traumatisierter Menschen, weitergeben werde.

Unser Therapieansatz ist ein integrativer und theoretisch psychodynamisch begründet. Wir meinen, dass die Psychoanalyse mit ihren Konzepten von Übertragung und Gegenübertragung und vom Unbewussten eine hilfreiche Verstehensgrundlage bietet, die klassischen psychoanalytischen Interventionen aber modifiziert werden sollten, um den Anforderungen, die traumatisierte Menschen an eine Behandlung stellen, gerecht zu werden. Auch hierzu gibt es neuere Ansätze, die auch in Deutschland bekannter geworden sind. Insbesondere die Bedeutung der therapeutischen Beziehung und der Bindung haben heute mehr Gewicht, und es geht heute mehr als früher um die Möglichkeit, Selbstwirksamkeit zu erkennen und Fertigkeiten dafür zu entwickeln, aber auch die Folgen von Verletzungen und die daraus resultierende Verletzlichkeit mehr als früher anzuerkennen.

### Das Konzept vieler Ichs

Eine weitere Grundlage unserer Arbeit ist die Berücksichtigung der Tatsache, dass wir jeden Tag so etwas wie neue Menschen – mit unterschiedlichen Anteilen – sind. Viele Menschen leben mit der Vorstellung, sie seien immer dieselben. Dies entspricht aber nicht einmal physiologisch gesehen den Tatsachen. Denn unser Körper erneuert und verändert sich ständig. Auf der geistig-seelischen Ebene verändern wir uns ebenfalls. Ich lade die Leserin/den Leser ein, sich einmal an sich vor ein paar Jahren oder noch weiter zurückliegend zu erinnern. Da hatten Sie sicher nicht in allem die gleichen Ansichten, die gleichen Wünsche, Vorlieben und Meinungen wie heute.

Dieser Prozess des Wandels ist für uns so selbstverständlich, dass wir nicht darüber nachdenken. Wenn man meditiert, bemerkt man bald, wie sich Gedanken, Gefühle, Empfindungen dauernd wandeln. Manchen Menschen macht das Angst, weil sie meinen, dass ihnen Beständigkeit allein die nötige Sicherheit geben könne. »Das einzig Unveränderliche ist die Veränderung«, sagte Laotse. Ich halte diese Einsicht für eine große Chance. Wenn wir uns darin üben, den Wandel in uns ohne Vorurteil wahrzunehmen, sehen wir darin ein Potenzial, das uns ohnehin zur Verfügung steht. Ich bin heute nicht mehr die, die ich gestern war. Damit kann ich, die Person von heute, anfangen, mit all den vielen Ichs, die ich je gewesen bin, in Verbindung zu treten. Das Ich von heute kann mit den jüngeren Ichs sprechen, sie trösten, sie unterstützen, von ihnen Unterstützung bekommen und so fort.

Und, was besonders wichtig ist, von heute an kann ich neue Entscheidungen treffen für jetzt und für die Zukunft. Alles, was ich je war, erkenne ich an. Es geht nicht darum, zu verdrängen und zu vergessen, sondern darum, sich selbst die Chance einzuräumen, dass das Heute, der jetzige Moment zur Verfügung stellt, was ich sein will. So kann ich schließlich meine Vergangenheit da lassen, wo sie hingehört, nämlich in die Vergangenheit, und kann mich auf einen neuen Weg begeben. Ich kann aus vielen Wegen wählen, auch Glück als Weg ist möglich.

Die hier angestellten Überlegungen sind in meiner therapeutischen Arbeit wegweisend geworden. Ich möchte in diesem Buch darstellen, wie es möglich ist, trotz großem persönlichem Leid einen – therapeutischen – Weg zu gehen, der von Anfang an die inneren Fähigkeiten zum Frohsein und zum Glücklichsein ebenso berücksichtigt wie den Schmerz. Damit kann dem Schmerz viel eher der ihm gebührende Platz zugewiesen werden. Erich Fried sagt: »Es gibt nur ein Gegengewicht gegen Unglück … und das ist Glück.« Ich möchte deutlich machen, dass Menschen, die extreme Ohnmachtserfahrungen gemacht haben, dennoch oder gerade deswegen über Kompetenz und Eigenmacht verfügen. Deshalb sind Patientinnen und Patienten für mich Partnerinnen und Partner, mit denen ich gerne *zusammenarbeite.*

**Für wen ist dieses Buch geschrieben?**

Dieses Buch wendet sich an Therapeutinnen und Therapeuten. Für mich gehört es heute mehr denn je zu einer guten therapeutischen Arbeit dazu, Patientinnen und Patienten genauso gut zu informieren wie Kolleginnen und Kollegen. Wir meinen, dass gründliche Information die beste Voraussetzung für eine gute Zusammenarbeit darstellt. Für traumatisierte Menschen ist Gut-informiert-Sein außerdem wichtig, um ein Gefühl von Kontrolle zu behalten. Therapeuten und Therapeutinnen können dieses Buch ihren Patientinnen und Patienten weiterempfehlen, um sich zu informieren.

Insbesondere die Imaginationen, die ich beschreibe, können für alle von Nutzen sein. Ich werde die Leserin/den Leser daher direkt ansprechen. Therapeuten und Therapeutinnen können von vielen der Imaginationen auch im Sinne ihrer Selbstfürsorge profitieren. Im Übrigen bitte ich Sie, nichts an Patienten weiterzugeben, das Sie nicht selbst ausprobiert haben und selbst schätzen.

Ich werde in diesem Buch Theorien über posttraumatische Belastungsstörungen nur kurz erklären. Dazu gibt es inzwischen genügend Literatur. Ich empfehle die Bücher von Butollo und seinen Mitarbeiterinnen (1999, 2013) als eine gute Einführung. Das Lehrbuch von Fischer und Riedesser ist lesenswert für die Vertiefung, ebenso das von Andreas Maercker herausgegebene Buch zur posttraumatischen Belastungsstörung. Inzwischen ist die Literatur zum Thema kaum noch überschaubar. Als Selbsthilfebuch steht das Buch »Trauma heilen« von mir und Cornelia Dehner-Rau zur Verfügung.

Dieses Buch ist gedacht als ein Bericht aus der Werkstatt. Praxisnahe Beispiele sollen dazu anregen, einen mitgefühlsorientierten und ressourcenorientierten Ansatz in der Arbeit an Traumafolgen anzuwenden.

Die Zusammenarbeit der Forscher und Therapeuten, die sich um Vietnam-Veteranen kümmerten, und der Forscherinnen und Therapeutinnen, die sich mit Gewalt und sexualisierter Gewalt in der Familie, also besonders mit Gewalt an Frauen und Kindern, beschäftigten, erbrachte, dass die Folgen von Traumatisierungen relativ ähnlich sind und auch die Symptome, wenn man eine Traumatisierung nicht verarbeiten und integrieren kann. Dennoch gibt es auch wichtige Unterschiede: Z. B. wirken sich kollektive Traumatisierungen anders aus als Traumatisierung in der Familie. Eine Vergewaltigung verletzt darüber hinaus die Integrität als Frau und manchmal als Mann.

### Individuelle Belastung – strukturelle Gewalt

In diesem Buch geht es um individuelle Lösungen. Das bedeutet nicht, dass wir das Problem struktureller Gewalt ausblenden. Eine wichtige Grundlage unserer Arbeit sind Theorien, die von feministischen Forscherinnen entwickelt wurden, wonach patriarchale

Strukturen innerhalb der Familie insbesondere für das Leben von Frauen und Kindern ein Gewaltrisiko ersten Ranges darstellen. Leider gilt das durchaus auch noch im Jahr 2016. Ich gehe davon aus, dass ein Mensch erst in sich Ruhe finden sollte, d.h. zu einem ausreichenden Selbst- und Stressmanagement fähig sein sollte, ehe sie oder er sich den Fragen struktureller Gewalt zuwenden kann. Jedoch scheint es mir notwendig, die Zusammenhänge deutlich zu machen und traumatische Erfahrungen der Kategorie »man made« auch in diesem Licht zu betrachten. In den letzten Jahren wurde auch deutlich, dass eine Bezugnahme auf historische und gesellschaftliche Bedingungen in vielen Psychotherapien notwendig ist, insbesondere die Folgen von NS-Zeit und Zweitem Weltkrieg geraten immer mehr in den Blick.

Ich habe mich entschieden, hier Fälle und Vignetten auszuwählen, in denen es sich entweder um leichter zu ertragende Geschichten wie z.B. Verkehrsunfälle handelt oder die nicht allzu viele Details preisgeben. Das Lesen von Schreckensgeschichten kann sich bereits traumatisierend auswirken. Das bedeutet aber nicht, dass wir uns in der Therapie die Erfahrungen von Gewalt, sexualisierter Gewalt und Folter nicht anhören. Das Gegenteil ist der Fall! Therapeuten und Therapeutinnen, die mit Opfern von Gewalt und sexualisierter Gewalt arbeiten, sollten das nur tun, wenn sie sich dazu in der Lage fühlen, wirklich alles zu hören. Dieses Buch soll aber nicht der Ort sein, um dies darzustellen. Inzwischen gibt es eine unüberschaubare Anzahl von Büchern sowohl zu den Themen Gewalt und sexualisierter Gewalt und in den letzten Jahren sehr vieles zu den Folgen von NS-Zeit und Zweitem Weltkrieg. Ich selbst habe mich damit ebenfalls intensiv beschäftigt und dazu jüngst publiziert (Reddemann 2015).

### Einige Überlegungen zur therapeutischen Haltung und zum psychodynamischen Verständnis

Jede Art von Intervention kann nur dann hilfreich wirken, wenn die Patientin ein Minimum von Vertrauen erleben kann. Therapeutinnen sollten daher alles tun, um dieses Vertrauen zu fördern, und eine Atmosphäre schaffen, die Sicherheit und Halt garantiert und sogar Momente von Geborgenheitserfahrungen ermöglichen. Heute ist die Vorstellung, dass es in der Psychotherapie nicht zuletzt um gute Bindungserfahrungen gehen sollte, Allgemeingut.

Unter Stabilisierung verstehe ich aus psychodynamischer Sicht Stärkung von Ichfunktionen. Das traumatisierte Ich ist kein Normal-Ich i.S. Freuds (1937), und ich halte eine Modifizierung der analytischen Vorgehensweise i.S. Ich-psychologischer Erkenntnisse und strukturbezogener Interventionen für notwendig. Darüber hinaus bieten die neueren psychoanalytischen Ansätze wie relationale Psychoanalyse und der intersubjektive Ansatz vieles, was auch in meiner Arbeit eine Rolle spielt. »Traumatherapie« ist im Übrigen aus meiner Sicht kein spezielles Verfahren, sondern dieses Wort drückt aus, dass Therapeuten Konsequenzen aus den Bedingungen, die Patienten mitbringen, ziehen.

**Wir behandeln Menschen und keine Traumata oder gar Diagnosen!**

Und deshalb geht es aus meiner Sicht immer um ein gemeinsames Tun von Psychotherapeutin und Patientin mit einer forschenden, offenen Grundhaltung, um gemeinsam herauszufinden, was von vielen therapeutischen Möglichkeiten in einem gegebenen Moment hilfreich und sinnvoll sein kann. Bis heute spricht vieles dafür, dass es weniger eine Methode ist, die hilft, als zum einen die therapeutische Beziehung und zum anderen die therapeutische Nutzung all dessen, was dem Menschen bis jetzt bereits gedient hat und hilfreich war (dazu Wampold 2010). Dies zu erkunden, ist für mich ein wichtiger Teil der Arbeit.

**Viele Patientinnen sind sich nicht oder nicht ausreichend bewusst, über wie viele innere Schätze sie bereits verfügen, wie oft sie klug gehandelt haben, um sich zu schützen, wie viel Mut und Ja zum Leben bereits in ihnen vorhanden ist. All diese Schätze gilt es zu erkennen und bewusster zu nutzen.**

Imaginative Techniken haben eine adaptive Funktion (Singer 1986). Darüber hinaus stellt die erste Therapiephase der Patientin Handwerkszeug zur Verfügung, mit Schmerzlichem und den sich daraus ergebenden Schutzmechanismen geschickter und gelassener umzugehen. Insbesondere das Konzept »Arbeit mit kindlichen Anteilen« oder Ego States dient sowohl der Selbstregulation wie der Stärkung des Arbeitsbündnisses im Rahmen einer die Regression eingrenzenden Therapie. Zur Modifizierung der psychoanalytischen Technik im Umgang mit einem geschwächten Ich hat Fürstenau (1979) bereits vor über dreißig Jahren Wegweisendes geschrieben. Sein jüngstes Buch (3. Auflage 2007) »Psychoanalytisch verstehen, systemisch denken, suggestiv intervenieren« sei interessierten Leserinnen und Lesern wärmstens empfohlen. Die Stabilisierungsphase dient im Rahmen Ich-psychologischer Konzepte der Ich-Stärkung, objektpsychologisch ausgedrückt dient sie dem Aufbau sicherer und guter innerer Objektrepräsentanzen.

Es ist wichtig, das Bedürfnis der Patientinnen nach Kontrolle ebenso wie alle anderen Bewältigungsstrategien der Patientin zu würdigen. Joseph Weiss hat schon 1994 darauf hingewiesen, dass sich Patientinnen in der Therapie/Psychoanalyse sicher fühlen müssen. Das gilt natürlich auch für die Beziehung mit der Therapeutin. Weiss und seine Arbeitsgruppe sprachen von der control mastery theory, und sie gingen davon aus, dass Patientinnen ihre Therapeutinnen auch – unbewusst – prüfen, ob diese vertrauenswürdig sind. Es ist eine gute alte psychoanalytische Regel, dass man das Ich durch Deutungen nicht schwächen darf. Deutungen sind immer erst sinnvoll, wenn das Ich erstarkt ist. Dies ist in der Regel nach der Stabilisierungs- und »endgültig« nach der Traumabegegnungsphase der Fall. Viele Fallbeispiele von Weiss handeln von in der Kindheit traumatisierten Patientinnen. Darüber hinaus haben Orange und Ko-Autoren (2001) darauf hingewiesen, dass Neutralität eines der fragwürdigsten Konzepte der Psychoanalyse sei. Nach meiner Erfahrung benötigen traumatisierte Patientinnen und Patienten *eindeutig* und erlebbar zugewandte Therapeutinnen und Therapeuten.

**Mitgefühl als Basis**

Der Kommunikationswissenschaftler Matthias Gottschlich hat ein Buch über Medizin und Mitgefühl (2007) geschrieben, auf das ich verweisen möchte: »Die Grundlage einer kommunikativen Medizin ist das Mitgefühl. Ohne Mitgefühl und mitfühlende Kommunikation kann es zwar eine Effizienz-orientierte Gesundheitsindustrie und medizinische Spitzenforschung, nicht jedoch eine Kultur des Heilens geben. Diese aber ist in Zukunft dringend notwendig ... (S. 19) *Mitfühlende Kommunikation ist nicht bloß ein Mittel zum Ziel, sondern selbst das Ziel.* Jede Beziehung zwischen Arzt und Patient hat ihren eigenen kommunikativen Anspruch, der der jeweiligen Situation entspricht, der der Begegnung in der Krankheit entspricht ... das Bewusstsein um die Einmaligkeit der Beziehung ist es, das Gemeinsamkeit und Sinn stiftet. (S. 30) Bloß antrainierte soziale Geschicklichkeiten werden dem existenziellen Anspruch ärztlicher Kommunikation nicht gerecht ... Um ärztliches Sprechen mit dem ganzen Wesen geht es. (S. 31) Mit gutem Grund gehen Medizin und Meditation auf eine gemeinsame etymologische Wurzel zurück. (S. 38) Was der Medizin nottut ... ist die Einsicht, dass Kommunikation lebenswichtig – überlebenswichtig – ist. Und dass die heilsame Kraft des Wortes aus der Kraft unseres Mitgefühls mit dem anderen ... kommt.« (S. 39)

Das, was für die ärztliche Arbeit im Allgemeinen gilt, gilt erst recht für die Psychotherapie. Insbesondere dann, wenn Menschen verletzt wurden und daraus eine Traumafolgestörung resultiert, ist die mitfühlende Therapeutin/der mitfühlende Therapeut entscheidend. Mitgefühl ist nicht immer leicht, es will geübt werden. Mitgefühl bedeutet auch, dass Therapeutinnen mit sich selbst mitfühlend sind, wenn ihnen einmal etwas nicht gut gelingt. In der hier vorgestellten Arbeit der »Psychodynamisch imaginativen Traumatherapie« wird Mitgefühl vor allem im Umgang mit verletzten inneren Anteilen angestrebt.

Mitgefühl ist mehr als Empathie. Empathie ist Einfühlung und kann als neutral angesehen werden. Mitgefühl braucht zwar Empathie, jedoch will Mitgefühl Heilsames bewirken, und das zeigt sich dann im Umgang der Therapeutin mit der Patientin und der Patientin mit sich selbst.

Aus Mitgefühl resultiert sowohl Ressourcenorientierung neben der Orientierung am Leiden als auch Würdeorientierung. Inzwischen ist klar, dass eine ausschließliche Orientierung am Leiden dieses auf Dauer nicht lindern oder gar heilen kann, und es ist auch klar, dass Patientinnen nur gesunden können, wenn sie die Erfahrung machen, dass ihre Würde geachtet wird. Mitgefühl kann sich auch als Mitfreude zeigen, d.h., dass der Therapeut z.B. erkennen lässt, dass er sich mit dem Patienten freut – etwas, was früher eher unüblich war.

#### Ressourcenorientierung

Ich empfehle, von Anfang an, also vom ersten Kontakt an, neben dem mitfühlenden Gespräch über die belastende Lebensgeschichte auch ein Gespräch zu allem, was der Patientin Freude macht, ihr gelingt und gelang, d.h. über alle Ressourcen, zu führen. Ich nenne das die Frage nach der »Überlebenskunst« (Reddemann 2012). Diese Frage sollte dann gestellt werden, wenn die Therapeutin das Leid und den Schmerz des Patienten angemessen gewürdigt hat. In der Anfangsphase der Therapie ist es wichtig, der Patientin deutlich zu machen, woran der Therapeut Anteil nimmt. Fragen wir nur nach Problemen, vermitteln wir unausgesprochen, wir seien nur an Problemen interessiert, und der Patient wird sich danach richten. Merkt der Patient unser Interesse an seinen Stärken, so ermutigen wir ihn indirekt, diese bei sich selbst verstärkt wahrzunehmen. Die Verbindung stellt das Mitgefühl her (Reddemann 2016), sodass wir immer wieder i.S. einer Pendelbewegung uns für das eine und das andere gleichrangig interessiert zeigen können. Später mag sich der Fokus dann zunächst mehr in Richtung Ressourcen verschieben und in der Traumabegegnungsphase dann vorübergehend mehr in Richtung der Belastungen.

Ich halte es nicht für sinnvoll, mit Patienten und Patientinnen um irgendetwas zu kämpfen. Die Patientin weiß selbst am besten, was für sie in einem gegebenen Moment das Beste ist. Das heißt auch, man sollte niemandem etwas aufdrängen, sondern Möglichkeiten anbieten und darüber hinaus offen sein für jede Lösung, die die Patientin mitbringt. Wenn man mit dem »Ressourcenohr« zuhört, erfährt man immer etwas. Darin müssen wir uns immer wieder aufs Neue üben. Es fällt uns offensichtlich leichter, uns Schmerzliches zu merken als Erfreuliches und darauf einzugehen. Man könnte sagen, dass wir etwas dafür aktiv tun sollten, dass sich Erfreuliches *einprägt.*

**Ressourcenorientierung darf andererseits niemals eine Rechtfertigung dafür sein, sich um das Leiden von Patientinnen nicht ausreichend zu kümmern.**

Wichtig erscheint mir, dass Therapeuten und Therapeutinnen darauf achten, dass sie nicht die Arbeit tun, die die Patientin oder der Patient selbst tun kann. Es erscheint mir sinnvoll, das immer wieder gemeinsam zu betrachten. D. h., das Hilfs-Ich-Konzept sollte nicht dazu führen, der Patientin mehr, als ihr guttun könnte, abzunehmen. Ich habe mir angewöhnt, möglichst jede Intervention in Form einer Frage zu stellen. »Kann es sein, dass ... Mir kommt gerade der Gedanke, dass ... Was halten Sie davon ...« u. Ä. Diese fragenden Interventionen lassen dem Patienten seine Verantwortung eher, als wenn man sagt: »Sie machen das jetzt, weil ... oder Sie haben Angst vor ...« usw. Es gilt also, gemeinsam mit den Patienten zu überlegen, was vor sich geht, ansonsten gerät die Beziehung immer mehr ins Ungleichgewicht und es entsteht der Eindruck, als gäbe es einen hoch kompetenten Therapeuten und einen erheblich weniger kompetenten Patienten.

Es empfiehlt sich, der Patientin so viel wie möglich zuzutrauen, ohne sie zu überfordern. Sie bestimmt das Tempo. Sätze wie »das kann ich nicht, das habe ich noch nie gekonnt« sind für uns keine Dogmen, sondern wir laden ein, sie sorgfältig zu überprüfen. »War das wirklich bis jetzt immer, immer so? Gibt es Ausnahmen? Helfen solche Sätze, um die angestrebten Ziele zu erreichen? Wer in Ihnen sagt den Satz? Ist das ein Introjekt?« Wie erwähnt haben Sampson & Weiss (1986) für die Psychoanalyse nachgewiesen, dass Patienten ihre Therapeuten testen, ob diese wirklich auf der Seite der Gesundheit stehen. Etwas nicht verurteilen heißt nicht es gutheißen. Diese Unterschiede, die einen Unterschied machen, wie Gregory Bateson (1981) das nannte, immer wieder herauszuarbeiten, ist manchmal etwas mühsam, aber es lohnt sich für beide Beteiligten.

**Wenn das Trauma noch akut ist**

Zwischen einer akuten Traumatisierung, die eben erst geschehen ist oder erst wenige Wochen zurückliegt, und einer posttraumatischen Belastungsstörung, die sich entwickelt, wenn ein Trauma – oder viele Traumata – nicht verarbeitet werden kann/können, gibt es wesentliche Unterschiede.

Bei großen Unglücksfällen (wie Flugzeugabsturz, Eisenbahnunglück etc.) ist es inzwischen üblich, nicht nur Notfallärzte, sondern auch Psychotherapeuten an den Unglücksort zu entsenden. Notfallpsychologen halten eine schnelle Hilfe für die Seele für ebenso wichtig wie die körperliche Versorgung und sagen, dass es genauso eine Notfallversorgung für die Seele geben sollte wie eine für den Körper. Notfallversorgung dient in der Regel dazu, weiteren Schaden abzuwenden und Selbstheilung zu unterstützen. Alles, was unserem Organismus hilft, Selbstheilungskräfte freizusetzen, scheint mir daher empfehlenswert. Für nicht so günstig halte ich allzu massive Eingriffe von außen, die dem Organismus gar nicht die Zeit lassen, Selbstheilung zu erfahren. So können professionelle Helfer viel Gutes tun, wenn sie Betroffene und Angehörige aufklären und beruhigen. Hilfreich erscheint es mir auch, Wissen über die normale Verarbeitung von Traumatisierungen zu vermitteln. Es ist gut zu wissen, dass unser Organismus über zwei Arten der Verarbeitung verfügt: erstens das »Dichtmachen« und »Abschotten« und zweitens die intensive Auseinandersetzung mit dem Geschehen. Beides wechselt sich in der Verarbeitungsphase nach einem akuten Trauma ab (Reddemann & Sachsse 1997). Verhaltensweisen, die von außen her gesehen seltsam wirken, wie z. B. Rückzug oder ständiges Darüberreden, sollten als Versuch unseres Organismus verstanden werden, sich selbst zu helfen. Und es ist wichtig, sich klar zu machen, dass diese Mechanismen in der Tat bei vielen Menschen auch greifen.

Das heißt, wenn sie sich genügend Zeit lassen, wenn sie sich zurückziehen, aber auch reden können, wenn sie ihre Albträume als ein notwendiges Übel der Verarbeitung erkennen und dies alles nicht gleich für krank erklären und mit Beruhigungsmitteln wegmachen, dann bestehen oft gute Chancen, dass auch schreckliche Dinge verarbeitet werden können. Dabei ist eine liebevolle und verständnisvolle Umgebung, in der andere zur Hilfe bereit sind, aber sich nicht aufdrängen, besonders unterstützend.

Die hier vorgestellten stabilisierenden Imaginationen können vor allem für das »erwachsene Ich« hilfreich sein. Ich empfehle sowohl den »inneren Ort der Geborgenheit« als auch alle distanzierenden Übungen. Aber auch die anderen Imaginationen können im Einzelfall dienlich sein. Es ist immer wichtig zu prüfen, wer mit welcher Imagination etwas anfangen kann. Die innere Pendelbewegung zwischen Leidvollem und Tröstlichem (wieder) in Gang zu setzen, ist ein wichtiges Angebot. Im Übrigen gibt es sehr viele andere Interventionen zur Ressourcenaktivierung (s. Flückiger & Wüsten 2014, Najavits 2002), zur Resilienzförderung und zu dem,was man skills nennt (s. Linehan 1996, Bohus & Wolf-Arehult 2012).

# 1. Innere Stabilität finden

*To make a prairie it takes a clover and*
*A bee –*
*One clover, and a bee,*
*And reverie.*
*The reverie alone will do.*
*If bees are few.*

*Emily Dickinson, Collected Poems*

In diesem Teil geht es um die Frage, wie man Patientinnen dabei unterstützen kann, sich selbstheilender Möglichkeiten bewusst zu werden und wie sie diese nutzen können.

Bei manchen Patientinnen gibt es vieles in kurzer Zeit zu entdecken, was diese Patientinnen dann auch rasch nutzen können, andere brauchen Monate und sogar Jahre. Sich stabil zu fühlen und sich dem Leben besser gewachsen zu fühlen, ist ein Anliegen aller Patientinnen, mit denen ich gearbeitet habe.

Komplex traumatisierte Menschen, die in der Kindheit unzählige Male von ihren wichtigsten Bezugspersonen sexuell ausgebeutet, misshandelt und vernachlässigt wurden, benötigen nach Erfahrung der meisten KlinikerInnen Hilfe dabei, Stabilität zu erlangen, um gegebenenfalls für Konfrontation überhaupt bereit zu sein. Das bedeutet: Die Feststellung »komplex traumatisiert« sollte differenziert betrachtet werden, und in jedem Fall muss immer wieder die einzelne Patientin/der einzelne Patient betrachtet werden, um zu entscheiden, was diesem Menschen hilft.

Es sei nochmals auf das Patientenrechtegesetz, wonach Patientinnen das Recht zugebilligt wird, mitzubestimmen, hingewiesen.

Nach meiner Erfahrung wissen Patientinnen meist genau, was ihnen weiterhilft und was nicht. Ich halte es nicht für vertretbar, dass Patientinnen gesagt wird, dass es nur »die eine Therapie« gäbe, die ihnen hilft. Dazu ist bis heute die Studienlage in Bezug auf schwer traumatisierte, vor allem Bindungs-traumatisierte, Patientinnen viel zu mager, als dass eine solche Aussage zu rechtfertigen wäre. Therapeutinnen sollten immer wieder gemeinsam mit den Patientinnen klären, was diesen hilft, in der Gegenwart besser zu leben. Für nicht wenige bedeutet das, dass wir schauen, was von dem Handwerkszeug, das sie bereits haben, hilfreich und nützlich ist, was eher unbrauchbar ist und was sie darüber hinaus noch benötigen zu einem »guten Leben«. Im Übrigen enthält die Arbeit mit »verletzten Teilen« und »verletzenden Teilen«, wie ich sie weiter unten vorschlage, durchaus konfrontierende Anteile.

Stabilisierung im hier gemeinten Sinn bedeutet also:

1. Übendes Vorgehen für mehr Ich-Stärkung oder Symptombewältigung
2. Behutsames Arbeiten mit inneren Anteilen im Sinne von »Minikonfrontationen«, also bereits Arbeit an den Ursachen der Probleme der Patientinnen. Aber immer in dem Sinn, dass die Patientin die Gewissheit behält, sich selbst steuern und beruhigen zu können.

Vieles aus der Stabilisierungsphase bleibt für die ganze Therapie wichtig und kann während der anderen Phasen weiter Verwendung finden. So sind z. B. die »Inneren hilfreichen Wesen« in jeder Phase wichtige Begleiter und Ratgeber, Übungen zu Mitgefühl mit sich selbst sind ebenfalls jederzeit nützlich.

Ein weiteres wichtiges Prinzip will ich an dieser Stelle hervorheben: Wir regen grundsätzlich an, für eine Balance zwischen Schreckens- und heilsamen Vorstellungen und Bildern zu sorgen. Damit nehmen wir etwas auf, das Traumatisierte ohnehin häufig von sich aus versuchen. Sie bemühen sich, eine ganz und gar gute Welt zu erschaffen, allerdings in der Regel im Außen. Was naturgemäß auf längere Sicht scheitern muss. Dieser Vorgang, der auch als Spaltung bezeichnet wird, ist versteh- und nachvollziehbar. Unser Vorschlag ist, im eigenen Innern, auf der »inneren Bühne«, diese ganz und gar gute Welt zu erschaffen, um dort den Rückhalt, die Stärke und den Trost zu finden, die im Äußeren niemals in der gewünschten Vollkommenheit anzutreffen sind. In der Schule von Milton Erickson (1981) wird dieses Vorgehen Utilisieren genannt.

Ich möchte betonen, dass es sich hier nicht um unverrückbare Wahrheiten handelt, sondern um nützliche Konzepte, die sich in der Praxis bewährt und inzwischen auch in empirischen Untersuchungen von Lampe et al. (2008, 2015) sowie Gärtner et al. (2015) überprüft worden sind.

## 1.1 Die therapeutische Beziehung

Die meisten Therapieschulen erkennen an, dass die therapeutische Beziehung die wesentliche Grundlage einer Therapie darstellt. In unserer Arbeit ist es uns ein besonderes Anliegen, jegliche Art von therapeutisch induziertem Stress zu meiden. Dazu empfehle ich zum einen zu berücksichtigen, was man heute über traumatischen Stress weiß, insbesondere, dass es sich hier um ein Phänomen handelt, das die Patientin zumindest am Anfang der Therapie kaum beeinflussen kann. Zum Beispiel erzählte mir eine Patientin ziemlich erregt, sie habe von der Stationsärztin eine Nachricht erhalten, dass diese sie um eine bestimmte Zeit »erwarte«. Eine nicht traumatisierte Patientin würde vielleicht sagen – oder denken –, »das ist aber ein komischer Ton«, ohne sich sonderlich zu erregen. Für die durch extreme Gewalt traumatisierte Patientin aber bedeutet das: »Das ist ein Befehl, Befehle sind der Beginn einer Katastrophe, gleich werde ich ohnmächtig und hilflos sein …« Die Erregung ist auch Ausdruck der typischen Stressphysiologie der Patientin. Ist die Stressreaktion erst einmal angestoßen, bedarf es einiger Bemühungen, damit sich die Patientin wieder beruhigen kann. Insbesondere ist es wichtig, dass sie erfährt, dass ihre Gefühle anerkannt und verstanden werden und dass sie die Kontrolle behält. Als Zweites empfehle ich, die Patientin zur »Supervisorin« des therapeutischen Geschehens zu machen und sie zu bitten zu sagen, wenn sie unser Verhalten als Stress induzierend erlebt: »Bitte sagen Sie mir, wenn Sie den Eindruck haben, dass ich Ihnen durch mein Verhalten Stress mache, denn ich weiß nicht und kann nicht wissen, was Sie als besonders belastend erleben. Gehen Sie bitte davon aus, dass es mir ein Anliegen ist, hier mit Ihnen eine Atmosphäre zu schaffen, in der Sie sich sicher und wohl fühlen.« Interventionen, die bei neurotischen Patienten eine – therapeutisch sinnvolle – Signalangst erzeugen, rufen bei Traumatisierten häufig traumatische Angst hervor, und dies ist nicht sinnvoll.

Eine zu Beginn jeder Therapie und bei jeder Veränderung besonders stressreduzierende Intervention ist Aufklärung und Information.

Das, was Menschen, die ein Trauma nicht verarbeiten konnten, am meisten gefehlt hat, war die Fähigkeit, sich zu beruhigen bzw. eine beruhigende Umgebung. Daher halten wir es für wichtig, beruhigend zu wirken und Selbstberuhigung anzuregen. Eine mild positive, nicht idealisierende Übertragung halte ich aus diesem Grund für erstrebenswert und empfehle, dass die Therapeutin sich hierfür einsetzt. Deutungen sollten stets so gegeben werden, dass sich die Patientin eingeladen fühlt, etwas über sich herauszufinden. Ein Patient, der sich durch eine Deutung wie ertappt oder entmutigt fühlt – weil er schon wieder einmal das Gefühl hat, etwas falsch gemacht zu haben – oder der empfindet, der Therapeut wisse mehr über ihn als er über sich, wird auch dies mit Stresssymptomen beantworten. Man müsse vieles von dem vergessen, was man gelernt habe, sagte der niederländische Traumatherapeut Johann Lansen, selbst Analytiker. Wichtig sei, natürlich und *mitfühlend* zu sein (s. Reddemann 2016).

Häufig wird unsere Empfehlung, eine Regression in der therapeutischen Beziehung nicht zu fördern, dahingehend missverstanden, dass wir uns nicht auf die therapeutische Beziehung einlassen würden. Das Gegenteil ist der Fall! Aber wir meinen nicht, dass der Patient alles, aber auch alles in der therapeutischen Beziehung reinszenieren solle, sondern dass er mit uns neue, gesündere Beziehungserfahrungen machen könne. Ich habe bis jetzt nicht finden können, dass es meinen Patientinnen dient, lange *nur* in leidvollen Gefühlen zu verharren oder deren Auftauchen ständig zu fördern. Ich ziehe es vor, anzuerkennen was ist, aber immer auch die Selbstregulation, die in Richtung Heilung geht, durch Mitgefühl, Geduld, Freundlichkeit und Akzeptanz zu fördern.

**Dazu hat sich das Konzept: zwei Erwachsene von heute kümmern sich um die verletzten jüngeren Ichs, wobei die erwachsene Person von heute so viel wie möglich Verantwortung für ihre jüngeren Ichs übernimmt, sehr bewährt. Das mitfühlende Vorbild der Therapeutin soll die Patientin einladen, immer freundlicher und mitfühlender mit sich selbst zu werden.**

Tatsächlich kann Regression in beliebigem Umfang stattfinden, nämlich auf der »inneren Bühne«. Durch das Konzept innere Bühne (s. u.) wird ein imaginärer Raum zur Verfügung gestellt, auf dem sich auch das, was sich sonst innerhalb einer Übertragungsbeziehung entfaltet, zeigen kann. Der imaginäre Raum als vorgestellte Externalisierung der inneren Wirklichkeit ermöglicht der Patientin eine viel weitergehende Kontrolle. Der imaginäre Raum kann auch gedacht werden wie der Sandspielkasten oder das Spielzimmer der Kindertherapeuten. Beide, Patientin und Therapeutin, gestalten fortlaufend diesen imaginären Raum neu. Es trifft also nicht zu, dass wir nicht mittels der therapeutischen Beziehung arbeiten, wir tun es nur auf eine andere Weise. Inzwischen hat ja die Bindungsforschung sehr deutlich gemacht, wie sehr Menschen Halt und Sicherheit brauchen, um sich positiv zu entwickeln. Auch aus diesem Grund halte ich es für notwendig, die therapeutische Beziehung nicht durch traumatische Übertragungen zu überfrachten. Selbstverständlich geschehen diese, man sollte sie aber nicht so anwachsen lassen, dass die Patientinnen sich mehr und mehr verlassen und verzweifelt fühlen müssen. Andererseits sind Patienten auch nicht hilflose Kleinkinder, selbst wenn sie manchmal so erscheinen und sich so fühlen. Das heißt, die Therapeutin sollte genau erforschen, was die Patientin an

Hilfreichem bereits zur Verfügung hat, und sie ermutigen, dies zu nutzen, sich aber andererseits auch nicht verweigern, wenn die Patientin ein hilfreiches Gegenüber benötigt.

## 1.2 Ein Arbeitsbündnis etablieren

Ein Arbeitsbündnis zu etablieren gilt inzwischen als empfehlenswert, wenn nicht sogar als unabdingbar (z. B. Wampold 2010). Therapeutin und Patientin sollten immer wieder gemeinsam überprüfen, welche Ziele erreicht werden sollen und welcher Schritt oder welche Schritte in der Behandlung besonders wirksam sind, um die gewünschten Ziele zu erreichen. Ich lade daher Patientinnen immer wieder zu einer metakognitiven Reflexion des Prozesses ein. Was haben wir erreicht, wo geht es nicht gut voran, was soll weiterhin erreicht werden. Wo werde ich als hilfreich erlebt, wo nicht? Und am Ende jeder Sitzung lade ich dazu ein: Was war heute hilfreich, was können Sie heute mitnehmen?

Bei traumatisierten Menschen findet man besonders häufig verschiedene, einander stark widersprechende Ich-Zustände (Ego States). So könnte z. B. die erwachsene Person dringend Therapie wünschen, aber kindliche, traumatisierte Teile fürchten sich davor. Darüber hinaus könnten Täterintrojekte ebenfalls ein gewisses Eigenleben führen und sogar radikal gegen Therapie sein. Solche starken Widersprüche können der Patientin zwar bewusst sein, aber in der Regel fühlt sie sich ihnen am Beginn der Therapie hilflos ausgeliefert. Hier finden wir Konzepte, die diese verschiedenen Teile benennen und quasi wie eigenständige Personen behandeln, außerordentlich kreativ (z. B. Jung 1912, Schwartz 1997, Watkins & Watkins 2003). Im Falle des Arbeitsbündnisses bedeutet dies, dass die Therapeutin die Patientin einladen sollte, mit all diesen verschiedenen Teilen zu einer Verständigung hinsichtlich der Therapie zu kommen, und das kann geraume Zeit in Anspruch nehmen bzw. immer wieder Zeit brauchen.

Was die imaginative Arbeit angeht, kann man sie nur nutzbringend anwenden, wenn die Patientin damit einverstanden ist. Und sie hat das Recht, nicht mit Imaginationen zu arbeiten, z. B. aus religiösen Gründen. Manchmal ist etwas Aufklärung nötig. Viele Patienten meinen, sie müssten innere Dias oder innere Filme sehen, alles andere sei nicht richtig. Sie sagen dann, »ich kann nicht mit diesen Übungen arbeiten«. Weist man darauf hin, dass es genügt, sich die Bilder vorzustellen oder auch nur an sie zu denken, sind die meisten einverstanden, weiterzuarbeiten. Wenn es dann doch nicht geht, könnte es sich bei traumatisierten Menschen um Täterintrojekte handeln, und es ist dann nötig, Wege zu finden, diese zu Verbündeten des erwachsenen Ichs von heute zu machen (s. Kapitel 1.12).

## 1.3 Vorhandene Ressourcen würdigen und nutzen

**Zunächst ist es mir wichtig, bewusst wahrzunehmen, was bereits an Ressourcen vorhanden ist.**

Daher frage ich, nachdem die Patientin mir ihre Geschichte erzählt hat und ich ihr Leiden mitfühlend gewürdigt habe, was ihr geholfen hat zu überleben. Ich interessiere mich für alles, was in der Gegenwart und auch in der Vergangenheit hilfreich war, und würdige dies, weil Patientinnen es oft gar nicht selbst würdigen. Ich lade auch dazu ein, Dinge, die hilfreich waren oder sind, häufiger zu tun, wenn möglich.

**Das heißt, bevor ich Angebote mache, interessiere ich mich immer erst für das, was schon da ist!**

Traumatisierte Menschen, die zu uns kommen, leiden oft an einem schlechten Selbstwertgefühl. Sie haben von sich die Vorstellung, nichts zu können.

**Dazu die folgende Übung:**
Schreiben Sie bitte alles auf, was Sie können. Notieren Sie auch Dinge, die Sie für »normal« halten, z. B. lesen, schreiben, rechnen usw. Dies alles ist nämlich nicht selbstverständlich. Es gibt in Deutschland z. B. zwei Millionen Analphabeten. Die Dinge, die wir alltäglich beherrschen, können sich allesamt als Ressourcen nutzen lassen.
Anschließend unterstreichen Sie bitte alles, was Ihnen mühelos gelingt.
Nun können Sie sich ein derzeit bestehendes Problem mit der Fragestellung ansehen, ob eine oder gar mehrere der genannten Fähigkeiten Ihnen bei der Lösung dienlich sein könnte.

Viele, die diese Übung machen, sind überrascht, wie oft das bereits Vorhandene tatsächlich weiterhelfen kann. Sie dachten aber, es müsse etwas Besonderes sein, das helfen würde. So meinte z. B. eine Patientin, sie könne gut tanzen und sie wolle nun einmal ihr Problem tanzen. Später war zu hören, dass ihr das sehr weitergeholfen habe. Je häufiger diese kleine Übung gemacht wird, desto länger wird die Liste der Fähigkeiten.

**Ressourcenkoffer**
Als Nächstes möchte ich Sie einladen, alles aufzuschreiben, was Ihnen je geholfen hat, wenn es Ihnen schlecht ging.
Ordnen Sie diese Liste dann so, dass die Dinge, die besonders hilfreich sind, zuoberst stehen. Bitte schreiben Sie Dinge, die destruktiv sind, wie z. B. sich selbst verletzen, nicht auf. Schreiben Sie bitte dann aus der folgenden Liste alles auf Ihren Zettel, was Ihnen zusagt, und konkretisieren Sie es:

- Bilder, die Freude machen, z. B. von lieben Menschen
- Düfte, die wohltun
- Musik, die als angenehm erlebt wird

- Bewegung, die Freude macht (z. B. joggen, tanzen etc.)
- Etwas Weiches, das sich mit Freude anfassen lässt
- Ggf. Notfall-Tropfen von Dr. Bach oder Vergleichbares
- Eine Imaginationsübung, die positive Wirkung hat, schriftlich oder auf Tonträger, heutzutage wohl auf dem Smartphone
- Ein anregender Text wie z. B. ein Spruch, eine kleine Geschichte, ein Gebet.

Alles, was Sie für hilfreich halten, sollte auf einem »Ressourcenzettel« notiert sein. Dieser Zettel sollte gut sichtbar in der Wohnung angebracht sein. Noch wirksamer ist ein »Ressourcenkoffer«, in dem sich all die hilfreichen Utensilien befinden.
Auch Telefonnummern von Menschen, die man sogar »nachts um drei« anrufen kann, sollten auf dem Zettel stehen bzw. im Koffer sein, aber nicht unbedingt an erster Stelle.
Übrigens geht es einem meist schon viel besser und man kommt weniger in Krisen, wenn man all die guten und hilfreichen Dinge, die im Ressourcenkoffer sind, oft macht bzw. benutzt. Schlechtes Befinden und krisenhafte Gefühle haben auch viel damit zu tun, dass man selbst nichts zu seinem Wohlbefinden beiträgt.

Unter die Überschrift »Die vorhandenen Ressourcen würdigen« möchte ich auch die folgende Übung stellen. Hier geht es darum, bewusst zu erfahren, dass ein erlebter Mangel kein genereller, sondern nur ein relativer ist und dass letztendlich – im Universum – alles in Fülle vorhanden ist.

Diese Übung wird die Übung der fünf Elemente genannt. Man beschäftigt sich bei dieser Übung mit Erde, Feuer, Luft, Wasser und Raum – der im Buddhismus ebenfalls als ein Element verstanden wird. Man macht sich bewusst, dass dieses Element jeweils im Außen, also in der Natur, und im eigenen Körper vorhanden ist. Nun fragt man sich, inwieweit das Element »im Herzen und im Geist«

vertreten ist. Kommt man zu dem Schluss, dass es an dem Element mangelt, z. B. dass man nicht genug »geerdet« ist, nicht genügend »fließt«, nicht genügend leicht (»luftig«) ist, zu wenig Feuer hat, sich zu wenig Raum gibt, dann beschließt man nun gerade nicht, sich weiter mit dem Mangel zu befassen, sondern mit dem, was bereits vorhanden ist, nämlich dem Element im Außen und im Körper. Die Idee, die dahintersteckt, ist, dass die anhaltende Beschäftigung mit dem Element zu einem Anwachsen dieses Elementes dort führt, wo es an ihm fehlt. Diese Übung, die ich Sylvia Wetzel verdanke, kann man erweitern, indem man sich aus der Natur etwas sucht, das einen an das Element erinnert, einen Stein, eine Schale mit Wasser, eine Feder, ein Kerzenlicht, eine Samenkapsel, um nur einige Beispiele zu nennen.

Zum Schluss sei auf eine Intervention von Steve de Shazer (2000) hingewiesen: Man achtet eine Woche lang auf alles, von dem man möchte, dass es sich wiederholt, und notiert es. Anschließend wertet man es aus und beschließt, dass man alles, was mit Freude verbunden ist, oft macht und das andere unterlässt. Auch hier geht es um die Konzentration auf bereits Vorhandenes. So stellt sich häufig heraus: Die Lösung ist vorhanden, wir sehen sie nur nicht durch unsere ausschließliche Problemorientierung.

## 1.4 Gegenbilder zu den Schreckensbildern finden

Eine Patientin erzählt, sie fühle sich wie in einem schwarzen Loch. Das sagen viele Menschen von sich. Bei den meisten geht es dann so weiter, dass, nachdem sie das ausgesprochen haben, sich ein neuer Gedanke einstellt, und das unangenehme Sprachbild verschwindet wieder, wie es kam. Bei manchen hält der Gedanke an und wird immer mehr zur Qual. Manche haben dann die Empfindung, sie wären ihren Gedanken, vor allem natürlich den unangenehmen, hilflos ausgeliefert. »Ich kann gar nichts gegen solche Gedanken machen.«

Tatsächlich kann man nichts gegen das Auftauchen dieser oder jener Gedanken machen. Keiner weiß, woher die Gedanken kommen und wohin sie gehen. Dennoch gibt es Möglichkeiten, etwas gegen unangenehme Gedanken zu tun. Wir sprechen davon, diese zu verscheuchen. Eine Möglichkeit ist die, bewusst an etwas anderes zu denken. Unsere Empfehlung ist, bewusst ein Gegenbild oder einen Gegengedanken zu dem Schreckensbild oder dem Schreckensgedanken zu finden. Das kann Verschiedenes sein: der blaue Himmel oder ein weißes Licht oder ein schneebedeckter Berg und vieles andere mehr. Wichtig ist, das eigene, stimmige Bild zu finden und eines, das ebenfalls emotional erlebt wird, diesmal aber mit positiven Emotionen besetzt. Nun schlagen wir vor, zwischen diesen beiden Bildern hin und her zu pendeln. Es ist also nicht nötig, das unangenehme Bild zu unterdrücken. Wenn ein Gegenbild da ist, gibt es eine Wahl für mich. Ich kann mich mit dem einen Bild und mit dem andern beschäftigen. Ich kann mir vielleicht überlegen, dass ich bei dem angenehmen Bild etwas länger verweilen will. Ich kann dann auch erkunden, ob es für meinen Körper einen Unterschied macht, ob ich das eine Bild denke oder das andere. Die meisten Menschen werden entdecken, dass der Körper auf diese Bilder tatsächlich unterschiedlich reagiert.

Unsere Patientinnen sagen: »Wie gut, ich kann ja etwas machen.«

Etwas machen können, nicht mehr ohnmächtig sein, ist eine sehr wichtige Erfahrung für Menschen, die extreme Ohnmacht und Hilflosigkeit erlebt haben. Erschwerend kommt dann später dazu, dass es so aussieht, als sei man sich selbst gegenüber genauso hilflos. Wenn jemand dann beginnt, damit zu experimentieren, die eigenen Gedanken und Bilder zu beeinflussen, kann dies als sehr befreiend erlebt werden.

Dies ist eine sehr einfache und sehr wirksame Übung, die jederzeit und überall praktiziert werden kann. Das Wichtige dabei ist, dass man nichts unterdrückt, sich aber eine innere Alternative, eine Wahlmöglichkeit erschafft.

*In unserem Therapieansatz spielt die Idee der inneren Wahlmöglichkeit eine große Rolle.*

Selbst wenn wir in der Außenwelt nicht immer viel verändern können, so haben wir doch die Möglichkeit, im eigenen Inneren Veränderungen herbeizuführen. Und davon machen wir in unserer Arbeit viel und sehr bewusst Gebrauch. Damit soll keinesfalls die neoliberale Idee der »Selbstoptimierung« gerechtfertigt werden. *Es geht darum, dass Menschen sich mit sich selbst nicht auch noch ohnmächtig fühlen müssen!*

Die innere Welt von Menschen, die ein Trauma, meist ja sogar viele Traumata, nicht verarbeitet haben, ist eine Welt der Schrecken. Gedanken, Bilder, Gefühle, die irgendwie mit den traumatischen Erfahrungen zusammenhängen, scheinen die ganze Innenwelt okkupiert zu haben. Ist die traumatische Erfahrung schon schlimm genug, so erschwert der traumatische Prozess das Leben zusätzlich, wenngleich der traumatische Prozess eigentlich ein Bewältigungsversuch ist. Der Organismus schafft dies jedoch aus unterschiedlichen Gründen nicht. So ist es, als würde der Mensch mit einer posttraumatischen Störung sich selbst immer neu traumatisieren, obwohl er dies bestimmt am allerwenigsten möchte.

Wir schlagen vor, dieser Schreckenswelt nach und nach eine innere Gegenwelt entgegenzustellen. Diese Welt bringen viele bereits mit. Manche sagen: »Das hab ich als Kind gemacht, da hatte ich gute Bilder von einem Ort, an dem ich mich wohlgefühlt habe, und ich hatte auch eine gute Fee, die immer bei mir war, wenn ich traurig war, aber als ich dreizehn war, da hat mich meine Freundin ausgelacht, ich sei verrückt, dass ich an so was glaube, und ich dachte, eigentlich hat sie recht, und dann hab ich damit aufgehört, mir so was vorzustellen.«

Manche gestehen zaghaft ein, dass sie mit einer Welt guter Bilder sich selbst trösten und dass ihnen das geholfen hat zu überleben, aber sie hätten nie gedacht, dass man darüber in einer Psychotherapie reden könnte, und schon gar nicht, dass man direkt dazu angehalten würde, solche Bilder zu pflegen.

Natürlich gibt es auch Patienten, die sagen, so was könnten sie sich gar nicht vorstellen, in ihrem Leben sei es immer schrecklich gewesen und sie wüssten nicht, wie sie sich etwas Gutes vorstellen sollten.

Wir fragen dann: »Angenommen, es würde Ihnen für einen Augenblick gelingen, doch an etwas Gutes zu denken, was würden Sie dann denken?« Es sind nur sehr wenige, die nicht einmal in Bezug auf die Zukunft sich etwas Gutes denken können. Viele können auch einen Einstieg finden, indem sie sich fragen, was hätte ich mir gewünscht, wenn es die gute Fee aus dem Märchen gegeben hätte. Wie hätte dann ein guter, sicherer Ort ausgesehen? Manche können sich die Frage stellen, was sie denken, was für einen anderen denn diese gute Fee gewesen wäre, z. B. für die eigenen Kinder oder andere, die sie gerne haben. Mir scheint, dass zumindest Menschen, die den Weg in eine Psychotherapie finden, ein Minimum an Hoffnungen haben, sonst kämen sie nicht. Und dieses Minimum ist dann unser Anknüpfungspunkt. Die Vorstellung, dass in einem Menschen nichts als Dunkelheit, Schwärze und Verzweiflung ist, und zwar auf Dauer, erscheint mir in den meisten Fällen nicht gesichert. Leider gibt es Menschen, die überwiegend unglücklich sind und auch sehr viel Leidvolles erleben und erlebt haben. Die Schwierigkeit für Menschen, die traumatisiert wurden, liegt darin, dass die Traumatisierung als traumatischer Prozess weitergeht. Und doch ist es wichtig, das Damals vom Heute unterscheiden zu lernen. Man kann daher z. B. nach dem Motto fragen: »Ihr Tag hat 24 mal 60 Minuten, Ihre Woche 7 mal 24 mal 60 Minuten. Wie viele Minuten schätzen Sie gibt es, an denen Sie sich ein bisschen wohler fühlen.« Es gibt nach meiner Erfahrung niemanden, der dann behauptet, es gäbe keine einzige Minute, keine einzige Sekunde, wo es nicht ein bisschen besser geht.

Auch heute lassen sich nicht wenige professionelle Helfer zu schnell von den Problemen und dem Leiden so sehr beeindrucken, dass sie sich ausschließlich mit den Schrecken beschäftigen. Nach ein paar Therapiesitzungen haben dann beide, Therapeutin und Patientin, den Eindruck, es gäbe im Leben der Patientin nur Leid und Probleme. Nach Momenten der Inspiration, der Freude, des Glücks und der Sinnhaftigkeit sollte man genauso forschen wie nach denen des Unglücks, des Leidens und der Sinnlosigkeit. Die meisten tiefenpsychologischen und psychiatrischen Interviews fragen praktisch nur nach Problematischem und nach ein paar harten Daten.

Es war Verena Kast (1991), die unseren Blick für die Frage schärfte, ob es im Leben unserer Patienten auch Freude, Inspiration und Hoffnung gäbe. Sie schlug in ihrem Buch mit gleichlautendem Titel vor, doch einmal eine Freudebiographie zu erheben oder schreiben zu lassen. Dies möchte ich sehr empfehlen. Wenn Sie die Übung für sich machen, wird es Ihnen helfen, Ihren Patienten dies auch zuzutrauen. Wenn Betroffene sie machen, kann es für sie vielleicht eine neue wichtige Erfahrung sein, den Blick auf das zu lenken, was im Leben erfreulich war. Das ist oft die Zeit vor der Traumatisierung, aber selbst danach oder zwischen traumatischen Ereignissen mag es solche Momente gegeben haben. Wir laden ein: »Mögen Sie auch das Kind entdecken, das Sie waren, und sich an Situationen erinnern, die einem Kind Freude machen können: Dass die Sonnenstrahlen Kringel an die Wand malen, dass Staubpartikel in der Sonne tanzen, dass es Freude macht, in Pfützen zu hüpfen«, um nur einige sehr einfache Beispiele zu geben. Kinder drücken ihre Freude – wie auch andere Gefühle – immer sehr stark mit dem Körper aus. »Wie wäre es, wenn Sie sich auch an die Gefühle erinnern, die Sie beim Schaukeln hatten oder beim Seilhüpfen oder Ballspielen? Erinnern Sie sich an die Menschen, die für Sie gut und hilfreich waren? Wenn Sie Opfer kollektiver Traumatisierungen sind, waren da vielleicht Familienmitglieder; wenn Sie Opfer von Traumatisierung in der Familie sind, gab es vielleicht außerfamiliär für Sie liebevolle Menschen?«

»Es ist sehr unwahrscheinlich, dass es nicht für Sekunden Gefühle der Freude, des Glücks und der Geborgenheit gab. Lassen Sie diese Gefühle sich in Ihrem Körper ausbreiten, sodass es ist, als würde jede Ihrer Zellen von diesen Gefühlen erfüllt. Und dann können Sie weiter forschen nach anderen Momenten. Wenn Sie einmal mehr in Kontakt gekommen sind mit den freudigeren Gefühlen, geht es leichter, noch mehr zu entdecken. Selbst wenn es verglichen mit anderen nicht viel war, was Sie an Gutem erlebt haben, so werden Sie möglicherweise entdecken, dass es sich lohnt, sich nicht nur auf all den Schmerz in Ihrem Leben zu konzentrieren. Die Kraft, Ihren Schmerz zu heilen, erhalten Sie nicht durch die ausschließliche Konzentration auf Ihren Schmerz, sondern von Ihren positiven Gefühlen.«

Wir empfehlen nicht positives Denken. Positives Denken ist eine Lüge. Das Leben ist nicht nur »positiv«, aber es ist fast immer wenigstens gelegentlich *auch* »positiv«.

Es geht darum, realistisch zu denken, und realistisch ist, dass es beides gibt, Schweres und Leichtes. Selbst wenn es bisher im Leben so aussah, als bestünde es überwiegend aus Unerfreulichem und Schmerz, so hat es vermutlich einige Momente gegeben, in denen sich die Patientin besser gefühlt haben dürfte. Wir raten, die Schale des Glücks so aufzufüllen, dass sie ein Gegengewicht bilden kann zur Schale des Unglücks. Das braucht Zeit, Geduld und Mitgefühl, und so wird etwas möglich, was zunächst kaum vorstellbar erschien. Es ist auch deshalb möglich, weil jetzt, heute, eine andere *innere* Welt erschaffen werden kann. Das, was war, ist nicht rückgängig zu machen. Es geht um Gegengewichte zu den Schreckensbildern im Kopf, die jetzt oft einseitig gewichtet sind. Wer so vorbereitet ist, dem fällt es leichter, sich die Schrecken der Vergangenheit anzuschauen, als wenn das Gute im Leben überhaupt nicht zur Kenntnis genommen worden ist.

## 1.5 Sich in Aspekten von Achtsamkeit üben

Eine Voraussetzung, die Dinge wahrzunehmen, wie sie sind, ist Achtsamkeit. Achtsamkeit ist für uns nichts Selbstverständliches. Lernen wir doch von klein auf eher Unachtsamkeit. Wir sollen »nicht merken«, wie Alice Miller (1983) das nannte. Andere scheinen besser zu wissen als wir selbst, wann wir hungrig sind, wann wir müde sein sollten, wann wir dies oder jenes können sollten. Kein Wunder, dass wir uns immer weniger genau achtsam wahrnehmen. So müssen wir Achtsamkeit wieder neu lernen. Obwohl es sich hier um kleine Übungen handelt, empfehle ich, Achtsamkeit in den Alltag zu integrieren. Viele Anleitungen, wie man bei alltäglichen Handlungen achtsamer sein kann, finden Sie bei Tich Nath Hanh (1996), dem vietnamesischen Meditationsmeister, der eine ganze Reihe von Büchern über Achtsamkeit geschrieben hat, oder bei Sylvia Wetzel (2015).

**Übung**

Sie können z.B. einmal ganz achtsam etwas essen. Jeden Bissen genau wahrnehmen und eine Weile verfolgen, was mit diesem Bissen in Ihrem Körper geschieht. Jon Kabat Zinn (1991) schlägt dafür vor, einmal ganz achtsam drei Rosinen zu essen, eine sehr einfache und eindrucksvolle Übung. Oder Sie räumen ganz achtsam und mit aller Konzentration, derer Sie fähig sind, Ihre Spülmaschine ein. Oder Sie machen Ihre morgendlichen Vorbereitungen mit aller Achtsamkeit, die Sie aufbringen können. Ihrer Einfallskraft sind keine Grenzen gesetzt.

Achtsam sein bedeutet für unseren Kontext zunächst, gegenwärtig zu sein. Wenn wir gegenwärtig sind, können uns Ängste, die mit Vergangenheit und Zukunft zu tun haben, weniger erreichen. Wir können die Einzigartigkeit eines Augenblicks wahrnehmen, wir können uns selbst bewusster wahrnehmen und schließlich auch andere. Jetzt, wo ich dies schreibe, ist gerade ein strahlend schöner Frühlingstag. Was für eine Freude, achtsam diesen Tag wahrzunehmen.

Ich beschreibe hier aus traditioneller buddhistischer Sicht nur einen Aspekt von Achtsamkeit. Inzwischen sind diverse Achtsamkeitsprogramme auch in der Psychotherapie »angekommen«. Es scheint mir wichtig, sich klar zu machen, dass Achtsamkeit aus dem Buddhismus kommt und dort unter Achtsamkeit noch mehr verstanden wird als wahrnehmen und gegenwärtig sein. Die traditionellen buddhistischen Übungen sind allerdings für viele Menschen mit Traumafolgestörungen zunächst überfordernd. Buddhisten nennen die von mir hier beschriebenen Übungen »Manasikara« im Gegensatz zu Übungen, die Gefühle, Körpererleben und geistige Vorgänge und auch die Umwelt berücksichtigen, die Sati oder Samma Sati genannt werden. Zu solchen Übungen gehört, dass alles, was auftaucht, mit Offenheit, Wohlwollen, Mitgefühl und Gleichmut wahrgenommen wird. Diese Art von Achtsamkeitsübung ist nach meiner Erfahrung erst sinnvoll, wenn man relativ stabil Dinge betrachten kann, ohne sich mit ihnen zu identifizieren.

Der Sinn traditioneller Achtsamkeitsübungen ist im Übrigen nicht Beruhigung, sondern offen wahrzunehmen, was ist. Ich stelle hier eher Übungen vor, die zur Beruhigung führen können, also im traditionellen Sinn Manasikara-Übungen.

Ich schreibe die Übungen so auf, wie wir sie an unsere Patientinnen und Patienten herantragen, immer auch verbunden mit dem Hinweis, nur das zu tun, womit sich die Patientinnen sicher fühlen:

**Übung zur Achtsamkeit**

Ich bitte Sie jetzt, eine für Sie angenehme Körperhaltung zu finden – liegen oder sitzen ... Spüren Sie erst einmal, dass Ihr Körper Kontakt mit dem Boden hat. Es geht nur darum wahrzunehmen, dass Ihr Körper Kontakt hat und wo er Kontakt hat. Dabei geht es nicht um richtig oder falsch, sondern darum, bewusst zu registrieren ...

Und als Nächstes bitte ich Sie wahrzunehmen, dass Ihr Körper atmet und dass er dabei Bewegungen macht. Registrieren Sie diese Bewegungen. Registrieren Sie, dass sich der Brustkorb sanft hebt und senkt ... Und dass die Bauchdecke sich hebt und senkt ... Und wenn Sie sehr genau wahrnehmen, dann spüren Sie auch, dass die Nasenflügel ganz kleine Bewegungen machen. Und diese Bewegungen des Körpers beim Atmen nehmen Sie einige Augenblicke lang wahr ... Beenden Sie die Übung, indem Sie wieder bewusst wahrnehmen, dass Ihr Körper Kontakt hat mit dem Boden oder dem Stuhl, und nehmen Sie Ihre Körpergrenzen achtsam wahr. Kehren Sie dann mit der Aufmerksamkeit bewusst in den Raum zurück und nehmen Sie diesen bewusst wahr.

Durch diese Übung fokussieren Sie Ihre Aufmerksamkeit. Es ist wichtig, nicht zu erwarten, dass Sie die ganze Zeit ganz und gar aufmerksam sind, das gelingt kaum jemandem. Dennoch führt der Entschluss, sich für eine Weile auf etwas Bestimmtes zu konzentrieren, zu Beruhigung und Entspannung. Dies ist eine sanfte Art der Entspannung, die es dem Körper erlaubt, sich zu entspannen, so viel, wie er will, ohne dass man ihm befiehlt: entspanne, entspanne!

Der Körper dankt es uns, wenn wir uns endlich aufmerksam um ihn kümmern. Das achtsame Wahrnehmen des Körpers kann positive Folgen haben. Endlich spürt unser Körper, dass wir ihn überhaupt zur Kenntnis nehmen, nachdem wir ihn jahrelang schlechter als unser Auto behandelt und nur erwartet haben, dass er funktioniert, während die meisten Menschen hierzulande ihr Auto immerhin pflegen. Übungen des achtsamen Wahrnehmens des Körpers sind sehr geeignet, um sich stärker zu erden und zu spüren, insbesondere wenn Sie am Anfang und am Ende achtsam wahrnehmen, dass Ihr Körper Grenzen hat, die Kontakt mit dem Boden haben. Nach und nach können Sie diese Übung erweitern: Sie nehmen Ihren Körper nicht nur ohne Urteil wahr, sondern mit liebevoller Freundlichkeit, Offenheit und vielleicht Geduld. Noch später können Sie mitfühlend schmerzende Stellen miteinbeziehen. Bitte lassen Sie sich mit den hier genannten Erweiterungen Zeit!

Bei einer weiteren Übung geht es darum, sich bewusst zu machen, welche Freuden man dem Körper verdankt. Auch darüber gehen wir in der Regel achtlos hinweg, sodass wir uns auch bei dieser Übung in Aspekten von Achtsamkeit üben können.

> Gehen Sie zunächst mit der Aufmerksamkeit zum Kopf ... Und überlegen Sie sich, machen Sie sich bewusst, welche Teile des Kopfes – z. B. die Augen, die Ohren, der Mund – Ihnen in irgendeiner Form Freude bereiten, kleine alltägliche oder auch größere Freuden ... Und stellen Sie sich diese Freuden so konkret wie möglich vor, z. B. dass Sie Farben sehen können. Spüren Sie, was es für Sie bedeutet, Farben sehen zu können ... Dann gehen Sie mit Ihrer Aufmerksamkeit zu allem, was zu Ihrem Bewegungsapparat gehört, also zu den Knochen, Muskeln und Sehnen. Sie können sich auch auf Hände, Arme oder Beine konzentrieren. Was für Freuden verdanken Sie den Teilen des Körpers, die zu Ihrem Bewegungsapparat gehören? ... Dann möchte ich Sie einladen, sich mit

den inneren Organen zu befassen; die Organe, die Ihnen einfallen … welche Bedingungen schaffen diese Organe, dass Sie mit Ihrem Körper Freude erleben können?
Da ich längst nicht alles erwähnt habe, was zum Körper gehört, beispielsweise die Haut, bitte ich Sie auch, dass Sie schauen, ob es irgendetwas gibt, was ich nicht erwähnt habe, was aber für Sie von großer Bedeutung ist für Ihre Erfahrung von Freude … Wenn Sie möchten, nehmen Sie sich einen Augenblick lang Zeit, sich bei Ihrem Körper und diesen Teilen zu bedanken. Wenn Sie das nicht möchten, ist das auch in Ordnung … Kommen Sie dann mit der vollen Aufmerksamkeit zurück in den Raum.

Wer eine dieser Übungen ein paar Wochen regelmäßig macht und ab und zu im Alltag an das Achtsamsein denkt, wird bestimmt einige Veränderungen an sich bemerken und sich auch wacher wahrnehmen.

## 1.6 Den inneren Beobachter kennenlernen

Bei allen Achtsamkeitsübungen wird die Fähigkeit genutzt, dass man beobachten kann. Wir alle beobachten uns mehr oder weniger genau und wach den ganzen Tag. Diese Fähigkeit kann man sich zunutze machen, das heißt, man kann sie bewusster nutzen. Damit haben wir ein Instrument zur Verfügung, das uns in vielen verschiedenen Situationen dienen kann. Patientinnen und Patienten empfehlen wir die Übung in der Phase der Stabilisierung, dort hilft sie, sich zu distanzieren, später wird sie dann auch in der Traumabegegnungsphase noch einmal sehr wichtig. Diese Übung ist sehr lang. Sie können auch nur einzelne Teile daraus verwenden. Auch dies hilft, sich die Fähigkeit des Sich-beobachten-Könnens bewusst zu machen. Hier die Übung:

Machen Sie sich bewusst, dass Sie ohne die Fähigkeit zu beobachten nicht hätten wahrnehmen können, dass Ihr Körper Kontakt mit dem Boden hat oder dass er atmet. Machen Sie sich zwischendurch immer wieder klar: Ich kann meinen Körper beobachten, also bin ich mehr als mein Körper ... Und beobachten Sie auch, wie es sich auf Sie auswirkt, dass Sie sich diese beobachtende Funktion zunutze machen ... Konzentrieren Sie sich jetzt einige Zeit darauf, dass Sie wahrnehmen, was Sie denken. Beobachten Sie, was Sie denken. Wobei es manchmal so ist, wenn man anfängt, beobachten zu wollen, was man denkt, denkt man nicht mehr, der Kopf ist wie leergefegt. Aber nach einer Weile fängt es dann doch wieder an ... Sie können Ihren Gedanken auch eine gewisse Ordnung geben, indem Sie unterscheiden zwischen Gedanken, die sich auf die Gegenwart, auf die Zukunft und auf die Vergangenheit beziehen. Und dadurch, dass Sie sie immer wieder beobachten, wird Ihnen auch klarer, worüber Sie viel nachdenken. Jetzt in dieser Übung geht es mehr darum, sich die beobachtenden Fähigkeiten bewusst zu machen. Und deshalb möchte ich Sie wieder einladen, dass, während Sie Ihre Gedanken beobachten, Sie sich bewusst machen: Ich kann meine Gedanken beobachten, also bin ich mehr als meine Gedanken ... Jetzt möchte ich Sie einladen, dass Sie beobachten, welche Stimmung im Moment vorherrscht und ob sie sich verändert hat. Wieder mit dem Wissen, ich kann meine Stimmung oder meine Stimmungen beobachten, also bin ich mehr als meine Stimmung ... Und dann lassen Sie sich noch einen Moment Zeit, Ihre Gefühle zu beobachten. Welche Gefühle sind da jetzt? ... Ich kann meine Gefühle beobachten, also bin ich mehr als meine Gefühle ... Und zum Schluss machen Sie sich klar, dass Sie auch beobachten können, dass Sie beobachten. Dieser Teil, der beobachtet, dass wir beobachten, den können wir auch den inneren Zeugen nennen. Es ist der Teil, der wohlwollend und ohne Urteil wahrnimmt, was ist. Und diese Fähigkeit können Sie sich zunutze machen. Wenn Sie verwickelt sind, können Sie sich auf diesen Beobachter des Beobachters zurückziehen und dadurch Distanz bekommen, wenn Sie möchten ... Kommen Sie dann mit der vollen Aufmerksamkeit zurück in den Raum.

Ich werde später noch einmal ausführlicher auf das Distanzieren eingehen, vorerst ist es mir wichtig, dass die Fähigkeit des Sich-beobachten-Könnens bewusster geworden ist.

Die Beobachter-Übung wäre eine gute Alternative zu den zuvor erwähnten Achtsamkeitsübungen, falls diese mehr zusagt. Es ist wichtig, dass man eine als hilfreich erlebte Übung für eine Weile regelmäßig macht. Entscheiden kann man sich danach, was einem am meisten Freude bereitet.

## 1.7 *Ein Gegengewicht* für die Schreckensbilder finden

Genau hinschauen bedeutet wahrnehmen, dass es beides im Leben gibt, das Schreckliche und das Schöne, das Schwere und das Leichte, das Dunkle und das Helle. Wenn wir achtsam sind, fällt es uns leichter, dies genauer wahrzunehmen und auch zu spüren. Da Menschen, die ihre Traumatisierungen nicht verarbeiten konnten, besonders an ihren Schreckensbildern leiden, habe ich mich auf die Suche gemacht nach Übungen, die als Gegengewicht verwendet werden können. Durch den Besuch vieler Seminare bei den verschiedensten Psychotherapeuten habe ich sehr viele verschiedene Imaginationsübungen kennengelernt und erprobt. Anschließend habe ich diese Übungen daraufhin untersucht, inwieweit sie sich in der Arbeit mit Menschen, die an einer posttraumatischen Störung leiden, eignen. Dabei habe ich herausgefunden, dass es wichtig ist, dass diese Menschen immer das Gefühl behalten, die Kontrolle zu haben. Es kommt nicht darauf an, dass sie tief in die Entspannung hineingehen. Fast alle Therapeuten, die mit Imaginationen arbeiten, machen zunächst eine Entspannungsanleitung, und wir haben das früher auch so gemacht. Dann bemerkten wir, dass sich viele unserer Patientinnen damit nicht wohlfühlten und befürchteten, sie würden dann nicht mehr mitbekommen, was um sie herum vor sich geht, und das war ihnen unheimlich. Man kann sich darin trainieren, sowohl – ein wenig – nach innen zu gehen und gleichzeitig außen wahrzunehmen, also eine Form doppelter Aufmerksamkeit zu praktizieren. Heute empfehlen wir die kleinen Achtsamkeitsübungen, die Sie schon kennengelernt haben, die helfen, die Aufmerksamkeit zu fokussieren. Durch dieses Fokussieren der Aufmerksamkeit ist man ganz von selbst nicht mehr auf all die belastenden Dinge, die einem sonst dauernd durch den Kopf gehen, konzentriert, und dadurch kann sich dann auch der Körper entspannen, und zwar gerade so viel, wie er möchte. Man kann aber auch damit beginnen, sich die folgenden Übungen eher wie Geschichten zu erzählen, also noch ganz im Denken zu bleiben, da man aber bildhaft denkt, werden diese Geschichten auch eine Wirkung haben.

**Die Imaginationsübungen, mit denen viele Psychotherapeutinnen und ich arbeiten, haben sich alle bewährt bei vielen Menschen, die sie gerne machen. Das bedeutet aber nicht, dass jeder Mensch alle Übungen angenehm findet.**

Am besten ist es, sie alle einmal kennenzulernen, d.h., man kann sie erst einmal alle durchlesen und schauen, welche am meisten anspricht. Diese Übung können Sie dann für sich und später mit Ihren Patienten ausprobieren. Wenn Sie merken, dass Ihnen eine Übung Freude macht, ist es gut, wenn Sie sie für eine Weile regelmäßig üben. Dies empfehlen wir auch den Patientinnen.

Menschen, die vorhaben, mit unserer Hilfe ihre traumatischen Erfahrungen noch einmal genau anzuschauen, raten wir besonders zu der Übung des inneren Ortes der Geborgenheit und Sicherheit und der inneren Helfer. Insbesondere die Helfer können einem beistehen, dem Schrecken zu begegnen, aber sie können auch trösten, beruhigen und raten. Und an den Ort der Geborgenheit kann das erwachsene Ich immer wieder gehen, um aufzutanken, während die jüngeren Ichs dort Ruhe, Sicherheit und Geborgenheit auf Dauer erfahren können.

Diese beiden Übungen sind eng verwandt mit dem, was Schamanen auf der ganzen Welt tun. Sie gehen nämlich in der Vorstellung an einen Ort im Innern der Erde und treffen dort ihre Geistführer, die ihnen mit Rat und Hilfe beistehen. Da schamanisches Heilen ein Heilen mittels Imagination darstellt und die älteste Form der Ausübung von Heilkunde ist, stelle ich mir vor, dass es in unserem kollektiven Unbewussten, wie Jung das genannt hat, ein Wissen gerade von diesen beiden Imaginationen gibt, das sich viele Menschen rasch verfügbar machen können. (Zum Thema schamanisches Heilen und Imagination empfehle ich die Bücher von Jean Achterberg [1990] und Michael Harner [1986].)

Wer diese Bilder gänzlich fremd findet, sollte sich nicht dazu zwingen, mit ihnen zu arbeiten, sondern nach eigenen Bildern suchen. Wir alle verwenden beim Sprechen mehr oder weniger häufig Sprachbilder. Manche Menschen benutzen eine sehr bilderreiche Sprache, andere eher eine abstrakte. Wohl kaum jemand verwendet nie ein Bild. Diese Sprachbilder kann man bewusst wahrnehmen. In der Therapie kann der Therapeut darauf achten, und aus ihnen heraus kann man dann nach und nach heilende Bilder und Vorstellungen entwickeln. Oder man erinnert sich an Situationen, in denen man sich wohlgefühlt hat, und entwickelt dann wiederum daraus Vorstellungen eines sicheren Ortes wie im Traum, wo man mehrere Bilder, Zeiten oder Orte ineinanderschiebt.

Ähnlich kann man es auch mit den inneren Helfern machen. Man nimmt die Eigenschaften von Menschen, die einem lieb und wichtig sind, und bastelt sich daraus einen Helfer. Manche glauben, dass das dann nicht genügend aus dem Unbewussten kommt. Ich meine: Unser Unbewusstes lernt vom Bewusstsein und umgekehrt. Letzten Endes ist es egal, woher die tröstlichen Bilder kommen, Hauptsache, es gibt sie.

Sie könnten also darauf achten, wenn Sie das nächste Mal einen bildhaften Ausdruck verwenden mit einem belastenden Bild. Zum Beispiel: »Das liegt wie eine Zentnerlast auf mir.« Dazu suchen Sie nun ein Gegenbild. Mir fällt dazu das Bild eines leichtfüßig hüpfenden Kindes ein. Und dann pendeln Sie zwischen diesen Bildern hin und her. Mit dem leichtfüßig hüpfenden Kind käme ich dann vielleicht in andere, mir Freude machenden Bilder leichter hinein, und

Sie könnten das auch versuchen. Und nach und nach würden Sie sich dann eine Reihe von Bildern erschaffen, die Ihnen eine Hilfe sein können. So könnten Sie sich nach und nach der angenehmen Bilder bewusster werden.

Wenn Sie die Imaginationsübungen gerne verwenden, so können sie richtig freundliche Begleiter werden. Ich werde Ihnen die Übungen, wie wir sie heute verwenden, vorstellen und sie kommentieren.

Dennoch möchte ich noch einmal hervorheben, am wichtigsten ist herauszufinden, was die Patientin/der Patient bereits hat, nicht zuletzt auch an inneren Bildern und Vorstellungen!

Ich sprach schon davon, dass wir die kleine Achtsamkeitsübung zur Einleitung empfehlen und dass dies zur Folge hat, dass der Körper so viel entspannen kann, wie er will, ohne dass das bewusste Ich dem Körper befiehlt: entspanne, entspanne. Daher ist diese Art des Übens für traumatisierte Menschen besonders angenehm. Insoweit ist diese Übung eine Entspannungsinduktion, dennoch nenne ich sie lieber Achtsamkeitsübung zur Einleitung für Imaginationsübungen. Diese Übung kann auch für sich allein stehen, wie ich bereits erwähnte. Man kann sie oft machen, immer, wenn man sich angespannt oder unruhig fühlt, kann man die Konzentration auf das Atmen, die Bewegungen des Körpers beim Atmen, lenken. Nach unserer Erfahrung macht es einen Unterschied, ob man sich auf den Atem oder die Bewegungen des Körpers beim Atmen konzentriert. Letzteres scheint für traumatisierte Menschen günstiger.

Ein weiterer wichtiger Punkt ist das Wahrnehmen der Körpergrenzen und der Kontakt des Körpers. Da viele traumatisierte Menschen nicht »richtig« im Körper, d.h. dissoziiert, sind, empfehlen sich einfache Körperwahrnehmungsübungen sehr.

Die Übung des Wahrnehmens der Körpergrenzen macht eines unserer Prinzipien deutlich: Einfachheit.

Je einfacher etwas ist, desto höher die Chance, angewendet zu werden. Allerdings sind die einfachen Dinge für viele von uns besonders schwierig, weil sie nicht in Einklang zu sein scheinen mit dem, was unser Verstand will. Der mag es gerne kompliziert und will nicht glauben, dass es so einfach ist. Oft sagen mir Patientinnen, das kann doch nicht sein, dass es so einfach ist. Und ich antworte: Ja, es ist einfach, aber es ist auch schwer, weil es ganz ungewohnt ist, und alles, was ungewohnt ist, macht auch Angst. Man kann den Verstand ein wenig überlisten, indem man ihm vorschlägt, dass man einmal etwas probiert, eine Erfahrung damit macht und dann später entscheidet, ob etwas wirklich hilfreich ist. Der kritische Verstand ist durchaus wichtig, er hat bestimmt schon oft eine Schutzfunktion übernommen, und deshalb hat es auch keinen Sinn, ihn zu übergehen, aber ums Stillhalten kann man ihn bitten. Es lohnt sich auch, ihm ab und an zu danken, was er alles für einen getan hat, denn das hat er ja getreulich über viele Jahre.

Wenn man die Achtsamkeitsübung als Einleitung nimmt, sollte man die Wahrnehmungsübung jeweils am Ende der Imaginationsübung wiederholen. Das hilft, sich wieder im Hier und Jetzt zu orientieren.

**Nebenwirkungen** Bevor ich die nächsten Übungen vorstelle, möchte ich noch einmal etwas zu den Nebenwirkungen dieser Übungen ganz allgemein sagen. Es gilt, dass das, was wirkt, auch Nebenwirkungen hat. Eine wichtige Nebenwirkung jeder Art entspannender Tätigkeit ist, dass man mehr in belastendes Material hineinkommen kann. Zum Beispiel Menschen, die jedes Wochenende krank werden, z. B. Migräne bekommen, oder Menschen, die am Anfang des Urlaubs krank werden. Jeder, der meditiert, weiß, wie unangenehm einen dabei Müdigkeit überfallen kann. Das hat nichts damit zu tun, dass Meditieren müde macht, sondern dass man merkt, was in einem los ist. So kann es auch passieren, dass schmerzliche Gedanken, Bilder und Gefühle auftauchen, die man, wenn man immerzu beschäftigt ist, einfach nicht wahrnimmt. Das kann Angst machen. Und traumatisierte Menschen könnten dann dissoziieren, um die Angst nicht zu spüren, was wiederum neue Probleme schaffen würde. Eine gute Möglichkeit, Nebenwirkungen gering zu halten, ist, die Übungen eher denkend als in Bildern durchzuführen. Wir haben die Erfahrung gemacht, dass das Denken über eine solche Übung letzten Endes die gleiche Wirkung hat, die Patientinnen sich aber viel sicherer fühlen, da sie mehr die Kontrolle behalten. Man kann sich die Imaginationsübung also ausdenken wie eine Geschichte, die man sich selbst erzählt, wie ich es bereits erwähnt habe. Wenn dies nicht ausreicht, ist vermutlich das Aufrufen von Bildern, egal welche, zu früh. Es empfiehlt sich dann, Übungen zum grounding zu wählen, also einfache Körperübungen zu machen, die helfen, über den Körper bewusster im Hier und Jetzt anzukommen. Ich gehe darauf später (s. S. 116 ff.) ein.

**Ich möchte noch einmal hervorheben, am wichtigsten ist herauszufinden, was die Patientin/der Patient bereits hat, nicht zuletzt auch an inneren Bildern und Vorstellungen!**

Hierzu hat mich erst kürzlich Renate Bukovski auf ein Zitat von Viktor Frankl hingewiesen:

»In diesem Sinne empfehlen wir unseren Patienten beizeiten, sich dem Gefühl der inneren Ruhe und Ausgeglichenheit, eben der seelischen Entspanntheit, ganz hinzugeben … Hierbei ist es ratsam, zur Vertiefung solcher Erlebnisse Phantasievorstellungen zu Hilfe zu rufen. Als brauchbare Hilfsvorstellung dieser Art hat sich uns erwiesen: die Vorstellung, ein sturmbewegtes Meer zu sehen, dessen aufgepeitschter Wellengang sich allmählich verringert – bis schließlich – am Höhepunkt der psychophysischen Entspannung – die innere Schau eines geglätteten Meeresspiegels als grenzenloser horizontaler Fläche zu höchster sedativer Wirksamkeit gelangt. Aber es empfiehlt sich, dem Kranken in der Wahl seiner Lieblingsvorstellungen freien Spielraum zu lassen, ja sie zu freier Erfindung solcher Vorstellungen zu animieren. **Die selbstgewählte Vorstellung ist immer die wirksamste;** und je phantastischer sie ist, umso wirksamer pflegt sie zu sein. Besonders bewährt hat sich uns aber eine solche Erfindung einer Patientin – die Vorstellung nämlich, sie liege auf einer blumigen Sommerwiese und blicke zum tiefblauen Himmel hinauf, auf dem die Wolken stetig ihres Weges ziehen.« (»Die Psychotherapie in der Praxis«, 1986, 4. Auflage, Seite 205, Hervorhebung L. R.)

Frankl kannte ich nur dem Namen nach, als ich die erste Fassung dieses Buches im Jahr 2000 geschrieben habe. Inzwischen weiß ich, dass er und viele seiner SchülerInnen und NachfolgerInnen aufgrund einer expliziten Wert-, Sinn- und Trostorientierung Wichtiges zur Behandlung von traumatisierten Menschen zu sagen haben, und bedaure, dass dieser Schule in Deutschland kaum Gehör geschenkt wird.

### 1.7.1 Der innere Ort der Geborgenheit

Diese Übung werden viele unter der Überschrift »Der innere sichere Ort« kennen. Inzwischen habe ich herausgefunden, dass dieser Name mit einem Übersetzungsproblem zusammenhängt. Im Englischen ist die Rede von »safe place«. Schaut man im Wörterbuch nach, steht an erster Stelle für »safe« sicher. Wenn man umgekehrt nach einer Übersetzung für »Geborgenheit« sucht, findet man safety oder security. D. h., es gibt im Englischen kein Wort für Geborgenheit. Es geht bei dieser Übung aber eigentlich in erster Linie um Geborgenheit. Daher habe ich die Anleitung inzwischen erheblich verändert:

> Ich lade Sie ein, sich an einen oder mehrere Momente zu erinnern, wo Sie sich geborgen gefühlt haben. Wenn es einen solchen Moment in Ihrer Erinnerung noch nie gab, bitte ich Sie, sich vorzustellen, wie Geborgenheit wäre, wenn Sie sie erleben würden. Sie können sich dabei von Bildern mit Menschen- oder Tiermüttern mit ihren Babys anregen lassen. Spüren Sie bitte so genau wie möglich, wie es für Sie ist, sich geborgen zu fühlen …
> Von dieser Erfahrung ausgehend, lade ich Sie jetzt ein, sich einen Ort vorzustellen, an dem alle Qualitäten, die Sie mit Geborgenheit in Verbindung bringen, gegeben sind. Dieser Ort kann auf der Erde sein, er muss es aber durchaus nicht. Er kann auch außerhalb der Erde sein … Lassen Sie Gedanken oder Vorstellungen oder Bilder aufsteigen von einem Ort, an dem Sie sich ganz wohl und geborgen fühlen. Und geben Sie diesem Ort eine Begrenzung Ihrer Wahl,

die so beschaffen ist, dass nur Sie bestimmen können, welche Lebewesen an diesem Ort, Ihrem Ort, sein sollen, sein dürfen. Sie können natürlich schon jetzt Lebewesen, die Sie gerne an diesem Ort haben wollen, einladen. Wenn möglich, rate ich Ihnen, keine Menschen einzuladen, aber vielleicht liebevolle Begleiter oder Helfer, Wesen, die Ihnen Unterstützung und Liebe geben. Prüfen Sie, ob Sie sich dort mit allen Ihren Sinnen wohlfühlen. Prüfen Sie zuerst, ob das, was Ihre Augen wahrnehmen, angenehm ist für die Augen. Wenn es noch etwas geben sollte, was Ihnen nicht gefällt, dann verändern Sie es … Nun überprüfen Sie bitte, ob das, was Sie hören, für Ihre Ohren angenehm ist … Wenn nicht, verändern Sie es bitte so, dass alles, was Ihre Ohren wahrnehmen, angenehm ist … Ist die Temperatur angenehm? … Wenn nicht, so können Sie sie jetzt verändern … Kann Ihr Körper sich so bewegen, dass Sie sich damit ganz wohlfühlen, und können Sie jede Haltung einnehmen, in der Sie sich wohlfühlen? … Wenn noch etwas fehlt, verändern Sie alles so, bis es ganz stimmig für Sie ist … Sind die Gerüche, die Sie wahrnehmen, angenehm? … Auch sie können Sie verändern, sodass Sie sich ganz wohl damit fühlen … Wenn Sie nun spüren können, dass Sie sich ganz und gar wohlfühlen an Ihrem inneren Ort, dann können Sie mit sich eine Körpergeste vereinbaren. Und diese kleine Geste können Sie in Zukunft ausführen, und Sie wird Ihnen helfen, dass Sie diesen Ort ganz rasch wieder in der Vorstellung haben. Und wenn Sie das möchten, können Sie diese Geste jetzt ausführen … Um die Übung zu beenden, können Sie wieder Ihre Körpergrenzen wahrnehmen und den Kontakt des Körpers mit dem Boden achtsam registrieren. Danach kommen Sie dann mit der Aufmerksamkeit zurück in den Raum.

Ich möchte Sie einladen wahrzunehmen, wie es Ihnen geht, nachdem Sie diese Übung gemacht haben. Fühlen Sie sich in irgendeiner Weise leichter, angenehmer? Wenn das der Fall ist, so könnte es sich lohnen, diese Übung für eine Weile regelmäßig zu machen, sodass sie Ihnen sozusagen in Fleisch und Blut übergeht und Sie sie jederzeit einsetzen können, wenn Sie sich angespannt oder unwohl fühlen. Sie werden dann erfahren, dass Sie auf diese Art, d. h. mithilfe dieser Übung, Meisterin/Meister schwieriger Situationen werden, indem Sie sich rasch helfen können, ruhiger zu werden, aufzutanken. Dies gelingt aber in angespannten Situationen nur dann, wenn man die Übungen verinnerlicht hat. Wer die Übung nur ab und zu macht, mag sie im jeweiligen Moment als wirksam erleben, es ist aber unwahrscheinlich, dass sie in kritischen Situationen hilft, insbesondere deshalb, weil sie dann nicht rasch genug verfügbar ist.

Wir verstehen diese Übungen am Anfang der Behandlung also in der Zeit der Stabilisierung nicht als Material für tiefenpsychologische Deutungen. Später, d. h. nach der Traumabegegnungsphase, können Sie dann auch nach den tieferen Bedeutungen der Bilder fragen. Zunächst geht es darum, sicher über diese guten inneren Bilder zu verfügen, wenn man in Not ist. Und damit komme ich gleich zum zweiten wichtigen Teil der Übung, nämlich zu den inneren hilfreichen Wesen. Diese Übung kann natürlich auch für sich stehen

### 1.7.2 Die inneren hilfreichen Wesen

Nachdem der Ort der Geborgenheit gefunden ist, können dorthin auch noch hilfreiche Wesen eingeladen werden. Wir haben die Erfahrung gemacht, dass dies sehr natürlich zu sein scheint. Da das Alleinsein am Ort der Geborgenheit ohnehin für viele nicht angenehm ist, ist es hilfreich, wenn sich dort dann liebevolle und unterstützende Wesen befinden, die einen nie im Stich lassen und gute Ratgeber sind. Übrigens kann man Menschen, die eher sachlich und nüchtern sind, eben dies auch vorschlagen, dass sie nämlich einen inneren Ratgeber oder Coach finden, der bei ihnen ist. Von Sam Foster habe ich gelernt, dass es für viele auch dienlich ist, sich innere »cheer-leader« vorzustellen, also Ermutiger oder »Anfeuerer«.

Manchen Menschen, die sich einen Ort der Geborgenheit nicht vorstellen wollen oder können, hilft es auch, sich nur an ihre hilfreichen Wesen zu wenden und zu erinnern.

Diese Imagination der hilfreichen Wesen kann dazu dienen, immer dann, wenn man sich einsam oder hilflos fühlt, sich mit den Helfern zu verbinden. In der Traumakonfrontationsphase ist diese Übung sehr wesentlich, denn die Helfer können unterstützen und trösten.

### 1.7.3 Das innere Team

Andere, mehr Ich-nahe Unterstützer und Helfer sind die Mitglieder des »inneren Teams«. Wir verstehen unter dem inneren Team jüngere und zukünftige Ichs, die man um ihre Meinung und um Rat bitten kann. Diese Übung habe ich bei Jean Houston (1992) unter der Überschrift »innere Mannschaft« gelernt. Houston bezieht sich dabei auf den Odysseus-Mythos. Dort gibt es die Stelle, wo Odysseus seine Mannschaft wegschickt, und dabei droht sein Schiff beinahe unterzugehen. Wenn wir, so meint Houston, nicht mehr in Kontakt sind mit unserer inneren Mannschaft, dann droht unser Lebensschiff unterzugehen. Da wir viel mit Frauen gearbeitet haben, fanden wir den Titel »Mannschaft« nicht passend, »Frauschaft« ist kein deutsches Wort, also fiel uns inneres Team ein, dieses Wort passt für Männer und Frauen. Später hat dann Schultz von Thun (1999) sein Buch über das innere Team veröffentlicht. Sein Team besteht aus anderen Gestalten, im Prinzip geht es ihm aber um Ähnliches. Hier die Übung:

Stellen Sie sich eine Art Konferenzraum vor, einen Raum, der Ihnen angenehm ist, in dem Sie sich wohlfühlen können. Und in diesem Raum steht ein runder Tisch ... Und jetzt können Sie sich selbst als die Person, die Sie einmal waren, und als die, die Sie einmal sein werden, an diesen Tisch setzen.
Sie können alle Teile auf einmal einladen oder sich auch für einen einzigen Teil entscheiden: Als Erstes laden Sie die Person ein, die Sie vor 10 Jahren waren ... Dann laden Sie den Teenager ein, der Sie einmal waren ... Als Nächstes laden Sie das Kind, das Sie mit zwei bis vier Jahren waren, an den Tisch ein ... Jetzt laden Sie, wenn das für Sie vorstellbar ist, das Wesen ein, das Sie vor der

Zeugung waren ... Und zum Schluss laden Sie die uralte Person, die Sie sein werden, ein ... Vielleicht ist es nicht möglich oder auch nicht sinnvoll, alle an einen Tisch zu bekommen. Das ist in Ordnung. Sie können nun mit diesem Ihrem inneren Team eine Frage erörtern, eine Frage, die Sie vielleicht schon länger beschäftigt, wo viel Unklarheit ist. Und Sie können Ihr inneres Team um seine Meinung bitten in einer Art Brainstorming, wo jeder Teil dieses Teams frei seine Meinung zu dem Thema äußert ... Jeder Teil dieses Teams ist eingeladen, seine Meinung zu dem Thema beizusteuern ... Es ist wichtig, dass jeder Teil die Möglichkeit hat, sich zu äußern, auch wenn andere Teile ganz anderer Meinung sind ... Kommen Sie dann langsam zum Ende Ihrer Konferenz und bedanken Sie sich bei Ihrem inneren Team ... Kommen Sie dann mit der vollen Aufmerksamkeit zurück in den Raum.

Viele ziehen es vor, nur mit dem alten weisen Ich zu arbeiten, diese Variante ist ebenfalls sehr hilfreich. Ich denke, sie verbindet uns genau genommen mit unserer inneren Weisheit. Mit Weisheit verbinden ja die meisten Menschen hohes Lebensalter.

Nun haben Sie wichtige Darsteller auf der inneren Bühne kennengelernt. Aber es gibt noch mehr davon. Eigentlich so viele, wie jeder dort haben will, denn jeder/jede ist Autor/Autorin der inneren Dramen oder Komödien und ist auch Regisseur und Dramaturg und Zuschauerin zugleich. Wir werden in späteren Kapiteln noch mehr von diesen inneren Gestalten kennenlernen.

Die hilfreichen Wesen und das innere Team repräsentieren in gewisser Weise die innere Weisheit. Daher ist es manchen Menschen auch lieber, sie setzen sich einfach »nur« mit ihrer inneren Weisheit in Verbindung, der sie eine Gestalt geben oder auch nicht. Wem das so lieber ist, der sollte natürlich auf diese Art verfahren.

**Überhaupt verstehen wir diese Übungen nur als Anregungen, und wer bereits eigene hat, die er/sie gerne verwendet und die guttun, sollte damit weiterarbeiten.**

### 1.7.4 Die Baumübung

Sie ist eine Übung, die viele sehr unterstützend finden. Dabei kann man sich selbst entweder als Baum vorstellen und erleben, wie man als Baum genährt wird, oder man überlegt sich, was es bedeutet, von der Erde und der Sonne genährt zu werden. Tatsächlich leben ja auch wir von der Erde und der Sonne, nur ist dies nicht so offensichtlich wie bei einem Baum. Diese Übung kann uns auch mit dem Gedanken vertraut machen, dass von allem genug da ist. In einer Zeit, in der wir immer deutlicher merken, dass wir die Erde und die Luft sowie das Wasser mit Schadstoffen belasten oder sogar vergiften, könnte es allerdings sein, dass sehr mutlose und hoffnungslose Menschen nicht die Kraft aufbringen, sich vorzustellen, dass genug Gutes von der Erde und dem Licht zur Verfügung gestellt wird. Wem trotz dieser Schwierigkeiten die Vorstellung einer die Menschen mit allem nährenden Erde und Sonne möglich ist, kann diese Übung helfen, die Erfahrung zu machen, dass das, was man braucht, auch da ist, und dass man sich dafür nicht anstrengen muss, dass es einfach gegeben wird. Diese Übung verdanke ich in etwas anderer Form Phyllis Krystal (1989).

Ich möchte Sie nun einladen zu der Baumübung. Stellen Sie sich zunächst eine Landschaft vor, in der Sie sich wohlfühlen und wo Sie sich gerne aufhalten. Das kann eine erfundene Landschaft sein, es muss keine real existierende sein. Und stellen Sie sich irgendwo in dieser Landschaft einen Baum vor, zu dem Sie gerne hingehen möchten, der Sie vielleicht sogar anzieht ... Und Sie stellen sich vor, dass Sie zu diesem Baum gehen und Kontakt mit ihm aufnehmen, indem Sie ihn vielleicht berühren oder ihn sich anschauen. Nehmen Sie seinen Stamm wahr, nehmen Sie den Geruch auf. Nehmen Sie dann wahr, wie der Stamm sich verzweigt. Die Blätter. Das alles registrieren Sie zunächst und nehmen Kontakt mit diesem Baum auf ... Und wenn es für Sie möglich ist, dann können Sie sich vorstellen, dass Sie sich an den Baum lehnen und ihn wirklich spüren ... Und wenn Ihnen die Vorstellung angenehm ist, dann können Sie sich vorstellen, dass Sie eins werden mit dem Baum ... Und dann können Sie als Baum erleben, was es heißt, Wurzeln zu haben, die sich in der Erde verzweigen, und von dort Nahrung in sich aufzunehmen. Erleben Sie es, Blätter zu haben, die das Sonnenlicht aufnehmen und umwandeln können. Wenn Sie nicht mit dem Baum verschmelzen wollen, dann betrachten Sie ihn einfach. Beschäftigen Sie sich damit, was es wohl für den Baum bedeutet, Wurzeln zu haben und Blätter, die das Sonnenlicht aufnehmen ... Und dann beschäftigen Sie sich mit der Frage, womit Sie jetzt genährt werden möchten, versorgt werden möchten. Ist das körperliche Nahrung, Gefühlsnahrung, Nahrung für den Geist, Ihr spirituelles Sein? Benennen Sie das so genau, wie es Ihnen möglich ist ... Und wenn Sie eins sind mit dem Baum, dann stellen Sie sich vor, dass Sie von der Erde und von der Sonne diese gewünschte Nahrung erhalten. Und wenn Sie nicht mit dem Baum verschmolzen sind, können Sie sich trotzdem vorstellen, was es bedeutet, von der Sonne und von der Erde Nahrung zu bekommen, denn das ist auch bei uns Menschen so. Erlauben Sie sich die Erfahrung, dass diese Nahrung jetzt zu Ihnen kommt, von der Erde und der Sonne ... Und spüren Sie dann, wie das, was Sie von der Sonne und der Erde bekommen, sich in Ihnen verbindet ... Und dass Sie dadurch wachsen ... Und dann lösen Sie sich wieder von Ihrem Baum ... Und Sie können sich vornehmen, wenn Sie wollen, dass Sie oft zu Ihrem Baum zurückkehren, um mit seiner Hilfe zu erfahren, dass Sie mit allem, was Sie gerne hätten, genährt werden können. Sie können, wenn Sie möchten, ihm versprechen, dass Sie wiederkommen werden. Verabschieden Sie sich von ihm und bedanken Sie sich bei ihm für seine Unterstützung ... Kommen Sie dann mit der vollen Aufmerksamkeit zurück in den Raum.

Für manche Menschen ist es zunächst notwendig, dass sie sich erlauben, das, was sie mit sich herumschleppen, abzulegen. Erst dann können sie sich ums Auftanken kümmern. Deshalb will ich auch dazu eine Übung vorstellen. Diese Übung habe ich bei meinem Austausch mit Phyllis Klaus in der hier vorgestellten Form kennengelernt. Wir nennen diese Übung:

### 1.7.5 Gepäck ablegen

Stellen Sie sich vor, dass Sie auf einer langen Wanderschaft sind und mit viel Gepäck beladen ... Auf dieser langen Wanderschaft gelangen Sie zu einem Hochplateau, also zu einer Gegend, die flach, aber bereits in der Höhe ist. Und weil Sie jetzt einen Weg vor sich haben, der eben ist, wo Sie nicht mehr ansteigen müssen, können Sie ein wenig verschnaufen ... Und in der Ferne sehen Sie etwas Helles, wie ein Licht. Sie fühlen sich davon angezogen und gehen dorthin ... Und Sie gelangen zu einem Platz, der in ein warmes, helles Licht getaucht ist. Dort entdecken Sie vielleicht ein Gebäude, das einem Tempel ähnelt, vielleicht Bäume oder eine Grotte, was auch immer Ihnen zusagt ... Und Sie spüren, dass Sie jetzt verweilen und Ihr Gepäck ablegen möchten. Und Sie legen Ihr Gepäck an den Rand des hellen Platzes ... Sie halten Ausschau nach einer Möglichkeit, sich hinzusetzen, sich auszuruhen. Und Sie finden auch etwas Passendes. Sie lassen dieses helle Licht auf sich wirken und spüren, wie Ihnen ganz warm wird und Sie sich wohl fühlen, sich leicht fühlen ... Auf einmal bemerken Sie, dass ein freundliches, helles Wesen auf Sie zukommt, Sie freundlich anlächelt und Ihnen ein Geschenk gibt ... Und Sie werden mit etwas beschenkt, das Sie für Ihr Problem, das Sie im Moment haben, brauchen können, das Ihnen Hilfe gibt ... Vielleicht ist es ein symbolisches Geschenk, das Sie im Moment noch gar nicht verstehen ... Wenn Sie möchten, bedanken Sie sich ... Und so nach und nach beschließen Sie, dass Sie wieder zu Ihrem Gepäck gehen möchten, Sie diesen Platz verlassen möchten. Sie können jederzeit zu diesem Ort zurückkehren. Gehen Sie dann zu Ihrem Gepäck und überlegen Sie sich, was Sie von Ihrem Gepäck jetzt auf Ihrem weiteren Weg noch mitnehmen möchten, was Sie noch brauchen. Vielleicht gibt es Dinge, die Sie nicht mehr brauchen. Aber vielleicht möchten Sie auch alles wieder so aufnehmen ... Und dann setzen Sie mit dem Gepäck, das Sie jetzt noch brauchen, Ihre Wanderung fort ... Kehren Sie dann mit der Aufmerksamkeit zurück in den Raum ...

Wenn man diese Übung macht, merkt man oft, dass man sein Gepäck zwar als Last empfindet und sich dennoch – noch – nicht davon befreien kann. Aber immerhin kann man sich schon mal ab und an eine Pause gönnen.

In diesen Zusammenhang passt auch:

### 1.7.6 Die Tresorübung

Hier geht es darum, etwas, was einen belastet, erst einmal wegzupacken. Da man aber weiß, dass man es doch noch einmal betrachten will, gibt man es in den Tresor. Dort ist es sicher aufbewahrt und kann so lange dort bleiben, bis man sich damit beschäftigen kann und will. Man stellt sich also einen Tresor vor, und dort kann man dann Bilder, innere Filme, alles Unangenehme, mit dem man im Moment nicht fertig wird, erst einmal deponieren. Später, z. B. in der Traumakonfrontationsphase, wird es wieder herausgeholt, wenn es notwendig ist. Manchmal gelingt es nicht auf Dauer, die Dinge in den Tresor zu packen, dann muss man es wiederholen. Es ist immerhin schon ein Gewinn, die Erfahrung zu machen, dass es für eine Weile geht. Patienten sollten daher ermutigt werden, nicht aufzugeben, sondern diese Übung immer wieder zu machen. Sie machen dadurch auch die Erfahrung, dass sie jetzt etwas tun können. Manche unserer Patientinnen und Patienten sagen, dass ein Tresor nicht reiche. Natürlich kann man sich so viele Tresore vorstellen, wie man braucht.

**Ich verwende diese Übung nur noch sehr selten, weil mir die »Versorgung verletzter Anteile« nützlicher erscheint. Sie erfahren darüber weiter unten mehr.**

### 1.7.7 Der innere Garten

Wenn die Gegenwart schwierig und belastend ist, kann es sehr hilfreich sein, sich zu überlegen, wie man sich die Zukunft vorstellt. Eine Möglichkeit ist, sich dafür ein Symbol zu suchen und mithilfe dieses Symbols die Zukunft zu gestalten. Die Übung des inneren Gartens hat sich in unserer Arbeit dafür bewährt. Diese Übung hat auch den Vorteil, dass sie gleich eine Lösung dafür anbietet, was man mit Dingen, die man nicht haben will, tun kann. Das heißt, in gewisser Weise bietet sie auch eine Alternative zur Tresor-Übung, wenn diese nicht ganz befriedigt. Die Lösung, die sich hier zeigt, besteht nämlich darin, alles aus dem Garten, was man nicht mehr braucht, auf den Kompost zu geben, damit daraus neuer nützlicher Boden wird. Eine schöne Idee, wie ich finde. Liz Lorenz-Wallacher bietet ihren Patientinnen eine ähnliche Version an. Es ist wichtig, sich bewusst zu machen, dass imaginieren auch zaubern ist. Das heißt z. B., wenn man sich einen großen Baum wünscht, dann ist er auch schon da. Man muss nicht jahrelang warten, bis der Baum groß gewachsen ist. Und dies gilt für alles, was in der Imagination vorkommt!

Hier die Übung:

Stellen Sie sich jetzt ein Stück unberührte Erde, ein Stück Land, auf dem noch nichts wächst, vor. Es kann so klein sein wie ein Fingerhut oder so groß wie eine Parklandschaft, wie es Ihnen gerade stimmig erscheint ... Und bepflanzen Sie dann Ihr Land ... Und dann können Sie diesen Garten nach Ihren Wünschen gestalten. Das, was Sie sich wünschen, wird sofort Wirklichkeit, weil Sie mit Ihrer Vorstellungskraft zaubern können ... Und wenn Sie später merken, dass Sie es anders haben wollen, dann haben Sie einen

Kompost, den Sie in einer Ecke des Gartens anlegen. Dort können Sie alles hinbringen, was Sie nicht mehr haben wollen, sodass es sich in nützliche Erde verwandeln kann. Und Sie können so jederzeit wieder Veränderungen anbringen ... Wenn Sie möchten, können Sie auch ein Gewässer in Ihrem Garten anlegen, einen Teich, einen Brunnen oder einen Bach. Wenn Sie möchten, können Sie auch einen Sitzplatz anlegen ... Vielleicht möchten Sie Tiere in Ihrem Garten haben ... Und wenn Sie den Garten dann so gestaltet haben, wie Sie ihn gerne hätten, dann können Sie sich irgendwo niederlassen und sich an Ihrem Garten erfreuen ... Sie können überlegen, ob Sie jemanden in Ihren Garten einladen möchten ... Sie können jederzeit in Ihren Garten zurückkehren. Sie können ihn jederzeit verändern, wenn Ihnen danach ist ...
Kommen Sie dann mit der vollen Aufmerksamkeit zurück in den Raum.

Manche meinen, der Garten sei praktisch der sichere Ort, und das kann auch so sein. Aber für andere besteht durchaus ein Unterschied. Jeder sollte herausfinden, was passender ist, denn es geht allein darum, ob und wie man sich mit diesen Übungen wohlfühlt und dass man sie so verwendet, dass man möglichst viel davon hat.

### 1.7.8 Glücksübung

Manche lieben diese Übung heiß, und manche finden sie sehr schwierig; sie löst also sehr starke widersprüchliche Reaktionen aus. Diese Übung stammt von Klaus Grochowiak (1996). Sie können sie ausführlich in seinem Buch nachlesen: »Vom Glück und anderen Sorgen. Wie man lernen kann, mehr Glück zu ertragen, als man denkt.« Grochowiak macht mit dem Titel deutlich, dass es nicht so leicht ist mit dem Glück. Viele denken z. B., Glück sei abhängig davon, dass man glücklich gemacht wird, und wenn die Umstände nicht danach seien, dann könne man auch nicht glücklich sein. Man kann natürlich dieser Überzeugung sein. Die Frage ist, ob sie einem guttut. Dies ist übrigens eine Frage, die ich meinen Patienten häufig stelle. »Tut Ihnen das gut?«

Letzten Endes kann man alles denken, was man will, jedoch machen manche Gedanken fröhlicher als andere. Wer denkt, er hätte keinen Einfluss auf sein Glück, dem wird es anders gehen als dem, der die Überzeugung hegt, er sei seines Glückes Schmied. Glück, so sagt Grochowiak, ist eine Frage unserer Glücksfähigkeit. Diese Glücksfähigkeit steht uns zur Verfügung, und wir können sie nutzen. Wir können beschließen, uns darauf zu konzentrieren, statt darauf zu warten, dass uns irgendwelche äußeren Umstände glücklich machen. Diese Übung hat mehrere Teile, die Sie auch einzeln machen können:

Ich bitte Sie, sich an eine Situation zu erinnern, in der Sie sich glücklich gefühlt haben. Rufen Sie sich so viele Details ins Gedächtnis, wie Sie benötigen, um dieses Empfinden, dieses Glücksempfinden wieder spüren zu können. Vielleicht spüren Sie es nicht so intensiv wie damals, aber Sie können doch den Geschmack wieder spüren ... Und dann können Sie, wenn Sie wollen und wenn Ihnen das angenehm ist, ausprobieren, ob es möglich ist, das Glücksgefühl in die Zeit vor dem Glücksmoment und in die Zeit nach dem Glücksmoment auszudehnen ... Sie sind jetzt Ihrem persönlichen Glück, aber vor allem Ihrer Glücksfähigkeit, begegnet ... Stellen Sie sich nun Ihr ganzes Leben, beginnend mit der Zeugung oder der Empfängnis, als eine Linie vor, die sich irgendwo in der Zukunft verliert. Und schauen Sie nach leuchtenden Punkten des Glückes auf dieser Linie; vielleicht sind es wenige, vielleicht sind es mehrere Punkte; eine kürzere oder eine längere Linie, auf der es mehr oder weniger Glückspunkte gibt ... Und dann stellen Sie sich vor, dass Sie über dieser Linie schweben mit Ihrem Glücksempfinden, das Sie jetzt zu dieser Linie schicken, sodass dort mehr leuchtende Punkte erscheinen. Und dieses stärker und immer stärker werdende Leuchten auf dieser Zeitlinie kommt wieder zurück zu Ihnen und vergrößert das Glücksempfinden in Ihnen. Und

so sind Sie in einem Austausch mit den Glückspunkten und Ihrem inneren Glücksempfinden, sodass das immer mehr wachsen kann, so viel, wie Sie möchten. Und denken Sie daran, dass es nicht darum geht, wie es in Ihrem bisherigen Leben gewesen ist, das können Sie rückwirkend nicht ändern, sondern es geht um das Bild in Ihnen, und das können Sie verändern. Vor allem können Sie viele dieser leuchtenden Punkte in die Zukunft bringen, denn die Zukunft erschaffen Sie von jetzt an. Vielleicht möchten Sie auch spüren, dass es Sie glücklich macht, dass Sie die Zukunft von jetzt an erschaffen können ... Es ist Ihr persönliches Glück und Ihre Fähigkeit, Glück zu empfinden, das Sie mit einer Farbe, der Farbe des Glücks, verbinden können. Und Sie können sich jetzt vornehmen, dass Sie nachher einen Gegenstand in der Farbe des Glücks für sich finden, der Sie an diese Übung und Ihre Glücksfähigkeit erinnern wird. Und Sie können sich vornehmen, dass Sie oft an diese Glücksfähigkeit denken werden ...
Kommen Sie dann mit der vollen Aufmerksamkeit zurück in den Raum.

Das Schwierigste an dieser Übung scheint für viele das verlorene Glück zu sein. Dann macht die Übung traurig. Es ist wichtig, dann zunächst die Trauer anzunehmen. Erst danach können Menschen vielleicht wieder darüber nachdenken, dass ihnen ihre Glücksfähigkeit niemand wegnehmen kann. Wer gerade erst einen Verlust erlitten hat, für den könnte diese Übung allerdings nicht geeignet sein, vielleicht sind dann die Baumübung und die Vorstellung, dass man von Erde und Sonne mit Trost genährt wird, in dieser Situation erst einmal hilfreicher. Oder man verbindet sich mit den Helfern, die bei einem sind und in der Trauer begleiten.

Hilfreich könnte auch die folgende Übung sein, bei der es darum geht, mit sich selbst Frieden zu schließen. Wie oft sind Menschen im Krieg mit sich selbst. Wir können uns nicht leiden, wir lehnen uns ab.

Ich empfehle, für ein paar Tage eine Strichliste zu führen. Links macht man einen Strich, wenn man sich etwas Nettes sagt, wenn man sich selbst anerkennt, rechts, wenn man an sich selbst herumnörgelt, sich selbst abwertet. Ich wünsche meinen Patientinnen jedes Mal, dass sie auf der linken Seite mehr Striche haben, aber leider sieht es bei den meisten Menschen anders aus. Alle großen spirituellen Lehrer sagen uns, dass die Voraussetzung für äußeren Frieden der Friede mit uns selbst ist. Dies mag in der jetzigen Zeit, wo so viele Menschen um Frieden ringen, die Notwendigkeit für die Arbeit an sich selbst hervorheben. So kann die folgende Übung das Bewusstsein nach und nach verändern.

### 1.7.9 Inneren Frieden finden

Erinnern Sie sich an eine Situation in Ihrem Leben, in der Sie sich ganz in Frieden mit sich selbst gefühlt haben, also in Einklang mit sich selbst. Erinnern Sie sich an so viele Einzelheiten, wie Sie brauchen, um diese Empfindung noch einmal spüren zu können ... Und jetzt denken Sie an eine Situation aus den letzten Tagen, wenn es die gegeben hat, sonst weiter zurückliegend, wo Sie sich uneins mit sich, in Unfrieden mit sich selbst, gefühlt haben. Und wieder erinnern Sie sich der Einzelheiten, die Sie benötigen, damit Sie auch das spüren können ... Und jetzt stellen Sie sich vor, dass dieser Teil, der in Frieden mit sich sein kann, zu dem anderen, der in Unfrieden mit sich ist, hingeht und mit ihm einen freundlichen, liebevollen, akzeptierenden Kontakt aufnimmt. Durch Worte oder Berührungen oder durch beides, so wie es für Sie stimmig erscheint ... Es sollte auf jeden Fall etwas Unterstützendes, Liebevolles sein ... Und jetzt stellen Sie sich vor, dass Sie diese beiden Ichs in Ihr Herz hineinnehmen. Denn genau genommen sind Sie ja das alles. Das Ich von heute umschließt beide Zustände. Und dann können Sie sich vorstellen, dass Sie eingehüllt sind oder umschlossen sind von einem Licht, das für Sie Frieden bedeutet ... Für viele Menschen ist blau, himmelblau, wie ein Sommerhimmel in Italien, eine Farbe, die Frieden gibt. Und wenn

das für Sie so ist, dann können Sie sich vorstellen, dass Sie in diesem Licht sitzen oder dass das Licht durch Sie hindurchfließt. Aber wenn Sie eine andere Farbe als stimmig ansehen, nehmen Sie Ihre eigene Farbe ...
Kehren Sie dann mit der Aufmerksamkeit zurück in den Raum.

Diese Übung ist mir eingefallen, nachdem ich das Tonglen aus dem tibetischen Buddhismus kennengelernt habe. Dort geht es darum, sich vorzustellen, dass man etwas Negatives von einem anderen ins Herz hineinnimmt, dort verwandelt und Licht zurückgibt. Mir schien es wichtig, dass Menschen damit anfangen, mit sich selbst liebevoller zu werden, bevor sie Übungen machen, die sich auf andere beziehen. Da wir in guten Tagen die Tendenz haben, die Teile von uns, die wir ablehnen, zu ignorieren, ist es fast so, als würden wir etwas für einen anderen tun, wenn wir diese Übung machen.

So möchte ich Sie jetzt einladen zu einer Mitgefühlsübung für Sie selbst.

### 1.7.10 Mitgefühl mit sich selbst

Stellen Sie sich zunächst in Ihrem Herzen ein Licht vor, das es wärmt und hell macht ... Und Sie lassen dieses Licht in jeden Winkel Ihres Herzens kommen, damit das ganze Herz hell und warm wird ... Und dann stellen Sie sich vor, dass diese Wärme und Helligkeit aus dem Herzen sich im ganzen Brustraum ausdehnt und sich von dort weiter ausbreitet in den ganzen Körper, sodass der Körper erfüllt ist von der Wärme und Helligkeit des Herzens ... Und jetzt lassen Sie dieses Licht aus Ihrem Herzen durch die Fußsohlen austreten, sodass sich nach und nach ein Lichtkreis um Sie herum bildet ... Und Sie stellen sich auch vor, dass das Licht in Ihrem Herzen unerschöpflich ist, dass es immer Helligkeit und Wärme gibt ... Und nun laden Sie die Person, die Sie vor zehn Jahren waren – wenn Sie noch recht jung sind, die Person, die Sie

vor ein oder zwei Jahren waren –, in diesen Lichtkreis ein und geben ihr dann die Wärme und Helligkeit aus Ihrem Herzen, sodass dieses frühere Ich warm und hell wird ... Als Nächstes laden Sie den Teenager, der Sie waren, in den Lichtkreis ein und geben ihm das Licht aus Ihrem Herzen, sodass er sich warm und hell fühlen kann ... Und dann laden Sie das kleine Kind, das Sie zwischen ein und vier Jahren waren, in den Lichtkreis ein. Und wieder geben Sie ihm die Wärme und das Licht aus Ihrem Herzen ... Und dann stellen Sie sich die Person vor, die Sie im Alter sein werden, und laden auch sie in den Lichtkreis ein und geben ihr die Wärme und das Licht aus Ihrem Herzen ... Und zum Schluss wählen Sie ein Ich aus, das Ihnen besonders bedürftig erscheint, egal in welchem Alter, vielleicht die Person, die Sie gestern waren, vielleicht die Person, die Sie morgen sein werden, die mit besonders viel fertig werden muss, vielleicht das Kind, das Sie waren. Wählen Sie irgendein Ich, einen Zustand aus, bei dem Sie denken, da war ich wirklich bedürftig oder da werde ich sehr bedürftig sein, und geben Sie diesem anderen Ich die Wärme und das Leuchten aus Ihrem Herzen, das jetzt in Ihnen ist. Hüllen Sie dieses andere Ich ein in Wärme und Licht ... Und dann bekräftigen Sie für sich: Ich bin voll Wärme und Mitgefühl für mich selbst, und ich vertraue darauf, dass mir diese Fähigkeit immer zur Verfügung steht, wenn ich will ...
Kommen Sie dann mit der vollen Aufmerksamkeit zurück in den Raum.

Wenn Sie mit der Übung vertrauter sind und auch schon Mitgefühl für sich selbst empfinden, können Sie diese und auch die folgende Übung ausdehnen auf geliebte Menschen, dann solche, denen gegenüber Sie sich neutral fühlen, und zuletzt auch gegenüber Fremden.

Von dieser Mitgefühlsübung gibt es zahllose Variationen. Ich möchte noch eine vorstellen, bei der es darum geht, in der Vorstellung sich selbst Dinge zu geben, die man in bestimmten Lebensaltern gebraucht hätte. Viele Menschen denken, dass man das, was geschehen ist, nicht ändern kann, und das ist natürlich auf der Ebene der äußeren Wirklichkeit auch richtig so. Das, was uns heute plagt, ist aber nicht das, was geschehen ist, sondern es sind die Bilder davon in unserem Kopf, und diese Bilder können wir dadurch verändern, dass wir uns die Gegenwart bewusst machen. Denn die Gegenwart birgt Ressourcen, und sei es nur die, dass man jetzt erwachsen ist und vieles tun kann, was als Kind nicht möglich war. Die hier empfohlene Übung stammt ursprünglich von Joan Borysenko (1993) aus ihrem Buch »Feuer in der Seele«, das für mich damals eines der inspirierendsten Bücher war. Ich habe diese Übung inzwischen modifiziert, da es mir wichtig erscheint, dass wir auf das, was für die jüngeren Ichs möglicherweise belastend oder gar leidvoll war, eingehen und sie *ausdrücklich in die Gegenwart einladen:*

Stellen Sie sich vor, dass Sie durch den Scheitel Licht einatmen und dass das Licht durch den Körper strömt und den Körper durch die Fußsohlen wieder verlässt, sodass sich nach und nach ein Kreis aus Licht um Sie herum bildet … Und wenn sich um Sie herum ein genügend großer Lichtkreis gebildet hat, dann laden Sie nach und nach jüngere Ichs von sich selbst in den Kreis ein. Beginnen Sie damit, die Person, die Sie im Alter zwischen 18 und 20 Jahren waren, einzuladen, in den Kreis zu treten. Und wenn sie da ist, dann begrüßen Sie sie mit Achtung und, wenn möglich, mit Liebe … Lassen Sie sich von Ihrem jüngeren Ich erzählen, was in dieser Phase besonders schwierig für es war, und würdigen Sie mitfühlend diese Erfahrungen, z. B. so, dass Sie sagen, ich weiß, dass das für dich sehr schwer war. Danach erzählen Sie Ihrem jüngeren Ich, was inzwischen alles an Gutem und Heilsamem geschehen ist, und danken ihm, dass es diese schwierige Zeit auf sich genommen hat. Und schließlich erzählen Sie ihm ein wenig von Ihrer Gegenwart und laden es dann ein, sich am Ort der Geborgenheit einzurichten … Und als Nächstes laden Sie das Mädchen oder den Jungen ein, der bzw. die Sie mit zwölf oder dreizehn Jahren waren. Und bitten Sie ihn bzw. sie in den Kreis und begrüßen Sie ihn oder sie mit Respekt und, wenn möglich, mit Liebe. Und wieder verfahren Sie ähnlich: Sie hören Ihrem jüngeren Ich zu und lassen sich erzählen, was damals schwer war, und würdigen, dass es leidvoll war. Danach erzählen Sie diesem Mädchen oder Jungen alles, was Sie heute über das Frausein bzw. Mannsein an Positivem wissen und erfahren, und danken Ihrem jüngeren Ich, dass es diese Lebensphase auf sich genommen hat. Danach laden Sie auch dieses jüngere Ich in die Gegenwart und an den Ort der Geborgenheit ein ... Und als Nächstes laden Sie das sechs- bis siebenjährige Kind in den Kreis ein. Und wieder begrüßen Sie es mit Achtung und, wenn möglich, mit Liebe ... Sagen Sie ihm, dass Sie sich an seiner Fähigkeit, Intuition und Verstand zusammenzubringen, freuen, und danken ihm dafür, erzählen Sie ihm ein wenig von den guten Seiten Ihrer aktuellen Lebenssituation und laden Sie auch dieses jüngere Ich ein, sich am Ort der Geborgenheit einzurichten ... Und dann stellen Sie sich vor, dass das Neugeborene, das Sie einmal waren, von einer Lichtgestalt in den Kreis gebracht wird. Und Sie begrüßen dieses Neugeborene mit großer Achtung und, wenn möglich, mit Liebe. Danken Sie ihm für das, was es auf sich genommen hat, um auf die Welt zu kommen, bitten Sie das freundliche Wesen, das Neugeborene liebevoll am Ort der Geborgenheit zu versorgen.

Abschließend möchte ich Ihnen noch vier Sätze vorschlagen, über die Sie einige Augenblicke nachdenken können: Ich vertraue darauf, dass ich zum Frieden fähig bin ... Ich vertraue darauf, dass ich die Schönheit meines wahren Wesens erkennen kann ... Ich vertraue darauf, dass mein Herz offen sein kann, wenn ich möchte, dass mein Herz sich öffnet ... Ich vertraue darauf, dass Heilung für mich gegeben ist ... Und wenn Sie mögen, können Sie nach und nach auch fühlend erleben, was diese Sätze für Sie bedeuten.

Diese Übung ist Teil einer größeren Übung, die im Buddhismus »Liebende Güte« genannt wird, bei der es anschließend darum geht, auch andere Menschen in gleicher Weise anzunehmen, erst die nahen und dann auch noch die fernen. Das sollten Patienten m. E. erst tun, wenn sie sich selbst ein wenig besser annehmen können. Nach meiner Erfahrung lenken sich viele Menschen allzu leicht davon ab, sich selbst zu mögen, indem sie sich um andere kümmern. Auf Dauer ist das keine optimale Lösung. So erkläre ich meinen Patienten: »Wer sich selbst annimmt, kann andere auch annehmen. Wer sich selbst nicht mag, wird früher oder später auch Schwierigkeiten haben, andere zu mögen.«

Mit den Übungen will ich es an dieser Stelle vorerst bewenden lassen. Die Auswahl dürfte groß genug sein, dass Sie die eine oder andere auswählen, mit der Sie gut arbeiten können. Es gibt natürlich noch sehr viel mehr dieser Übungen. Vielleicht vermissen Sie Übungen, bei denen man sich kämpferisch und besonders kraftvoll gibt. Man kann jederzeit mit der Patientin gemeinsam Übungen kreieren, die passgenau auf ihre Bedürfnisse abgestimmt sind. Im dritten Teil des Buches werde ich Ihnen noch einige vorstellen. In den zahlreichen Büchern über Entspannung werden Sie weitere finden.

**Allen LeserInnen rate ich: »Machen Sie nichts, weil andere es gut finden. Finden Sie selbst heraus, was Ihnen gefällt. Das, was Ihnen Freude macht, was Sie kraftvoller macht und Sie inspiriert, werden Sie wahrscheinlich gerne üben. Wenn man traumatisiert wurde, hat man Grund genug, sich im Jetzt fürs Wohlfühlen zu entscheiden, und das heißt, Sie brauchen sich nicht anzustrengen oder Sachen zu tun, weil ›man‹ sie tun sollte oder weil sie angeblich guttun.«**

Vertrauen Sie Ihrer inneren Weisheit. Es gibt nichts, was für alle Menschen gleichermaßen geeignet ist, aber jede/r kann etwas finden, was guttut. Es gibt inzwischen unzählige Ratgeber, die sich mit heilsamen Übungen zur Stressbewältigung befassen. »Zur Ruhe kommen« von Paul Wilson (1998) hat mir gefallen. Auch dort findet man viele verschiedene Wege zur inneren Ruhe und zum Auftanken.

Ich empfehle noch immer das Buch zur »Selbstmanagement-Therapie« von Kanfer und Ko-Autoren (2011). Von mir gibt es inzwischen das Buch Überlebenskunst (2013) sowie »Eine Reise von tausend Meilen beginnt mit dem ersten Schritt« (überarbeitete Auflage 2016), das ich nach Beendigung meiner Kliniktätigkeit in Gedanken an meine Patientinnen geschrieben habe. Dort können Sie weitere Übungen und Anregungen finden.

Im Folgenden zeige ich weitere Möglichkeiten für eine Begegnung mit schwierigen inneren Situationen, die sich in meiner Arbeit mit Patientinnen bewährt haben und die Therapeutinnen und Patientinnen einer Prüfung unterziehen können, ob sie nützlich sind.

## 1.8 *Distanzierung:* Sich von Schreckensbildern distanzieren lernen

Bisher habe ich Möglichkeiten gezeigt, wie man durch die Konzentration auf Bilder, die einem wohltun, sich selbst trösten und unterstützen kann. Manchmal merkt man, dass das nicht geht, dass es »nicht dran« ist, wie viele sagen. Alles hat seine Zeit. Eine alte Weisheit aus der Bibel gilt auch für die Arbeit mit sich selbst und in einer Therapie, »ein Jegliches hat seine Zeit«.

Manchmal kommt man mit Gegenbildern nicht weiter. Eine andere Möglichkeit, die jeder Mensch ohnehin ab und an praktiziert, ist, sich von etwas zu distanzieren. Wenn man mit der Nase vor einem Bild steht, sieht man nicht viel davon, wenn man größeren Abstand nimmt, sieht man das ganze Bild. Das ganze Bild sehen bedeutet, dass wir viel mehr wahrnehmen und dadurch auch relativieren können. Ich möchte daher auf einige Möglichkeiten des Sichdistanzierens kommen.

Eine Möglichkeit habe ich bereits mit der Beobachter-Übung vorgestellt. Vielleicht hat sie einigen Leserinnen und Lesern ganz gut gefallen und sie haben sie ab und zu angewendet. Wenn nicht, möchte ich Sie einladen, diese Übung hier nun zu erforschen. Sie machen sich klar, dass Sie Ihren Körper, Ihre Gedanken, Ihre Gefühle und Ihre Stimmungen beobachten können. Das haben Sie ohnehin schon oft getan, Sie haben es vielleicht nur nicht so genannt. Jedes

Mal, wenn Sie bemerken, was Sie denken oder fühlen oder was mit Ihrem Körper ist, müssen Sie das vorher beobachten. Die Tatsache, dass wir etwas beobachten können, sagt uns auch, dass wir mehr sind als das, was wir beobachten. Und dies ist eine hilfreiche Erkenntnis, da wir, wenn wir in unsere Gedanken und Gefühle oder Schmerzen sehr verstrickt sind, dies oft verbinden mit der Vorstellung oder mit dem Empfinden, »ich bin nur …« Es ist, als wären wir ganz identifiziert mit dem, was da gerade ist. Wenn wir ruhiger sind, wissen wir natürlich, dass wir viel mehr sind als ein Gefühl oder ein Gedanke. Aber wenn wir aufgeregt sind, ist es, als hätten wir das vergessen. Da kann nun die Beobachter-Übung, wenn man sie regelmäßig macht, helfen. Wir erleben, dass wir mehr sind als unser momentanes Gefühl, und sehen das Problem außerdem aus einer anderen Perspektive. Wir blicken von Weitem auf das Gefühl, den Gedanken und können bemerken, dass er Teil eines größeren Bildes ist. Diese Art des Umgehens mit sich selbst wirkt für viele Menschen sehr beruhigend, zumindest aber bremst uns die Beobachterposition, uns immer mehr aufzuregen. Wir können dadurch entdramatisieren. Wie wirksam diese Übung ist, lässt sich am besten durch Ausprobieren erfahren.

Wenn Patienten mit belastenden Erinnerungen ringen, diese nicht in den Tresor packen können oder wollen, ist eine weitere Möglichkeit, sich die Erinnerung mithilfe ihres Beobachters anzuschauen. Vielleicht geht es danach, sie in den Tresor zu packen.

Wenn Patienten über ihre Erinnerungen reden wollen, können sie probieren, darüber in der dritten Person zu sprechen, also nicht von »ich«, sondern von »dem Kind« oder »sie«. Philip Reemtsma (1997) hat so über sich in seinem Buch »Im Keller« gesprochen, wenn er die traumatischen Erlebnisse seiner Entführung beschrieben hat. Auch dies ist eine Form, sich zu distanzieren und die Geschehnisse von außen zu betrachten.

Patientinnen können auch versuchen, sich vorzustellen, sie sähen ihre Geschichte auf einem Bildschirm und hätten eine Fernbedienung zur Verfügung, mit der sie an- und abschalten können.

Alle diese distanzierenden Techniken sollte man zunächst mit angenehmen Bildern und Gefühlen ausprobieren, um damit vertraut zu werden; und erst später verwendet man sie dann auch für Belastendes.

Manchmal hilft es auch, sich zu fragen, wie werde ich über diese Sache in … Jahren denken, z. B., wenn ich ganz alt bin und meinen Enkeln davon erzähle.

Die genannten Techniken eignen sich in Zeiten, wo es um mehr Stabilität geht, vor allem dazu, mehr Kontrolle über Schmerzen und belastende Gefühle zu bekommen. Viele Menschen, die unter Traumafolgen zu leiden haben, verlieren in Situationen, die sie irgendwie an das Trauma erinnern – das kann unbewusst geschehen –, die Kontrolle über ihre Gefühle. Sie bekommen große Angst und Panik, sie werden schrecklich wütend, sie fühlen sich unerträglich hilflos und ohnmächtig. Es ist sehr unangenehm, sich selbst gegenüber hilflos zu sein. Wenn eine der Distanzierungsübungen angewendet wird, dient das der Wiedergewinnung von etwas mehr Kontrolle, und das kann erleichternd sein.

Dazu eine Fallvignette:

Frau C. kam zur Behandlung in unser Krisenprogramm. Sie leidet seit einigen Wochen unter panikartigen Ängsten und traut sich kaum mehr aus dem Haus. Beim ersten Kontakt erzählt sie ausführlich, was ihr alles Angst macht und was sie sich inzwischen nicht mehr zutraut. Ich spüre bei mir eine zunehmende Mutlosigkeit und frage mich, ob ich das ansprechen soll, entschließe mich dann aber, Frau C. nach den »Ausnahmen« zu fragen. (Dieser Begriff stammt von Steve de Shazer [1985] und bezieht sich auf Situationen, in denen das Problem nicht [vor-]herrscht.)

Th.: Frau C., ist es für Sie in Ordnung, wenn ich Sie frage, ob es auch Situationen gibt, in denen Sie sich besser fühlen? Gibt es auch Dinge, die Ihnen Freude machen, die Sie vielleicht sogar als inspirierend erleben?

Pat.: Wieso fragen Sie mich das? Ich bin doch hier, um mit Ihnen über meine Probleme zu reden.

Th.: Sie haben mir jetzt viel von Ihren Problemen erzählt, und so viel ich weiß, haben Sie das schon mehrfach getan. Hat Ihnen das geholfen?

Pat.: Nein, bisher nicht, mir geht es eigentlich immer schlechter.

Th.: Was halten Sie von dem Gedanken, dass das, worauf wir uns konzentrieren, da ist. Wenn Sie sich ausschließlich auf Ihre Probleme konzentrieren, dann sieht es so aus, als gäbe es nur Probleme in Ihrem Leben, und dadurch geht es Ihnen dann auch immer schlechter.

Pat.: Ach so, das leuchtet mir ein, das hat mir noch niemand so gesagt. Deshalb haben Sie also gefragt.

Th.: Ja, ich wollte Ihre Aufmerksamkeit auf das lenken, was es in Ihrem Leben auch noch gibt. Ich habe nämlich die Vermutung, dass diese Konzentration auf Ihre Probleme Sie immer mutloser macht.

Pat.: Ja, das stimmt. Ich werde immer mutloser, weil ich das Gefühl habe, ich kann gar nichts machen.

Th.: Und wenn Sie jetzt noch mal versuchen, meine Frage zu beantworten …?

Pat.: Also, es macht mir viel Freude zu lesen, ich habe immer gerne gelesen.

Th.: Haben Sie da besondere Interessen und Vorlieben?

Pat.: Geschichtliches und geschichtliche Romane lese ich gerne.

Th.: Gibt es irgendeine Gestalt, die Ihnen besonderen Eindruck gemacht hat?

Pat.: Elisabeth I. von England, das war eine tolle Frau. Die hat so viel Schlimmes erlebt und doch ihr Leben gemeistert, obwohl sie natürlich auch ein bisschen hart geworden ist. Haben Sie den Film gesehen?

Th.: Ja, ich fand ihn sehr bewegend.

Pat.: Da kann ich richtig drin aufgehen, wenn ich so historische Bücher lese oder Filme sehe.

Th.: Haben Sie dann Panik?

Pat.: Nein, überhaupt nicht.

Th.: Das ist interessant, finden Sie nicht?

Pat.: Ja, jetzt, wo Sie's sagen, finde ich es auch erstaunlich.

Th.: Sie verfügen also über die Fähigkeit, von Ihrer Panik Abstand zu nehmen, wenn Sie sich auf etwas anderes konzentrieren.

Pat.: Ja, stimmt, aber ich kann ja nicht den ganzen Tag lesen und Filme anschauen.

Th.: Das stimmt, aber Sie können sich Ihre Fähigkeit, sich zu distanzieren, zunutze machen.

Pat.: Wie?

Th.: Wenn Sie sich einen Film anschauen oder ein Buch lesen, gehen Sie quasi weiter weg von Ihrer Angst. Das können Sie bewusst tun, wenn Sie wollen, indem Sie sich vorstellen, Sie würden sich selbst von Weitem beobachten.

Pat.: Sie meinen, ich soll mich beobachten, wenn ich Angst habe?

Th.: Ja, das kann man üben, weil man es ohnehin macht, nur meistens nicht merkt. Sie können nur eine Aussage darüber machen, dass Sie Angst haben, weil Sie das auch beobachten können. Diese Fähigkeit können Sie sich zunutze machen. Wenn Sie wollen, könnten Sie diesem Teil in sich, der alles beobachten kann, auch eine Gestalt geben.

Pat.: Das ist ja eine lustige Idee. Sie machen hier komische Sachen, so habe ich noch nie mit jemandem geredet.

Th.: Ist es Ihnen unangenehm?

Pat.: Nein, eigentlich eher angenehm, weil es sich leichter anfühlt, aber es ist auch fremd. Warum machen Sie das so?

Th.: Wir denken, dass man Probleme am besten löst, wenn es einem so gut wie möglich geht. Das ist ja auch im Alltag so. Je besser man drauf ist, desto leichter löst man Probleme. Das haben Sie vielleicht selbst schon erlebt.

Pat.: Klar.

Th.: Wenn Sie sich auf das konzentrieren, was Ihnen Freude macht, was Ihnen innere Stärke gibt, dann können Sie Ihre Probleme leichter lösen. So kann man z. B. auch dadurch, dass man Abstand nimmt, ein Problem leichter lösen, weil es einen nicht so bedrängt. Und da kann dieser innere Beobachter oder die Fähigkeit zu beobachten eine Möglichkeit sein. Es gibt aber auch noch andere. Z. B. geht mir gerade durch den Kopf, was Sie denken, was Elisabeth gemacht hätte, wenn sie Panik gehabt hätte. Nehmen wir mal für einen Moment an, Sie wären Elisabeth.

Pat.: Wenn ich Elisabeth wäre, meinen Sie, was ich dann machen würde mit meiner Panik?

Th.: Ja.

Pat.: Ich hätte keine.

Th.: Wieso?

Pat.: Weil ich wüsste, dass ich immer irgendwas machen kann, ich hätte ja Macht.

Th.: Und angenommen, Sie tun so, als ob Sie Macht hätten? Was würde dann sein?

Pat.: Ich habe aber keine.

Th.: Nur mal angenommen, Sie hätten welche.

Pat.: Dann würde ich auf den Putz hauen.

Th.: Wie, wenn Sie Elisabeth wären?

Pat.: Ich würde meinen Dienern den Befehl geben, die Leute, die mir das Leben schwer machen, von mir fernzuhalten. Schließlich kann niemand direkt zu einer Königin.

Th.: Jetzt hört es sich für mich so an, als würden Sie richtig fühlen, wie es einer Königin geht, wenn sie ihre Macht spürt.

Pat.: Ja, das spüre ich gut, und das ist toll. Aber ich bin ja keine.

Th.: Nein, Sie sind keine. Haben Sie sich als Kind gerne verkleidet und sind Sie gerne in andere Rollen geschlüpft?

Pat.: Ja, sehr gerne, das mach ich sogar immer noch, ich spiele in einer Laienspielgruppe.

Th.: Jetzt auch?

Pat.: Ja, da geh ich hin, weil es mir so viel Freude macht.

Th.: Jetzt haben Sie gerade was ganz Wichtiges gesagt. Sie gehen da hin, weil es Ihnen Freude macht. Das heißt, Freude scheint eine wichtige Kraftquelle zu sein und scheint Sie zu befähigen, etwas zu tun.

Pat.: Ja, das stimmt. Das konnte ich die ganze Zeit. Ich wollte mir das einfach nicht nehmen lassen.

Th.: Jetzt haben Sie zwei sehr wichtige Sachen entdeckt, erstens, dass Sie sich gut in eine andere Rolle versetzen können und dass Ihnen aus dieser anderen Rolle heraus auch andere Ideen kommen, und das Zweite ist, dass, wenn Ihnen etwas Freude macht, Ihnen das gegen Ihre Angst hilft. Angenommen, Sie würden sich ganz oft mit dieser Freude am Spiel verbinden, wäre das eine Möglichkeit, weniger Angst zu haben? Und wenn Sie dann noch so tun würden, als ob die Energie von Elisabeth in Ihnen sei, würde das etwas verändern?

Pat.: Klingt irgendwie einleuchtend. Sie haben mir ziemlich viele Sachen gesagt, da muss ich jetzt erst mal drüber nachdenken.

Th.: Das finde ich eine ausgezeichnete Idee. Wenn Sie wollen, könnten Sie noch einen Schritt weiter gehen und nicht nur nachdenken, sondern es auch ausprobieren. Was halten Sie davon?

Pat.: Ja, logisch, ich probier's aus.

Th.: Jetzt kommen Sie mir so kraftvoll vor wie Elisabeth.

Pat.: Stimmt, die nehm ich mit.

Dieses Beispiel zeigt, dass man nicht immer geradewegs zu einer Lösung findet, dass aber das Hören mit dem lösungsorientierten Ohr hilft, eine zu finden. In andere Rollen zu schlüpfen ist etwas, was viele als Kinder gerne getan haben, später kann diese Fähigkeit in Vergessenheit geraten. Im Fall dieser Patientin war es aber eine mächtige Ressource geblieben, die sich jetzt nutzen ließ. Durch die Hinwendung auf ihre Ressourcen ging es der Patientin im Laufe des Gesprächs rasch besser. Beim nächsten Mal berichtete sie, dass sie jedes Mal, wenn sie aufkeimende Angst spürte, sich vorstellte, sie sei Elisabeth, und dann habe sie sich sofort stärker gefühlt und sei anders aufgetreten. So wurde Elisabeth eine mächtige Verbündete in der Therapie. Dieses Beispiel macht deutlich, dass es nicht darum geht, immer nur sanfte, »nette« Gestalten zu finden. Besonders für Frauen ist es wichtig, kraftvolle und auch kämpferische Frauengestalten als innere Unterstützung zu entdecken. Obwohl wir im weiteren Verlauf erfuhren, dass die Patientin Opfer von sexualisierter Gewalt in der Kindheit war, konzentrierten wir uns in dieser Phase der Krisenintervention darauf, dass sie in Kontakt mit ihren Ressourcen kam. Erst ein Jahr später kam sie dann zur Aufarbeitung ihrer Traumatisierungen. Zu diesem Zeitpunkt war sie aber relativ stabil und deutlich belastbarer als zum Zeitpunkt der Krisenintervention. Alle Möglichkeiten, die dem Patienten zur Verfügung stehen, sich von den Problemen zu distanzieren, sollten in der Stabilisierungsphase genutzt werden.

**Von einer Einladung zur Vertiefung belastenden Materials während der Stabilisierungsphase raten wir ab.**

Nur wenn die Patientin das selber wünscht und nützt, gehen wir darauf ein und achten darauf, dass die Patientin nicht dissoziiert. Erst wenn die Patientin das Gefühl hat, dass sie in Kontakt mit all ihren Fähigkeiten ist, und wenn sie hinreichende Kontrolle hat über innere belastende Zustände, ist Vertiefung angezeigt.

Zu dieser Thematik gehört auch, dass wir davor warnen möchten, zu früh und zu gründlich belastendes Material in der Phase der Anamneseerhebung zu erfragen. Mir fällt immer wieder auf, dass Kolleginnen und Kollegen von Anfang an sehr viel über die Schrecken einer Lebensgeschichte wissen, aber praktisch nichts über Ressourcen. Hier empfehle ich, wirklich von der ersten Stunde an für eine Balance der Fragen und Themen zu sorgen. Es ist auch selten sinnvoll, eine Patientin in der ersten Stunde assoziativ ausschließlich über ihre Schrecken erzählen zu lassen. Viele Therapeutinnen und Therapeuten verkennen, dass das Reden über Belastendes eine erneute und zusätzliche Belastung darstellt. Nur für wenige Patientinnen und Patienten ist es hilfreich, dies zu tun. Unter dem Blickwinkel von Übertragung und Gegenübertragung sollten wir uns mehr Gedanken machen über die unausgesprochenen Beziehungsangebote, die wir von Anfang an machen. Stelle ich in der ersten Stunde eine Situation her, in der es nur um Belastendes geht, kann das als eine Botschaft (miss-)verstanden werden, hier gehe es nur um Belastendes. Diese unausgesprochenen Verabredungen sind dann später oft nicht mehr so leicht zu korrigieren.

## 1.9 Gefühle kennenlernen und den Umgang mit schwierigen Gefühlen steuern lernen

Schon im zuvor geschilderten Beispiel ging es um den Umgang mit einem schwierigen Gefühl, nämlich panikartiger Angst. Für Menschen, die traumatisiert wurden, gibt es eine Reihe von sehr belastenden Gefühlen: Angst, Panik, Todesangst, Hilflosigkeit, Ohnmacht, das Gefühl totalen Ausgeliefertseins und der Überflutung mit Schrecken, sekundär dann noch Scham und Schuldgefühle. Es gehört zu den normalen Mechanismen der Verarbeitung traumatischer Ereignisse, dass diese einen zunächst immer wieder bedrängen und man diese unangenehmen Gefühle spürt oder dass man innerlich dichtmacht und nichts mehr spürt. Die Verarbeitungsphase dauert meist ein halbes Jahr, danach haben viele Menschen ihr Trauma verarbeitet, aber eben leider nicht alle. Manche traumatischen Erfahrungen, wie z.B. Folter und Vergewaltigung, führen in 50 bis 80 Prozent zu posttraumatischen Störungen. Anhaltende Gewalt und sexualisierte Gewalt in der Kindheit sowie Vernachlässigung gehören auch zu den Erfahrungen, die lang anhaltende Schädigungen bewirken können. Eine Form, mit den Schädigungen fertig zu werden, ist, sich oder andere zu verletzen, d.h., man richtet die erlebte Aggression gegen sich oder andere. Somit gehören auch aggressive Gefühle zu denen, mit denen viele Traumatisierte lernen müssen, geschickter und konstruktiv umzugehen.

Ich will hier einige Wege aufzeigen, die sich in unserer Arbeit bewährt haben. Auch hier geht es wieder darum, dass wir Bilder und eine bildhafte Sprache verwenden. Wir arbeiten auch mit sogenannter kognitiver Umstrukturierung. Von tiefenpsychologisch orientierten Therapeuten wird der Wert der Arbeit mit Kognitionen häufig noch nicht genügend gewürdigt. Dennoch sind es ja meist die Kognitionen, die am leichtesten zugänglich sind. Ich empfehle daher, sich mit den entsprechenden Techniken vertraut zu machen und sie in einen psychodynamischen Ansatz zu integrieren (Reddemann 2014). Hier beschränke ich mich auf den Teil unserer Arbeit, in der wir Imagination einsetzen, wobei genau genommen unsere Arbeit mit Imaginationen als ein Sonderfall kognitiver Umstrukturierung angesehen werden kann oder psychodynamisch ausgedrückt um eine Ich-Stärkung.

## 1.10 Dem unangenehmen Bild eine Gestalt geben

Wenn man Ärger oder Angst oder andere unangenehme Gefühle spürt, kann man versuchen, diesen Gefühlen eine Gestalt zu geben. Mit dieser Gestalt kann dann ein Dialog geführt werden, indem man fragt: »Was willst du mich lehren?« Es ist erstaunlich, wie sehr sich dann herausstellt, dass diese als unangenehm erlebten Gefühle auf einmal zu wichtigen Ressourcen werden. Diese Technik wird in vielen humanistischen Therapieschulen verwendet. Ich will sie an einem Beispiel verdeutlichen:

> Herr P., der schon eine Weile wegen einer Depression in Therapie ist, berichtet davon, wie ihn seine Angst lähme. Er werde dann ganz starr und wisse nicht, wie er sich helfen solle.
> Es wird ihm vorgeschlagen, der Angst eine Gestalt zu geben, und spontan fällt ihm ein Riese ein.
>
> Th.: Wie riesig ist der Riese?
> Pat.: Er füllt fast den ganzen Raum aus, und er ist dunkel.
> Th.: Ich möchte Ihnen vorschlagen, den Riesen der Angst einmal zu fragen, warum er da ist und was er Sie lehren will. Aber bevor Sie das tun, wäre es gut, Sie würden ihn erst etwas kleiner machen, geht das?

Pat.: Geht, das hätte ich nicht gedacht. Jetzt ist er nur noch halb so groß.

Th.: Das macht das Gespräch sicher etwas leichter.

Pat.: Ja, ich fühle mich gleichberechtigt.

Th.: Dann könnten Sie den Riesen jetzt fragen, was er Sie lehren will?

Pat.: Er sagt, er möchte verhindern, dass ich Blödsinn mache.

Th.: Blödsinn? Was meint er damit?

Pat.: Da muss ich ihn fragen, ich verstehe das auch nicht. Er meint, dass ich mich dauernd viel zu viel anpasse, nie widerspreche und dass das Blödsinn ist.

Th.: Was halten Sie davon?

Pat.: Irgendwie hat er schon recht, aber wenn er mich immer so bedroht, kann ich es doch erst recht nicht.

Th.: Könnten Sie mit ihm aushandeln, wie er Sie von jetzt an unterstützt, statt Sie zu blockieren?

Pat.: Meinen Sie wirklich, dass das geht?

Th.: Wie wäre es, Sie probieren es mal, es kann ja eigentlich nicht schlechter werden, oder?

Pat.: Das ist auch wahr … Er wird wieder größer, aber nicht ganz so riesig. Ich sag ihm, er soll mal wieder schrumpfen, dass wir auf einer Ebene sind … Macht er … Jetzt hab ich ihm erklärt, dass, wenn er mir immer Angst macht, ich ihm nicht folgen kann.

Th.: Aha, das klingt einleuchtend.

Pat.: Er sagt, dass er 'ne Menge Power hat, und die würde er mir gerne zur Verfügung stellen.

Th.: Wie finden Sie das?

Pat.: Ganz gut, aber ich weiß nicht, wie ich das jetzt machen soll.

Th.: Es ist ja das, was Sie da gerade machen, wie zaubern oder wie im Traum. Wenn Sie jetzt einfach weiter zaubern, was können Sie dann als Nächstes tun?

Pat.: Ach so, wie zaubern, ja das geht. Dann kann er mir ja einfach seine Kraft übertragen.

Th.: Ja, das kann er.

Pat.: Komisch, es funktioniert. Ich fühle mich jetzt richtig gut.

Th.: Wie wäre es dann, Sie stellen sich jetzt eine Situation vor, in der Sie sich ängstlich verhalten und klein machen, und der begegnen Sie jetzt mit der Kraft Ihres Riesen?

Pat.: Meine Frau, die meckert immer an mir rum und ich sag dann nichts, da könnte ich ihr z. B. sagen, dass ich das nicht will, dass sie so mit mir redet.

Th.: Ja.

Pat.: Ich sehe es vor mir, wie sie mit mir redet, zu Hause, im Wohnzimmer. Und ich werde irgendwie größer und sage ihr, dass ich es so nicht mehr will.

Th.: Was geschieht dann?

Pat.: Das ist seltsam, sie fängt an zu weinen und sagt, dass sie das bloß macht, weil ich immer so passiv bin und dass sie das nicht aushält.

Th.: Möchten Sie ihr das jetzt erklären, warum das so ist?

Pat.: Ja, ich sage es ihr. Wissen Sie, ich hab ihr nie erzählt, wo das alles herkommt, ich habe es ja selber nie richtig verstanden, aber jetzt, nachdem ich weiß, wo es herkommt, da kann ich es ihr erklären, und ich glaube, ich mache das, wenn ich nächstes Wochenende nach Hause fahre. Es fühlt sich gut an, mir das vorzustellen.

Th.: Wunderbar. Da können Sie Ihrem Riesen der Angst ja eigentlich richtig dankbar sein.

Pat.: Na ja, er hat mich schon ganz schön gepiesackt, aber ich bin froh, wenn ich ihn jetzt so nutzen kann.

Diese Form des Umgangs mit schwierigen Gefühlen werden viele erst einmal mithilfe einer Therapie erlernen müssen, später können sie das aber dann auch einmal allein versuchen. Wenn wir einem inneren Zustand, z. B. einem Gefühl, eine Gestalt geben, führt das automatisch zu einer Distanzierung. Danach kann das Potenzial des Zustands genutzt werden.

Eine Art des Umgangs, die bei vielen Patienten Gelächter auslöst, ist folgende: Stellen Sie sich ein Haus vor, in jedem Zimmer ist Platz für ein Gefühl. Wenn man nun seinem Gefühl eine Gestalt gegeben hat, sagt man ihm: »Geh in dein Zimmer, ich habe jetzt keine Zeit für dich.« Eine Patientin meinte, »sonst denkt man doch immer, dass die Gefühle einen beherrschen, aber so hab ich ja die Kontrolle«. Und das ist genau der Punkt.

### 1.10.1 Die Regler-Übung

> Stellen Sie sich einen Regler vor, z. B. wie bei einer Heizung. Nun fragen Sie sich, bei welcher Einstellung sich Ihr Gefühl gerade befindet, und regeln Sie dann den Knopf ein wenig herunter oder ggf. auch herauf. Wie fühlt sich das an?

Diese Übung kann sowohl verwendet werden, wenn Gefühle zu heftig und zu bedrängend sind, wie auch für Gefühle, die nicht genug gespürt werden. Dabei ist es immer wichtig zu berücksichtigen, dass Menschen, die traumatisiert wurden, ihre Gefühle aus guten Gründen nicht oder nur wenig zulassen können. Deshalb ist es auch notwendig, diese Übung sehr behutsam anzugehen. Man kann wirklich in zehntel Schritten regulieren. Ich habe mit manchen Patienten jedes einzelne Gefühl Schritt für Schritt erarbeitet, d. h., diese Arbeit kann relativ viel Zeit in Anspruch nehmen. Aber gerade bei Menschen, die sich wenig spüren, ist dies eine gute Möglichkeit, weil sie immer wissen, dass sie die Kontrolle behalten.

Dort, wo Gefühle überflutend erscheinen, empfiehlt es sich, zunächst kräftig herunterzuregulieren. Unterstützt werden kann der Regler dann noch durch die Beobachter-Übung, weil diese sofort Distanz schafft.

Auch die Veränderung der Zeitperspektive hilft, sich zu distanzieren. Die Übung des inneren Teams, wie wir sie vorschlagen, also das »Round-table-Gespräch« mit den jüngeren und einem älteren Ich, habe ich bereits vorgestellt. Besonders die Kontaktaufnahme mit dem ganz alten Ich mit der Frage, was denkst du über dieses Problem, diese Sache, dieses Gefühl, diese Aufregung, hilft, eine veränderte Perspektive einzunehmen.

**Weshalb ist es eigentlich so wichtig, dass sich Menschen, die unter einer posttraumatischen Störung leiden, lernen, sich von ihren sie bedrängenden Gefühlen zu distanzieren?**

Der Hauptgrund scheint mir darin zu liegen, dass die heftigen Gefühle ihrerseits wieder zu Triggern (Trigger sind Auslösereize) werden können, und es ist, als wäre die traumatische Situation wieder da. Diesen Teufelskreis gilt es zu unterbrechen. Wenn ein Mensch, der unter einer posttraumatischen Störung leidet, lernt, dass er mehr Kontrolle über seine Gefühle hat, dass er sich erlauben kann, so viel zu fühlen, wie er kann und möchte, erhöht das auch das Gefühl innerer Sicherheit und Kompetenz. Daher scheint mir die Arbeit zum geschickteren Umgang mit Gefühlen eine ganz wesentliche Voraussetzung für die Traumakonfrontation zu sein. Nur wer einigermaßen in der Lage ist, seine Gefühle zu kontrollieren und auszuhalten, sollte eine Traumakonfrontation wagen. Viele unserer Patienten wollen ganz schnell ihre Traumata konfrontieren, damit es ihnen, wie sie meinen, schnell besser geht. Jedoch kann sich das als ein Irrtum erweisen. Man muss nämlich in der Lage sein, die sehr heftigen Gefühle der traumatischen Erfahrung in der Wiederbegegnung auszuhalten. Sonst traumatisiert man sich womöglich erneut, da die Konfrontation mit einer traumatischen Erfahrung häufig erlebt wird, als geschehe einem das jetzt. Daher sage ich sowohl den Betroffenen wie den Therapeutinnen und Therapeuten: »Lassen Sie sich Zeit dafür, einen stabilen Umgang mit den Gefühlen zu erarbeiten. Sie ernten den Lohn dafür dann in der Traumabegegnungsphase vielfach, insbesondere dadurch, dass die traumatischen Erfahrungen verarbeitet werden können, ohne dass Sie mehr als nötig leiden.«

## 1.11 Den jüngeren Ichs begegnen

**In unserer Arbeit mit inneren Bildern spielt der imaginative Umgang mit jüngeren Ichs eine zentrale Rolle. Ich sehe darin das Herzstück meiner Arbeit. Es handelt sich dabei im Übrigen um Minikonfrontationen. Das heißt, die Behauptung, bei dieser Art der Traumaarbeit würde nicht konfrontiert, ist schlichtweg falsch. Womit ich vorsichtiger bin als manche meiner Kollegen, ist die intensive Konfrontation.**

Nach unserem Konzept handelt es sich in den allermeisten Fällen von heftigen Gefühlen, die nicht zu dem Verhalten einer erwachsenen Person zu passen scheinen, um unaufgelöste Konflikte, Verletzungen oder Traumata aus der Vergangenheit, häufig der Kindheit und Jugend, aber durchaus auch aus der Erwachsenenzeit. Diese Arbeit mit jüngeren verletzten Anteilen erscheint uns daher als ein sehr wirksames Instrument, die erwachsene Person von heute in ihrer Funktionsfähigkeit zu stärken, dabei aber gleichzeitig eine innerseelische Regression zu ermöglichen, ohne dass sich die Regression in der Beziehung ausbreiten muss. Das Arbeitsbündnis zwischen Therapeutin und Patientin bleibt intakt. Die Person, die in die Therapie kommt, wird als erwachsen und voll funktionsfähig angesehen und behandelt, die Probleme werden dem jüngeren Ich zugeschrieben und die Person von heute eingeladen, sich um den jüngeren Teil zu kümmern. Damit ist die Hilfe suchende Patientin sofort als kompetent und ressourcenvoll angesprochen. In der folgenden Fallvignette schildere ich zwei Situationen, in der einen geht es um ein jüngeres erwachsenes Ich, in der anderen um ein Kind-Ich.

> Frau Z. erscheint als eine ängstliche und schüchterne junge Frau. Was sie von sich selbst erzählt, ergibt insgesamt das Bild einer eher ängstlichen Persönlichkeit. Vor vier Wochen sei die Bank überfallen worden, in der sie arbeitet. Alles sei sehr schnell gegangen. Vor ihren Augen habe der Räuber dann ihren Kollegen erschossen. Zwar habe die Polizei recht schnell eingegriffen, da ein anderer Kollege doch den Alarm auslösen konnte, aber das Bild

ihres Kollegen gehe ihr nicht mehr aus dem Kopf. Während sie dies erzählt, zittert die Patientin und beginnt zu schluchzen. Nachdem sie sich etwas gefasst hat, berichtet sie, dass sie dauernd Angst davor habe, ihr selbst könne etwas passieren. Sie könne seither nicht mehr aus dem Haus gehen, auch jetzt sei sie in Begleitung ihrer Mutter gekommen, denn sie schaffe es nicht, auch nur einen Schritt allein zu gehen. Sie träume auch oft von dem Ereignis, und dabei habe sie das Gefühl, sie selbst werde erschossen. Sie wache dann schweißgebadet auf. Das gehe nun schon die ganze Zeit so und sie wisse gar nicht, wie es weitergehen solle.

Th.: Frau Z., ich habe den Eindruck, dass Sie schon immer ein recht ängstlicher Mensch waren, aber trotzdem ganz gut im Leben zurechtgekommen sind. Trifft das zu?

Pat.: Ja, leicht war es für mich nie, aber so wie jetzt war es auch noch nie. Jetzt fühl ich mich einfach fertig und total hilflos.

Th.: Die Hilflosigkeit gehört ja eigentlich zu der Frau, die den Banküberfall miterleben musste und die erlebt hat, dass ihr Kollege getötet wurde.

Pat.: Schon, das stimmt. Aber was meinen Sie damit?

Th.: Ich stelle mir vor, dass die Frau vor dem Ereignis ja doch ganz gut klargekommen ist, und die gibt es ja immer noch. Aber das, was Ihnen da vor vier Wochen passiert ist, das macht jeden Menschen erst mal fertig, da gerät jeder in Angst und Schrecken, und da braucht man einfach Zeit, damit fertig zu werden.

Pat.: Meinen Sie, dass ich eigentlich gar nicht verrückt bin, dass ich jetzt so viel Angst habe?

Th.: Ja, das meine ich. Es ist völlig normal, wenn einem so etwas passiert, dass man immer dran denken muss, dass man Albträume und auch Angst hat.

Pat.: Und was soll ich jetzt machen?

Th.: Können Sie sich vorstellen, dass Sie wieder mehr die Frau Z. spüren, die ganz gut mit ihrem Leben fertig wurde? Können

Sie sich an sich selbst vor dem Überfall erinnern, wie Sie ganz zuversichtlich waren, gab's so was?

Pat.: Ja, sicher, gerade kurz vor dem Überfall war ich in Urlaub auf Teneriffa, da ging's mir richtig gut, und ich hatte Freude an meinem Leben.

Th.: Können Sie sich dieses Gefühl noch mal ins Gedächtnis rufen, wie Sie Freude am Leben hatten? Wissen Sie noch, wie das aussah auf Teneriffa, können Sie noch die warme Sonne spüren und den besonderen Geruch von dort?

Pat.: Ja, das geht. Da fühl ich mich jetzt viel besser, wenn ich daran denke. Und was soll ich jetzt damit machen?

Th.: Diese Freude, die Sie da spüren, die gehört genauso zu Ihnen wie die Angst. Was ich Ihnen vorschlagen möchte, ist, so zu tun, als wären Sie zwei: die Fröhliche und die Ängstliche. Und dass sich die Fröhliche mal etwas um die Ängstliche kümmert. Ihr sagt, dass sie sie gut verstehen kann und dass das ja wirklich eine ganz fürchterliche Geschichte war, die da passiert ist.

Pat.: Dass das geht, kann ich mir nicht vorstellen, aber ich kann's ja mal probieren.

(Die Patientin konzentriert sich auf die Vorstellung, und die Therapeutin kann beobachten, dass sie sich dabei entspannt.)

Pat.: Es geht wirklich. Hätt' ich nicht gedacht.

Th.: Und wie geht es Ihnen damit?

Pat.: Ich fühl mich besser.

Th.: Was Sie tun können, ist, dass Sie sich oft die fröhliche Frau aus Teneriffa ranholen und dass die dann mit der ängstlichen redet wie eben. Dann kann die sich nach und nach beruhigen. Allerdings sollte die fröhliche Frau, oder Sie selbst, anerkennen, dass diese Erfahrung wirklich schlimm war, und auch nicht vergessen, die ängstliche in den Arm zu nehmen. Das alles braucht Zeit. Ich hab Ihnen schon erklärt, dass das ganz normal ist, was Sie jetzt erleben, und das Wichtigste ist, dass man sich Zeit lässt, solche Sachen zu verarbeiten. In gewisser Weise ist das so, als hätten Sie sich körperlich verletzt. Da wissen Sie, dass der Körper sich selbst heilt und dass sich Wunden nach und nach schließen und heilen. Aber auch das braucht Zeit. Und so ist es auch für die Seele, die kann sich letzten Endes auch selbst heilen, denn jeder Mensch verfügt über Selbstheilungskräfte, aber Zeit lassen müssen wir uns dafür schon. Und wir haben immer noch Möglichkeiten, wenn Sie sich noch etwas Zeit lassen, den Banküberfall detailliert zu bearbeiten, wenn Sie das wünschen.

Pat.: Das leuchtet mir ein. Ich hab jetzt Mut, es mal mit den beiden Teilen zu probieren.

(Frau Z. kam in die nächste Stunde und berichtete, es sei ihr recht gut gelungen, mit sich selbst im Gespräch zu sein, und es habe ihr gutgetan. Sie habe etwas besser geschlafen, aber aus dem Haus gehen könne sie noch immer nicht.)

Th.: Was macht Ihnen dabei Angst?

Pat.: Ich stell mir vor, dass plötzlich einer kommt und mir was tut.

(Die Patientin wird auf einmal blass, atmet schneller und bricht in Panik aus. Ihre Augen erscheinen starr vor Angst. Ich werde im Kapitel »Heilsamer Umgang mit dem Körper« auf diese Szene zurückkommen. Es erfolgte eine Intervention, die der Patientin helfen sollte, sich in ihrem Körper sicher zu fühlen, was auch gelang. In der Folgezeit wurde es der Patientin möglich, von einer Mandeloperation zu erzählen, die sie als 5-jähriges Kind erlitten hatte. Da die Patientin schließlich sehr unter Druck war, diese Geschichte zu erzählen, wurde ihr vorgeschlagen, das, was sie wusste, in der dritten Person und aus der Beobachterperspektive zu erzählen, denn es wäre nicht möglich gewesen, ihr zu empfehlen, diese Erinnerungen in den Tresor zu packen. Nachdem sie die Geschichte in groben Zügen erzählt hatte, wurde ihr vorgeschlagen, das Kind aus dieser belastenden Szene herauszunehmen.)

Th.: Frau Z., ist es Ihnen möglich, sich vorzustellen, dass Sie das Kind aus dieser schrecklichen Szene herausholen? Genau genommen ist das ja längst vorbei, das weiß nur dieser kindliche Teil in Ihnen noch nicht.

Pat.: Wie soll ich das machen? Ich weiß gar nicht, wie das geht, dass ich mich um so ein Kind kümmere.

Th.: Was hätte dieses Kind gebraucht?

Pat.: Sie hätte Erwachsene gebraucht, die ihr gesagt hätten, dass das vorbeigeht und dass alles wieder gut wird, aber meine Eltern hatten ja selber Angst, besonders meine Mutter hat sich riesige Sorgen gemacht, dass mir was Schreckliches passiert.

Th.: Angenommen, Sie hätten »ideale« Eltern gehabt, Eltern, die es so allerdings gar nicht gibt, die man sich aber wünschen darf, können Sie sich vorstellen, dass die das gemacht hätten?

Pat.: Schon, das wäre schön gewesen, wenn ich die gehabt hätte.

Th.: Heute können Sie auf Ihrer inneren Bühne, dort, wo Sie so viele Gestalten erschaffen können, wie Sie wollen, auch ideale Eltern erschaffen, die genau das für das Kind tun, was Sie gerade gesagt haben. So möchte ich Ihnen vorschlagen, einmal zu schauen, ob Sie ein Bild für diese idealen Eltern finden.

Pat.: Ich sehe zwei Vögel, die das Kind da wegtragen und in ein Nest bringen.

Th.: Könnten das so was wie ideale Eltern für Ihr Kind sein?

Pat.: Ja, ich glaube schon. Dem Kind geht es besser.

Th.: Mögen Sie sich vorstellen, dass dieses Kind nun in dem Nest alle Pflege, allen Trost und Fürsorge erhält, die es braucht?

Pat.: Ja, das fühlt sich gut an, aber ich habe auch ein schlechtes Gewissen, dass ich dadurch meine Mutter kritisiere.

Th.: Denken Sie, dass Ihre Mutter es hätte anders machen können?

Pat.: Nein, sie konnte es nicht anders machen.

Th.: Wieso ist es dann eine Kritik, wenn Sie sich jetzt eine Alternative erschaffen?

Pat.: Meine Mutter fühlt sich immer kritisiert, wenn ich etwas anders haben will. Aber ich kann mir schon vorstellen, dass es jetzt für mich erst mal gut ist, mir das so auszudenken.

Th.: Gut, auf das andere könnten wir ja später noch mal zurückkommen. Einverstanden?

Pat.: Ja, das ist gut, dann kann ich mich jetzt besser auf das Kind konzentrieren, wenn ich weiß, dass wir auf diese Sache noch mal zurückkommen.

Th.: Wenn Sie sich jetzt also vorstellen, dass das Kind von dem Vogelpaar, das so etwas wie ideale Eltern sind, da rausgeholt wird, wie geht es Ihnen dann?

Pat.: Sehr gut, es tut mir gut, mir das vorzustellen.

Bei der Arbeit mit verletzten kindlichen Anteilen wird versucht, die erwachsene Person von heute einzuladen, dass sie sich um das kindliche Ich kümmert. Wenn sie das nicht kann, wird ihr vorgeschlagen, ideale Eltern oder Helferwesen zu imaginieren. Die idealen Eltern oder hilfreichen Wesen übernehmen dann die Funktionen eines ganz und gar liebevollen und mitfühlenden Erwachsenen. Für die meisten Menschen ist es leicht, zu Helferwesen Zugang zu erhalten, indem sie sich klarmachen, was das Kind, das sie einmal waren, gebraucht hätte. Menschen, die in der Kindheit Gewalt, Vernachlässigung oder sexualisierte Gewalt erlitten haben, lehnen meist die Idee idealer Eltern ab, kommen aber gut mit hilfreichen Wesen zurecht. Wenn jemand sich das gar nicht vorstellen kann, kann man fragen, wie die erwachsene Person denkt, dass ein Kind, das sie kennt, reagiert hätte und was dieses gebraucht hätte. Ich habe es noch nicht erlebt, dass sich jemand überhaupt nicht vorstellen kann, was ein Kind brauchen würde. Allerdings braucht es dazu manchmal ein wenig Anleitung und auch Informationen. Wir empfehlen daher unseren Patientinnen und Patienten Bücher über kindliche Entwicklung und auch Kinderbücher, aus denen die Bedürfnisse von Kindern deutlich hervorgehen. Darüber hinaus fragen wir, ob es sein könnte, dass das Kind in etwa das Folgende hören möchte: »Es ist schlimm, was du durchgemacht hast. Ich verstehe, dass du traurig, wütend, usw. bist. Jetzt bin ich da und bin schon groß. Ich möchte gerne, dass du an einen ganz wunderbaren Ort mit mir – oder den hilfreichen Wesen – gehst, wo es dir von jetzt an immer gut gehen wird.«

Die wesentlichen Prinzipien dieser Arbeit sind einfach:

Erkennbar kindliches Verhalten wird benannt, indem man sich fragt, ob dieses Verhalten eigentlich zu einer erwachsenen Person passt. Wenn man diese Frage verneinen kann, kann man sich fragen, wie alt bin ich dann eigentlich, wenn ich mich so fühle oder verhalte. Damit hat man den Schlüssel zur Begegnung mit dem jüngeren Ich bereits in der Hand. Man kann dann imaginativ versuchen, sich mit dem jüngeren Ich in Verbindung zu setzen. In der Stabilisierungsphase geht es vor allem darum, jüngere Ichs mitfühlend aus den belastenden Situationen herauszuholen, sie an einen Geborgenheit spendenden Ort zu bringen und zu trösten. Erst in der Traumakonfrontationsphase würde das erwachsene Ich die schmerzhaften Geschichten jüngerer Ichs mithilfe des inneren beobachtenden Teils noch genauer betrachten und erzählen. Die Arbeit mit dem Konzept jüngerer Anteile ist einerseits eine Art »Minikonfrontation« und eine Form der Distanzierung. Es ist ein sehr wirksames Instrument für die Arbeit, weil es die Patientin/den Patienten auf längere Sicht gesehen auch unabhängig von der Fürsorge der Therapeutin/des Therapeuten macht. Je besser eine Patientin in der Lage ist, sich um jüngere Ichs zu kümmern, desto mehr kann sie sich in den Zeiten zwischen den Sitzungen um sich selbst kümmern. Das bedeutet aber nicht, dass es für diesen Prozess keine Zeit braucht.

**Manchmal dauert es sehr lange, bis Patientinnen in der Lage sind, diese Selbstbegegnung zustande zu bringen.**

Ich möchte die Art des stabilisierenden Umgangs mit sich selbst noch an einem weiteren Beispiel verdeutlichen:

> In diesem Fall handelt es sich um einen Mann, der im Großen und Ganzen in seinem Leben gut zurechtkam. Nur in bestimmten Situationen, die alle einander ähnelten und wo es darum gegan-

gen wäre, klar und deutlich für eigene Bedürfnisse gegenüber relativ unempathischen Menschen einzutreten, geriet Herr C. in ihn selbst seltsam anmutende Unruhezustände. Er ärgerte sich dann auch über sich selbst, dass er sich wieder einmal nicht durchgesetzt hatte, und über seine unterschwellige Ängstlichkeit, aber er konnte daran nicht viel ändern. Herr C. wusste, dass er als Kind häufig von der Mutter verprügelt worden war. Er meinte dazu, das sei ja wohl vielen Menschen passiert und das habe er ganz gut weggesteckt. Man könnte natürlich die Frage aufwerfen, ob das so »stimmen« kann, wenn Herr C. doch noch solche Probleme habe. Wir entschieden uns dennoch dafür, diese Sichtweise von Herrn C. zu akzeptieren, denn tatsächlich kam er ja im Leben im Großen und Ganzen gut zurecht. Mitgefühl kann auch bedeuten, einen Menschen genau da abzuholen, wo er gerade ist, und Geduld für weitere Schritte aufzubringen.

Th.: Herr C., wenn Sie mir das so erzählen, dann kommt in mir der Gedanke auf, dass es in Ihnen fast zwei verschiedene Menschen gibt, wenn ich Ihnen das mal so als Idee vorschlagen darf. Der eine ist der erwachsene Mann, der mit allem sehr gut zurechtkommt, auch mit seiner Vergangenheit gut klarkommt, und es scheint da einen anderen Teil zu geben, der mir vorkommt, als könnte er ein jüngerer Teil von Ihnen sein, vielleicht wie ein Kind. Und dieses Kind, wenn ich das mal so nennen darf, das ist sehr verängstigt und traut sich nicht zu widersprechen. Können Sie mit diesem Gedanken etwas anfangen?

Pat.: Ja, wenn ich widersprechen sollte, da komm ich mir manchmal vor wie ein Kind. Aber zwei bin ich nicht, ich bin doch nicht verrückt.

Th.: Nein, ganz und gar nicht. Vielleicht erkläre ich Ihnen das noch ein bisschen genauer, was ich meine. Manche Menschen meinen, dass wir nicht wie eine ganz und gar konsistente Persönlichkeit sind, sondern dass wir quasi wie viele in uns sind, von deren Existenz wir auch gelegentlich etwas zu spüren bekommen. Und diese anderen in uns, die kommen uns manchmal ganz fremd vor. So, wie es Ihnen fremd vorkommt, dass Sie sich in bestimmten Situationen gar nicht erwachsen benehmen. Dass man das an sich beobachten kann, heißt überhaupt nicht, dass man verrückt ist, vielmehr scheint es so zu sein, dass das eher der Normalzustand ist. Nur hat die psychologische Wissenschaft davon bisher wenig Notiz genommen. Allerdings gibt es eine ganze Reihe von Psychotherapeuten, die mit solchen Konzepten arbeiten. Einer der Ersten war C. G. Jung, der sprach von den Komplexen, die so was wie ein Eigenleben führen, aber auch Freud wusste schon, dass es in einer Person so etwas wie verschiedene Teile gibt, der nannte das …

Pat.: Ja, das weiß ich, der nannte das Ich, Es und Über-Ich. Freud hab ich ziemlich genau gelesen.

Th.: Das freut mich, da kennen Sie sich ja gut aus. Also, einige Therapeuten gehen weiter als Freud und betrachten das innere Geschehen wie auf einer Bühne, auf der verschiedene Gestalten spielen. Die gute Nachricht dazu ist, dass letztlich das Ich, das Sie ja kennen, so etwas wie der Regisseur ist, d. h., er kann mit den inneren Akteuren darüber sprechen, ob sie etwas Neues probieren möchten. Dazu brauchen diese inneren Akteure allerdings die Erfahrung von Mitgefühl. Nur wird natürlich ein freundliches erwachsenes Ich nicht befehlen, sondern mit seinen inneren Akteuren verhandeln und die auch erst einmal richtig kennenlernen wollen.

Pat.: Wollen Sie andeuten, dass ich die noch nicht gut kenne?

Th.: Das könnte man so sagen. Dieser ängstliche Teil z. B., den wollten Sie ja bis jetzt lieber nicht kennenlernen. Und ich stelle mir das so vor, dass der nun immer wieder auf sich aufmerksam macht. Insbesondere dann, wenn meine Hypothese stimmt und es handelt sich um ein Kind. Was meinen Sie, was macht ein Kind, auf das nicht reagiert wird?

Pat.: Es macht irgendwie Trouble.

Th.: Genau. Was denken Sie, könnte das ein Kind in Ihnen sein, das Trouble macht?

Pat.: Kann schon sein. Gerne denke ich das nicht, ich fühl mich dann, als hätte ich mich nicht im Griff. Und das ist mir sehr wichtig.

Th.: Angenommen, Sie hätten einen freundlichen Kontakt mit diesem Kind und es wäre erleichtert, könnte es nicht gerade dann sein, dass Sie sich wieder mehr im Griff hätten, d. h., Sie hätten in gewisser Weise mehr Kontrolle?

Pat.: Wenn das ginge, wäre ich froh. Irgendwie haben Sie schon recht. Ich verdränge da was oder schieb was weg, weil es mir unangenehm ist.

Th.: Ich möchte Ihnen etwas vorschlagen. Mit unserer Vorstellungskraft können wir zaubern. Wenn Sie sich jetzt mit diesem Jungen in sich verbinden, der so ängstlich ist, ihn fragen, ob Sie ihn in den Arm nehmen dürfen, und ihn dann einladen, dass er mit Ihnen in Ihre Zeit kommt, dann könnte das sehr hilfreich für Sie sein. Es ist nämlich so, dass dieser Junge in Ihnen wie eingefroren in seiner Zeit und deshalb natürlich auch ängstlich ist. Wenn Sie ihn in die jetzige Zeit mitnehmen und er fühlen kann, dass Sie ihn in seinem Schmerz verstehen, dann ist er in Sicherheit, oder?

Pat.: Ja, klingt einleuchtend. Und Sie meinen, ich soll mir das einfach so vorstellen?

Th.: Ja, schauen Sie, ob und wie es geht.

(Herr C. konzentriert sich, und nach ein paar Minuten schaut er mich an.)

Pat.: Seltsam, ich kann ihn wirklich vor mir sehen. Das hätte ich nicht gedacht. Er ist gerade mal fünf Jahre, und er hat wirklich eine Menge Angst. Ich weiß auch warum.

Th.: Wenn es Ihnen und Ihrem kleinen Jungen recht ist, dann stellen Sie sich jetzt nur vor, dass Sie ihn dort, wo er ist, herausholen. Später kann er Ihnen dann mal, falls Sie und er es wollen, seine Geschichte erzählen und Sie sie dann mir. Aber für den Moment ist es nur wichtig, dass er mal in Sicherheit kommt.

Pat.: Wo soll ich ihn denn hinbringen? Ich kann mich ja nicht die ganze Zeit um ihn kümmern.

Th.: Können Sie sich einen schönen sicheren Platz vorstellen für ihn?

Pat.: Ja, das geht. Aber es muss sich jetzt jemand um ihn kümmern, der ist so traurig.

(Der Patient fängt fast zu weinen an.)

Th.: Ja. Und Sie spüren jetzt auch seine Trauer?

Pat.: Ja, ziemlich …

Th.: Was würde er denn brauchen und was hätte er gebraucht?

Pat.: Menschen, die ihn lieb gehabt hätten, die mit ihm gespielt hätten, die ihn getröstet hätten.

Th.: Können Sie, der erwachsene Mann, ihm das geben?

Pat.: Das kann ich mir vorstellen … Er möchte meine Hand nehmen, und ich streichle ihm übers Haar und sage ihm, dass ich ihn lieb habe.

Th.: Das ist schön, dass Sie so einen guten Kontakt herstellen können.

Pat.: Ja, das hätte ich mir wirklich nicht gedacht, dass ich das kann, obwohl ich einen ganz guten Kontakt zu meinen Kindern habe.

Th.: Dieser gute Kontakt zu Ihren Kindern, der kann Ihnen dienlich sein im Umgang mit Ihrem kleinen Jungen in Ihnen, denn dann wissen Sie, was er braucht.

Pat.: Er braucht aber trotzdem noch jemanden, wenn ich nicht kann.

Th.: Wie wäre es, wenn Sie für ihn jetzt hilfreiche liebevolle Wesen erschaffen. Sie wissen ja, mit unserer Vorstellungskraft können wir alles erschaffen, was wir wollen.

Pat.: Ja, das haben Sie gesagt. Und es geht ja auch, das habe ich gemerkt, obwohl ich mir das vorher nicht hätte denken können. Aber Sie haben mich überzeugt. Ideale Eltern …

Ja, ich hab welche gefunden. Ich nehme Tiere, das geht doch, oder, Menschen sind mir zu unsicher.

Th.: Tiere sind wunderbar, schön, dass Ihnen das eingefallen ist. In der Mythologie gibt es z. B. die Wölfin von Romulus und Remus.

Pat.: Ich hab zwei Katzen.

Th.: Das ist auch gut.

Pat.: Und die bleiben jetzt bei dem Kleinen, dann geht es ihm gut. Ich glaube, ich muss dann später noch mal wieder kommen, damit ich Ihnen seine Geschichte erzählen kann. Aber jetzt werd ich erst mal schauen, wie es mir damit geht.

Th.: Ja, das ist eine gute Idee.

In der Stabilisierungsphase geht es immer vordringlich darum, dass »jüngere Ichs« in Sicherheit gebracht werden. Die Vorstellung von der Zeit des Erwachsenen, in die man das Kind bringt, habe ich davon abgeleitet, dass gemäß neuer physikalischer Erkenntnisse Zeit relativ ist. So kann man mit ihr spielen, wie es einem guttut. Dass Zeit keine feststehende Größe ist, weiß jeder aus den unterschiedlichen Erfahrungen mit dem Zeiterleben. Ein weiterer Grund ist der, dass die traumatisierten Anteile wie »eingefroren« sind in der traumatischen Szene und deshalb die Gegenwart gar nicht kennen. Zumindest wenn diese Gegenwart relativ sicher ist, ist sie auch eine Ressource. Wenn das jüngere Ich an einen Ort der Geborgenheit und Sicherheit gebracht wird, kann es kontinuierlich erleben, dass es jetzt in Sicherheit ist, und auch die Welt des erwachsenen Ichs nach und nach entdecken. Darüber hinaus möchte ich sehr empfehlen, jüngere Ichs mit den guten Seiten der Gegenwart vertraut zu machen. Z. B. kann man bewusst etwas Schönes gemeinsam mit jüngeren Ichs »unternehmen«, was damals nicht möglich oder verboten war. Es macht einen großen Unterschied, ob ich z. B. als Erwachsene ein Eis esse oder in der Vorstellung die jüngeren Ichs dazu nehme, die das so gerne wollten und nicht durften.

Seit dem ersten Erscheinen des Buches habe ich entdeckt, dass diese Arbeit noch sehr viel breiter eingesetzt werden kann, und habe bis jetzt damit zahlreiche gute Erfahrungen gemacht:

*Im ersten Fall* geht es um Menschen, die sich schon im Mutterleib und von Geburt an abgelehnt fühlten. Ihnen schlage ich vor, ihr Neugeborenes nach der Geburt zu imaginieren – wie sehr das an der damaligen Realität orientiert ist, spielt keine Rolle – und es dann liebevoll und mit Freude willkommen zu heißen. Diese Übung, nämlich die freundliche Begrüßung, sollte dann über einen längeren Zeitraum regelmäßig wiederholt werden. Sie kann nicht die damalige Ablehnung wiedergutmachen, aber sie kann die Selbstakzeptanz erhöhen.

*Im zweiten Fall* geht es um Vernachlässigung. Inzwischen wird Vernachlässigung als ein hochrangig traumatogener Faktor angesehen. Hier bewährt es sich, das einsame, verlassene kleine Kind zu imaginieren und ihm laut oder leise Wiegenlieder vorzusingen. Wiegenlieder sind auf der ganzen Welt ähnlich. Es handelt sich um sehr einfache Weisen, die ständig wiederholt werden. Es gibt auch eine Reihe klassischer Musikstücke, die nach diesem Muster komponiert und meist sehr populär sind. Wichtig ist, dass der Patient selbst die Musik für sich entdeckt, die für »sein kleines inneres Kind« passt. Manchmal sind das altvertraute Weisen, manchmal ist es günstiger, man findet Neues, das aber dem Typ Wiegenlied entspricht.

## 1.12 Die innere Bühne als Ort problematischer Gestalten

Die innere Bühne wurde bereits verschiedentlich erwähnt. Jetzt sollen uns vor allem die »Schurken und Bösewichte« auf der inneren Bühne ausführlich beschäftigen, da wir die guten Gestalten ja bereits besser kennengelernt haben.

Ich möchte daran erinnern, dass wir alle Regisseure unserer inneren Bühne sein können, aber auch Akteure, d. h., letzten Endes bin ich alles selbst, was da auf meiner Bühne passiert. Diese Sichtweise entspricht am ehesten Jung'schen Vorstellungen. Virginia Satir (1978) spricht vom »inneren Theater«. Das Konzept »innere Bühne« hilft uns, Innerseelisches wahrzunehmen und damit zu spielen. Gleichzeitig ermöglicht es eine Distanzierung. Ich kann die einzelnen Gestalten entweder näher an mich heranlassen oder sie auch auf Distanz halten. Gleichzeitig ist es auch so, als ob diese Bühne außerhalb von mir selbst wäre, auch dies erlaubt eine Distanzierung.

Auf der inneren Bühne haben wir bis jetzt die guten hilfreichen Wesen entdeckt sowie jüngere und zukünftige Ichs. Wenn zu ihnen allen ein guter Kontakt besteht, ist es leichter, auch zu den weniger erfreulichen Gestalten Kontakt herzustellen. Wir sprachen schon darüber, wie man z. B. unangenehmen Gefühlen eine Gestalt verleihen kann, z. B. der Angst. Es gibt außerdem Gestalten, die vielen wie ungebetene Gäste vorkommen, und doch sind auch sie Teil des Geschehens auf der inneren Bühne. Diese werden häufig Bösewichte, Dämonen oder Schurken genannt. Manche Therapeuten haben die Ansicht, dass alles, was sich auf der inneren Bühne aufhält, wichtig und notwendig ist und eine Schutzfunktion hat, das heißt, sie erscheinen uns »nur« als Schurken und Bösewichte.

Ich selbst habe noch vor ein paar Jahren sehr dafür plädiert, die »inneren Feinde« zu vernichten. Ich bezog mich dabei vor allem auf Carola Pinkola Estès (1993) und ihre Darstellungen zum Blaubart-Märchen in ihrem Buch »Die Wolfsfrau« und auf Phyllis Krystal (a. a. O.) und deren Umgang mit dem Archetyp der »bösen Eltern«. Heute rate ich eher für eine Art Aussöhnung oder Frieden schließen. Nur dann, wenn die Patientin das rundweg ablehnt, mag die Imagination einer Art von »Unschädlichmachen« sinnvoll sein.

Zunächst will ich von der Aussöhnung sprechen, anschließend vom Unschädlichmachen. Das Konzept der Aussöhnung beruht auf der Annahme, dass alles, was in uns ist, dem Überleben dient, und daraus resultiert die Vorstellung, dass man es nicht bekämpfen sollte. Ich schlage daher vor, die Patientin einzuladen, sich bewusst zu machen, dass dieser Teil ihr früher einmal helfen wollte, die Beziehung zu wichtigen Anderen, von denen das Kind mit Leib und Leben abhing, zumindest so zu gestalten, dass sie einigermaßen sicher war. Und dass dieser innere Teil nicht genau weiß, dass man jetzt erwachsen ist und nicht mehr von den Eltern oder anderen wichtigen

Bezugspersonen abhängig ist. Danach kann die Patientin, wenn sie will, sich zunächst bei dem Teil bedanken, dass er ihr geholfen hat. Im nächsten Schritt kann sie ihn bitten, ihr, da sie ja erwachsen ist, jetzt auf andere Weise zu helfen, nämlich so, dass die Erwachsene sich mit dieser Hilfe wohlfühlt.

Die Forscher von der Mount Zion Group haben bereits in den 80er-Jahren dargelegt, dass Kinder versuchen, sich schwierigen Situationen vor allem über Kognitionen anzupassen. Das wurde »Control Mastery Theory« genannt. Das heißt, dass negative Vorstellungen über sich selbst genau genommen, weil sie die Beziehung zu wichtigen Anderen zu schützen versuchen, dem Selbstschutz dienen. Wenn diese dem Kind z. B. vermitteln, du bist nichts wert, wird ihm kaum etwas anderes übrig bleiben, als diese Ansicht zu übernehmen und sich so den Vorstellungen der wichtigen Anderen anzupassen. Legt man diese Theorie zugrunde, dürfte es einleuchten, dass der innere Teil, der diese scheinbar destruktive Ansicht weiter vertritt, genau genommen helfen will. Derartige Teile übertragen aber meist die schlimmen Erfahrungen immer weiter in die jeweilige Gegenwart, d. h., selbst wenn die Patientin längst erwachsen ist, sieht der Teil sich immer noch im Kontext der abhängigen Beziehung. Deshalb werden Kognitionen, die einmal sinnvoll waren, fortgesetzt weiter benutzt und lösen entsprechende problematische Gefühle aus.

Hierzu eine Vignette:

> Frau M. berichtet, dass sie immer, wenn sie etwas Wichtiges plane, in sich eine Stimme höre, die ihr sage, bilde dir bloß nichts ein, das schaffst du sowieso nicht.
> Ich frage sie, ob sie eine Idee habe, von wem diese Stimme stammen könne.
>
> Pat.: Ja, klar, das hat meine Mutter mir immer gesagt, wenn ich etwas ausprobieren wollte.
> Th.: Wie war das für das Kind?
> Pat.: Fürchterlich, aber es konnte ja nichts machen.

Th.: Könnten Sie sich vorstellen, dass das Kind damals nichts anderes machen konnte, als der Mutter zu glauben, und deshalb diese Aussage verinnerlichte? Vielleicht hat es sogar auf diese Art der Mutter vorgegriffen, um es ihr recht zu machen, sodass die das gar nicht mehr sagen musste?

Pat.: Ja, das stimmt. Es ging mir dann besser, weil ich fast nichts mehr gemacht habe, von dem ich wusste, dass meine Mutter das nicht will – das glaube ich nämlich heute –, und wo sie mich ausgebremst hätte.

Th.: Und wie hat sich das auf die Beziehung ausgewirkt?

Pat.: Es war besser, sie hat es schließlich gar nicht mehr gesagt. Brauchte sie ja auch nicht. Ich hatte es ja in mir drin.

Th.: Genau. Und insofern könnte man sagen, diese Stimme hat sie geschützt, nicht optimal, ganz gewiss nicht, aber immerhin …

Pat.: Ja, kann man so sehen, ist aber trotzdem blöd!

Th.: Klar, aus heutiger Sicht schon, aber damals?

Pat.: Da hatte es einen traurigen Sinn, das stimmt.

Th.: Was halten Sie davon, wenn Sie das der Stimme sagen, dass Sie wissen, dass Sie Ihnen helfen wollte, aber dass Sie jetzt groß sind und es daher lieber hätten, die Stimme würde Ihnen so helfen, dass Sie als Erwachsene etwas davon haben?

Pat.: Nicht so gerne, aber ich kann es ja probieren. Wissen Sie, diese Stimme hat mich in letzter Zeit ganz schön fertig gemacht.

Th.: Ja, das weiß ich. Aber die Stimme weiß es nicht, nehme ich an. Die sieht in Ihnen das kleine Mädchen, das es Mama recht machen soll.

Th.: Ach so, na ja, dann sag ich ihr das jetzt!

Anschließend erlebt die Patientin zu ihrem Erstaunen, dass die Stimme froh ist, dass sie anerkennt, dass sie ihr helfen will. Die beiden sprechen miteinander, und schließlich bittet die Patientin ihre Stimme nochmals, ihr doch anders zu helfen, und die

Stimme willigt ein. Die beiden finden gemeinsam eine neue Art des Helfens. Die Stimme ist schließlich einverstanden, der Patientin zu sagen, gib dein Bestes. Damit sind beide zufrieden, und der Patientin geht es deutlich besser.

Der entscheidende Aspekt ist, dass das erwachsene Ich anerkennen kann, dass die Stimme helfen will. Wo das nicht geht, vor allem wenn Patientinnen es rundweg ablehnen, freundlich mit ihren Stimmen umzugehen – und nach meiner Erfahrung ist das eben manchmal so –, müssen doch Mittel angewendet werden, wie sie aus Märchen und Mythen bekannt sind, jedoch betrachten das manche KollegInnen mit Skepsis und Ablehnung. Ich erinnere daran, dass es wichtig ist, dass wir den Patientinnen folgen, Führung sollten wir zu etwa 20 Prozent übernehmen, Folgen zu etwa 80 Prozent.

Täterintrojekte, also Teile, die durch traumatische Erfahrungen entstanden sind, hatten zu ihrer Entstehungszeit eine sehr wichtige Schutzfunktion. Sie entwickelten sich, weil die Introjektion von Aspekten des Täters und gegebenenfalls die Identifikation mit ihm u.a. dabei half, sich nicht mehr ohnmächtig und hilflos zu fühlen. Wenn man mit dem Täter identifiziert ist oder ihn in sich hat, dann ist das, was geschieht, richtig und man ist dadurch nicht mehr hilflos. Ein weiterer Aspekt ist der der abhängigen Bindung und der Angst vor Objektverlust.

Ich habe im Lauf der Jahre gelernt, wie wichtig es ist, diese Schutzfunktionen angemessen zu würdigen. Richard Schwartz (1997) bezeichnet diese Introjekte auch als »Manager«, ja sogar als »protectors«, also Beschützer, und aus dieser Bezeichnung wird deutlich, wie wichtig sie sind.

Dennoch sind diese Gestalten der inneren Bühne oft extrem destruktiv, und daher kann es wichtig sein, nicht zuletzt weil die Patientin eben sich nicht mit ihnen aussöhnen kann, ihnen ihre Destruktivität zu nehmen. Und das ist es, was ich mit »unschädlich machen« meine.

Manchmal heißt das vernichten, manchmal heißt das sanfte Transformation, so wie Michael Ende das z.B. in seiner Geschichte von dem bösen Drachen Frau Malzahn in »Jim Knopf und Lukas der Lokomotivführer« erzählt. Mittlerweile habe ich mit sehr vielen verschiedenen Menschen an der Thematik der bösen inneren Objekte und der Täterintrojekte gearbeitet und weiß, dass es auch hier keine Lösung gibt, die für alle gleichermaßen gilt. Eines ist mir besonders klar geworden: Menschen dazu anzuregen, verinnerlichte böse Seiten der eigenen Eltern symbolisch zu töten, ohne dass man vorher ganz gute oder ideale Eltern zu erschaffen angeregt hat, die das Gute der Eltern in sich tragen, kann Menschen regelrecht in – tödliche – Verzweiflung hineintreiben. Man beraubt sie des Guten, das sie unbedingt zum Überleben brauchen.

Kinderspiele zum Umgang mit bösen, bedrohlichen Gestalten können uns genauso anregen wie Märchen und Mythen. Ein wichtiges Element im Umgang mit den bösen Gestalten ist das, was ich den »Schatz, auf dem der Bösewicht sitzt oder den er hütet« nenne. Das bedeutet, dass wir nicht vergessen dürfen, dass hinter dem, was wir für bedrohlich halten und schleunigst loswerden wollen, etwas für uns Wertvolles verborgen ist, das es zu bewahren gilt.

Ich werde im Folgenden ein Beispiel geben, wie mit dem inneren Feind umgegangen werden kann, um ihm seine Macht zu nehmen.

Der Patient kam in Therapie wegen suizidaler Impulse. Diese begleiteten ihn schon sehr lange, und er hatte auch bereits mehrere Selbstmordversuche hinter sich. Er sprach davon, dass es ihm vorkomme, als habe er einen Dämon in sich, gegen den er sich ganz hilflos fühle. Es stellte sich heraus, dass ihm als Kind immer wieder vermittelt worden war, er sei schrecklich, unerträglich, ein Sargnagel für seine häufig kranke Mutter u. Ä. Diese Meinung seiner frühen Bezugspersonen hatte er verinnerlicht. Dies war ihm völlig bewusst, da er bereits mehrere Therapien gemacht hatte. Er hatte jedoch das Gefühl, gar nichts ändern zu können.

Th.: Sie sprachen da von einem Dämon. Wie sieht der aus?

Pat.: Fürchterlich. Ein schreckliches Monster mit fünf Köpfen, einer sieht böser aus als der andere.

Th.: Mir fällt da die Sage von Medusa ein. Es war gefährlich, ihr zu begegnen. Kennen Sie die Geschichte?

Pat.: Ja. Perseus hat sie besiegt, weil er einen Schild hatte. Er hat sie getötet. Aber ich habe das ungerecht gefunden. Warum hat er sie getötet? Sie war doch auch ein Opfer.

Th.: Ja, das stimmt. Haben Sie für Ihren fünfköpfigen Dämon eine andere Idee?

Pat.: Im Moment nicht. Ich muss da mal drüber nachdenken. Bis jetzt wusste ich das ja noch gar nicht, das mit Medusa und Perseus, ich hatte das gerade gelesen, aber dass es so direkt was mit mir zu tun hat, das wusste ich nicht. Können wir das nächste Mal darüber weiterreden?

Th.: Natürlich.

Im nächsten Gespräch berichtet der Patient, er habe sich überlegt, dass dieses Monster irgendwie auch wichtig für ihn sei. Er könne es nicht genau erklären. Er sei auch nicht immer ein liebes Kind gewesen, und wenn er dieses Monster töten würde, dann käme es ihm vor, als töte er das Kind in sich. Das gehe ja wohl nicht. Er müsse da noch weiter allein drüber nachdenken. In der darauffolgenden Stunde kam er wieder auf das Thema zurück.

Pat.: Ich glaube, jetzt weiß ich, wie's geht. Fünf Köpfe sind zu viel. Es muss einer daraus werden. Sie sagen ja immer, dass man in der Phantasie zaubern kann. Das mach ich jetzt.

Th.: Das ist wirklich eine kreative Lösung. Wie ist es dann, wenn das Monster *einen* Kopf hat?

Pat.: Dann kann ich mir vorstellen, es ist jetzt mein Beschützer. Dann ist es nicht mehr so bedrohlich.

Th.: Schützt es Sie vor ungerechtfertigten Angriffen?

Pat.: Wie kommen Sie denn jetzt darauf?

Th.: Mir fielen die Sätze ein, die Ihre Eltern gesagt hatten. Die waren doch oft ungerechtfertigt, oder?

Pat.: Ja, das stimmt.

Th.: Unser Ausgangspunkt waren Ihre Suizidimpulse. Wie wirkt sich das jetzt aus? Wenn da nur noch das einköpfige Monster ist, das Sie bewacht.

Pat.: Wenn es mich vor ungerechtfertigten Angriffen schützt, wie Sie das gerade nannten, dann brauche ich doch nicht immer meine Wut gegen mich selbst zu richten. Ich kann mir dann gut vorstellen, dass es mich beschützt und dass ich wütend genug werde mit seiner Hilfe.

Th.: Sie haben so also etwas sehr Bedrohliches, ja für Sie Lebensbedrohliches, in etwas Hilfreiches verwandelt. Das finde ich toll.

Pat.: Mir gefällt es auch.

In der Folgezeit konnte mit dem Patienten auf diese Bilder, wenn er sich wieder einmal suizidal fühlte, zurückgegriffen werden.

Zuletzt will ich noch darauf hinweisen, dass es Märchen gibt, in denen sich die Helden für die bösen Gestalten zur Verfügung stellen, sodass diese von ihnen abhängig werden, d. h., hier geht es um List. Meist ist der Märchenheld zunächst hilflos, unscheinbar, dumm, so wird er auch der »Dummerjan« genannt. Es gibt ein Märchen aus Norwegen, in dem sich der Held für den bösen Riesen nützlich macht, indem er ihm die Fußnägel schneidet, was dieser selbst nicht kann.

Daraufhin muss der böse Riese das Dorf des Dummerjans ungeschoren lassen.

Im konsequent angewandten Ego-State-Modell (Reddemann 2012, S. 180 ff., Watkins & Watkins 2003) zur Behandlung von Täterintrojekten wird besonderer Wert auf die Würdigung des vermeintlich destruktiven Teils gelegt; anschließend geht es weniger darum, dass das Ich von heute diesen Teil verwandelt, sondern, wie oben beschrieben, darum, dass der Teil eingeladen wird, mit dem Ich von heute gemeinsam – also in einem kooperativen Akt – neue Möglichkeiten der Zusammenarbeit zu entwickeln. Das bedeutet, dass hier mehr Wert darauf gelegt wird, dass die Teile demokratisch zusammenarbeiten.

# 2. Heilsamen Umgang mit dem Körper lernen

Dazu kehren wir noch einmal zu Frau Z. (s. S. 90 ff.) zurück, die ganz blass wurde und fast zu kollabieren schien.

Th.: Frau Z., bitte überzeugen Sie sich, dass Sie jetzt hier in meiner Praxis sind und dass Sie sicher sind. Darf ich Ihre Hand halten?

(Die Patientin nickt. Nachdem der Körperkontakt hergestellt ist, wird sie etwas ruhiger. Ihr Puls ist sehr klein, und die Therapeutin ist besorgt, dass die Patientin tatsächlich kollabieren könnte.)

Th.: Frau Z., können Sie sich auf Ihren Atem konzentrieren? Achten Sie darauf, dass Ihr Körper atmet. Er atmet ein, er atmet aus …

(Die Patientin folgt diesem Vorschlag, und es kehrt etwas Farbe in ihr Gesicht zurück.)

Pat.: Das hab ich öfter. Vor dem Überfall war das aber ganz weg. Früher, als junges Mädchen, hatte ich oft diese Zustände. Jetzt ist das alles wiedergekommen. Das ist wirklich eine Gemeinheit, dass es mir so schlecht geht.

Th.: Ja, da haben Sie recht. Können Sie das in Ihrem Körper spüren, was Sie da gerade sagen, dass das gemein ist?

Pat.: Im Bauch.

Th.: Bitte spüren Sie das ganz genau mit Ihrem Bauch. Bleiben Sie mit Ihrer Aufmerksamkeit dabei … Was geschieht jetzt?

Pat.: Jetzt geht es mehr in die Arme … und in die Beine. Es ist wie so ein Kribbeln.

Th.: Das ist gut. Das ist, als kämen Ihre Lebensgeister wieder. Haben Sie ein Bild zu dem, was Sie da erleben?

Pat.: Ich weiß nicht, muss ich mir da wirklich keine Sorgen machen wegen des Kribbelns? Früher fing das immer so an, bevor ich eine Tetanie bekam.

Th.: Ich verstehe es so, dass Ihr Körper auch, als Sie die Tetanie bekamen, sich eigentlich selbst helfen wollte. Aber Sie haben ihn nicht gelassen, weil Ihre Angst zu groß war, und dadurch konnte Ihr Körper sich dann nicht selbst richtig helfen, und Sie gerieten immer mehr in diesen unangenehmen Zustand. Wenn Sie mir zuhören können, erzähle ich Ihnen etwas von Tieren in der freien Wildbahn, was die machen, nachdem sie in eine lebensbedrohliche Situation geraten sind.

Pat.: Wieso in einer lebensbedrohlichen Situation? Ich bin doch in keiner lebensbedrohlichen Situation.

Th.: Sie haben recht, jetzt nicht. Aber Ihre Reaktionen sehen so aus, als hätten Sie eine lebensbedrohliche Situation erlebt, die Ihnen sozusagen noch in den Knochen sitzt. Können Sie etwas damit anfangen, wenn ich das sage?

Pat.: Na ja, erstens fand ich den Überfall schon ziemlich gefährlich, der Mann hätte ja uns alle abknallen können. Und dann hab ich als Kind auch mal was Schlimmes erlebt, was lebensbedrohlich war.

Th.: Möchten Sie darüber was sagen, oder ist das jetzt zu belastend?

Pat.: Heute lieber nicht. Aber erzählen Sie mir doch die Geschichte von den Tieren.

Th.: O.k. Also, Tiere, die nicht flüchten können und nicht kämpfen, was die normale Reaktion ist auf eine lebensbedrohliche Situation, die stellen sich tot. Und wenn die Bedrohung vorbei ist, dann machen sie ganz unkoordinierte Bewegungen. Aber wenn man die in Zeitlupe anschaut, dann sieht man, dass das eigentlich wie Rennen ist. Ist das nicht toll!

Pat.: Wieso machen die das?

Th.: Sie holen das Fliehen nach, und danach sind sie wieder o. k. Und wir Menschen können das auch so ähnlich machen. Wenn Sie das Kribbeln spüren, nachdem Sie zuerst Angst hatten, dann ist es, als wollten sich Ihre Arme und Beine bereit machen, das Fliehen nachzuholen.

Pat.: Das wäre ja spannend, wenn das funktionieren würde. Dann müsste es mir ja hinterher besser gehen. Muss ich denn dann auch unkoordinierte Bewegungen machen?

Th.: Nein, nur Ihrem Körper erlauben, dass er wieder »lebendig« werden darf. Und das Kribbeln, das Sie spüren, das kommt mir vor wie ein Zeichen von Lebendigkeit nach der Erstarrung. Sie wissen ja, bei Angst werden wir Menschen oft ganz starr. Und Sie sahen vorher auch ganz blass aus, so als ob die Lebensgeister Sie verlassen wollten.

Pat.: Das können Sie wohl so sagen. Ich finde das interessant, was Sie mir da erzählen. Da klingt das alles gar nicht mehr so schlimm, es klingt sogar eher so, als hätte das einen Sinn.

Th.: Ich glaube, das hat es auch, nur vertrauen wir so wenig darauf, dass der Körper und die Seele sich auch selbst helfen können. Denken Sie bitte über alles nach. Beim nächsten Mal können Sie mir erzählen, auf was für Gedanken Sie gekommen sind.

## 2.1 Selbstheilung, Körpergedächtnis und das Prinzip Achtsamkeit

Auch im Kontext dieses Kapitels halte ich es für sehr wichtig, dass wir uns dafür interessieren, ob Patientinnen überhaupt einen Kontakt zu ihrem Körper haben. Viele spüren ihren Körper überhaupt nicht. Und auch jetzt sollte die Therapeutin wieder fragen, ob es Dinge gibt, die die Patientin gerne tut: spazieren gehen, schwimmen, Tennis spielen etc. Ich ermutige Menschen immer dazu, alles zu tun, was ihnen Freude macht. Das bedeutet auch, dass ich allein aus Fitnessgründen empfohlenes Tun nicht als hilfreich erachte. Viele Patientinnen machen Sport, ohne je darauf zu achten, ob sie Freude daran haben. Insofern ist die Ermutigung, »bitte tun Sie nur, was Ihnen wirklich Freude macht«, wichtig. Von Bedeutung ist auch, dass Patientinnen lernen, die Bedürfnisse ihres Körpers und den Körper überhaupt mehr und mehr wahrzunehmen und ernst zu nehmen!

Für empfehlenswert halte ich auch, mit Patientinnen darüber zu sprechen, ob sie z. B. Karate-Übungen oder Wintsun erlernen möchten oder auch eine andere Art der Selbstverteidigung. Diese Körperarbeit stärkt im Allgemeinen das Selbstvertrauen und mindert Ängste. Selbstverständlich darf man auch hierzu Patientinnen nicht überreden oder zwingen.

In unserer Arbeit hat es sich bewährt, auf die Überlegungen von Peter Levine (1997) zurückzugreifen, der u. W. als Erster die Zusammenhänge zwischen Traumaheilung und Stammhirnaktivitäten nachgewiesen hat. Levine empfiehlt, in der Behandlung von Menschen, die extrem Belastendes erlebt hatten und dabei in Schock (»freezing«) gingen, das Augenmerk auf die Notwendigkeit einer Stammhirnaktivierung zu richten. Diese Aktivierung leistet der Organismus von selbst, aber vieles, was wir tun, verhindert diesen Selbstheilungsmechanismus. Besonders hilfreich erlebe ich auch seine Empfehlung, beim Körpererleben zu bleiben. Angst, so meint er, sei oft nur ein »Konzept«. Durch die Konzentration auf dieses »Konzept« verstärke sich dann die Angst und deren Körperäquivalente. Leitet man die Patienten an, sich nur auf den Körper zu konzentrieren, führt das häufig – allerdings nicht immer, es kann bei eher hypochondrisch reagierenden Menschen auch den gegenteiligen Effekt haben – zu einer raschen Beruhigung. Levines Vorgehen greift auf Gendlins (1999) Focusing zurück. Letzten Endes verwenden beide Aspekte sehr alte buddhistische Übungen des achtsamen Wahrnehmens, vor allem im Prinzip des Nichturteilens oder auch Nichtbewertens. Es mag einleuchten, dass unser gewohnheitsmäßiges Beurteilen/Bewerten, z. B. von Angst, diese verstärken kann. Dagegen mag ein nicht beurteilendes, achtsames Umgehen Veränderungen, die ohnehin immer im Organismus ablaufen, verstärkt ins Bewusstsein bringen. Meist ist es allerdings wichtig, dass die Patientin sich so weit distanzieren kann, dass sie sich nicht überwältigt fühlen muss. Ohne dass es sofort ausgesprochen werden muss, verstärkt achtsames Wahrnehmen auch das Vertrauen in den Körper und dessen Fähigkeit, sich zu wandeln.

Im weiteren Therapieverlauf kann die Patientin dann aus ihren eigenen Erfahrungen die erforderlichen Rückschlüsse ziehen.

Wir meinen, dass eine achtsame Arbeit mit dem Körper, bei der es vor allem ums Spüren geht, die beste Form der Körperarbeit mit und für traumatisierte Menschen darstellt. Der Körper ist der Ort der Traumatisierung, d.h., wir müssen ihn miteinbeziehen. Jede Traumatherapie, die Erfolg zeitigen soll, wird Wege finden müssen, den Körper miteinzubeziehen. Es ist dabei nicht erforderlich, den Patienten heftigen Schmerz und heftige Abreaktionen zuzumuten. Dies ist nach unseren Erfahrungen und den Forschungen von Levine nicht zu empfehlen. Man kann den Körper sehr sanft an das Belastende heranführen, und auch dies kann zu einer Auflösung der Traumafolgen führen.

**Heute bin ich mir sicher: Je sanfter, desto besser.**

Traumatisierte sollten auch die Möglichkeit haben zu erfahren, dass ihr Körper trotz aller schrecklichen Erfahrungen ein Ort der Freude ist und voller Energie. In den letzten Jahren fanden wir die Arbeit von Julie Henderson, die von der tibetischen Heilkunde beeinflusst ist, sowie die Breema-Körperarbeit und das Qigong besonders hilfreich. Alle drei Verfahren arbeiten auch mit Imagination.

Julie Hendersons Übungen sind besonders vergnüglich: Sie empfiehlt bewusstes Gähnen, Lachen, Prusten, »dumm daherreden« und vieles mehr. Auch sie betont, wie wichtig es ist, diese Übungen nur zu machen, wenn man Lust darauf hat. Der Titel ihres Buches lautet bezeichnenderweise »How to feel as good as you can inspite of everything«.

Es gibt ihr Büchlein auch in deutscher Übersetzung. Ich mache ihre Übungen gerne zwischendurch zur Psychohygiene, weil sie so leicht und spielerisch sind. Eine Forschergruppe konnte nachweisen, dass die Konzentration auf eine andere körperliche Ausdrucksweise mittels der Übungen von Henderson allein zu einer Veränderung von Gefühlen und Befindlichkeiten führen kann (Henderson 2001).

## 2.2 Breema-Körperarbeit

Bei Breema (Schreiber 1989) handelt es sich um eine sehr spielerische und »nicht beurteilende« (non judgemental) Art des Umgangs mit dem Körper. Breema kommt aus dem persisch-kurdischen Hochland und wird seit Jahrzehnten in Kalifornien gelehrt, langsam breitet es sich auch in Europa aus.

Ich finde die Breema-Arbeit vor allem deshalb für traumatisierte Menschen von Interesse, weil sie auf körperlicher Ebene – ergänzend zur imaginativen Ebene der Versorgung verletzter Anteile – hilft, dem Körper liebevoll zu begegnen.

Bei den Selbstbreema-Übungen geht es darum, den Körper durch Berührung zu »nähren«. Alle Übungen haben poetische Namen, wie z. B. »Giving to the rain«, »Giving to the sun«, »Touching the mountain« oder »Opening the heart«, die auch Bilder anregen. Sie basieren auf Erfahrungen von Menschen, die noch näher mit der Natur verbunden sind als wir. Für unsere Arbeit mit Breema ist mir wichtig, dass Menschen mithilfe von Breema lernen können, sich selbst zu berühren, was für viele Traumatisierte erst einmal schwierig ist, weil sie die eigene Berührung zunächst nicht von verletzender Berührung durch andere unterscheiden. Jedoch kann es eine wichtige neue Erfahrung sein zu lernen, dass diese Selbstberührung wohltuend ist. Da es sich bei den Übungen um klar strukturierte Formen handelt, die einen Anfang und ein Ende haben, macht es dies vielen leichter, wieder damit zu beginnen, sich zu berühren.

Um den Leserinnen und Lesern einen Geschmack von dieser Arbeit zu vermitteln, die hierzulande noch viel unbekannter ist als das Qigong, sollen hier zwei Übungen vorgestellt werden.

### 2.2.1 Den Berg berühren[1]

- Stehen Sie bequem, die Fersen geschlossen.
- Legen Sie die linke Hand auf das Hara und die rechte auf die linke. (1)
- Halten Sie diese Stellung drei ganze Atemzüge lang. (2)
- Lassen Sie die Hände die Brust hinauf bis auf Herzhöhe wandern und halten Sie diese Stellung drei Atemzüge lang.
- Lassen Sie die Hände weiter die Brust hinauf und vor das Gesicht wandern (ohne es jedoch zu berühren). Dabei bedecken die Handflächen die Augen (die dazu geschlossen werden). Die Finger ruhen entspannt an der Stirn. (3)
- Halten Sie diese Stellung drei Atemzüge lang.
- Lassen Sie die Hände unter leichter Berührung die Stirn hinauf, über den Kopf, über Hinterkopf und Nacken, über die Brust und den Bauch wandern, bis sie an den Seiten zur Ruhe kommen. (4, 5, 6)
- Stehen Sie bequem.

### 2.2.2 Das Herz öffnen

- Stehen Sie bequem.
- Legen Sie die Handflächen aufeinander und verschränken Sie die Finger. Die Daumen zeigen gerade von Ihnen fort. (1)
- Strecken Sie beim Einatmen die Arme nach vorn, wodurch ein Ziehen in der Schulter und zwischen den Schulterblättern entsteht. (2) Wenn die Arme ausgestreckt sind, drehen Sie die Hände, sodass die Handflächen nach außen zeigen und Sie die Handrücken sehen können. Hierdurch entsteht ein zusätzliches Ziehen in den Handgelenken und Fingerknöcheln. Diese Bewegung geschieht fließend, sobald die Arme ausgestreckt sind. (3)
- Führen Sie die Hände beim Ausatmen zur Brust (die Handflächen weisen zur Decke). Senken Sie die Ellbogen, damit ein Ziehen in

[1] Von Teresa Junek übersetzt aus: Jon Schreiber, Touching the mountain. The Self-Breema Handbook. California Health Publications, Oakland, California

den Fingerknöcheln entsteht (die Finger bleiben verschränkt). Die Brust wird weit und der Kopf nach hinten gestreckt. (4)

- Wiederholen Sie diese Bewegungen noch zweimal, während Sie ein- und ausatmen.
- Nach dem dritten Ausatmen drehen Sie die Handflächen wieder zu sich und berühren die Brust auf Herzhöhe. Lassen Sie die Hände bei leichter Berührung hinunter zum Hara, nach hinten zu den Nieren, über die Beinrückseite bis zu den Zehen und die Beinvorderseite wieder hinauf bis zum Hara wandern. Dann die Hände ruckartig nach oben über den Kopf werfen. Mit nach außen zeigenden Handflächen seitwärts sinken lassen, bis die Arme an den Seiten zur Ruhe kommen. (5–9)

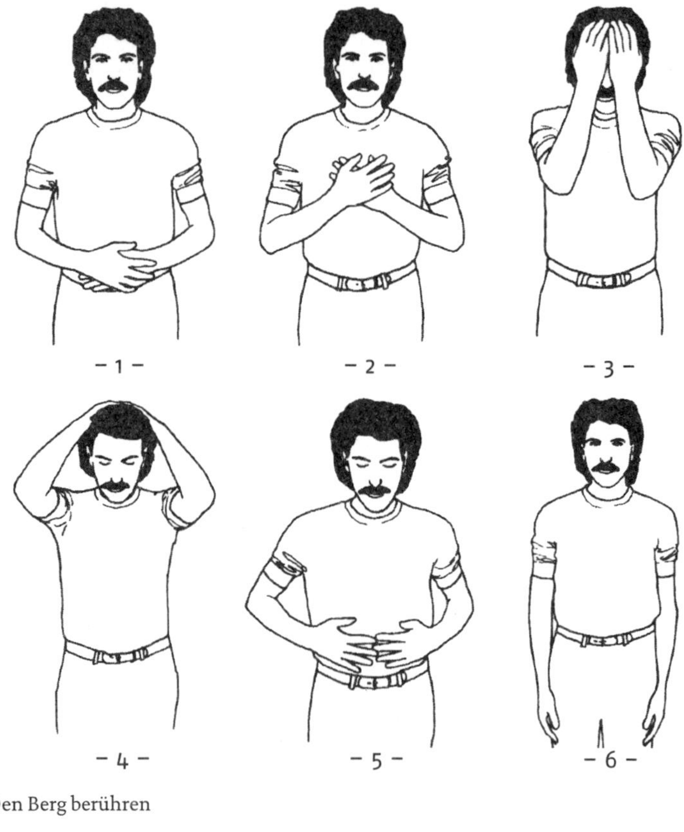


Den Berg berühren

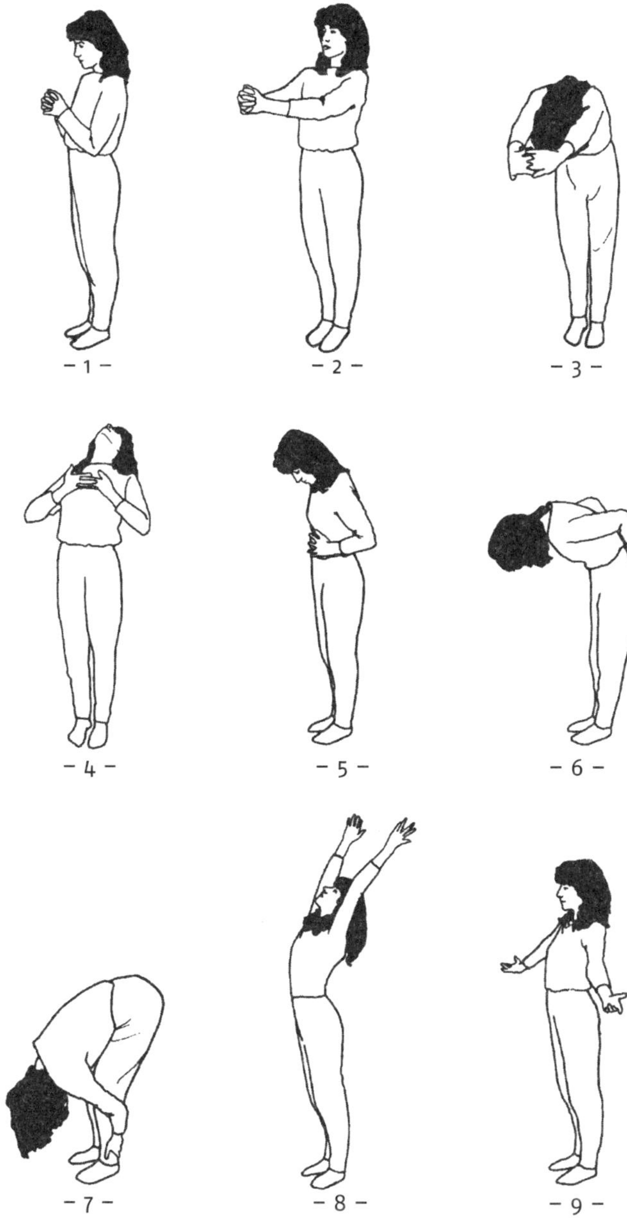


Das Herz öffnen

## 2.3 Weitere Körperübungen

Weiter oben habe ich schon einige Übungen vorgestellt, bei denen man den Körper achtsam wahrnimmt oder in der Imagination mit Licht »berührt«. Auch diese Übungen gehören zu einem neuen heilsameren Umgang mit dem Körper. Insbesondere Übungen, bei denen man sich vorstellt, Licht in einer gewünschten Farbe durch den Körper zu leiten, sind sehr zu empfehlen. Man kann für verschiedene Gelegenheiten verschiedene Farben wählen. Orientieren Sie sich dabei an Ihrem Empfinden und nicht an irgendwelchen fremden Empfehlungen. Es gibt keine festen Regeln, was eine bestimmte Farbe bedeutet. Hier im Westen sind neuerdings die Farben, die den Chakren zugeordnet werden, fast wie Dogmen im Umlauf. Aber diese Chakrafarben werden in verschiedenen Kulturen verschieden gedeutet. Besser ist es, sich auf die eigenen Erfahrungen zu verlassen und sich auch zu erlauben, dass sich diese Dinge ändern. Wählen Sie also Farben für Heilung, für Freude, für Frieden, ganz nach Ihrem jeweiligen Empfinden.

Eine weitere Form des liebevollen Umgangs mit dem Körper ist die Aromatherapie. Ich will hier nicht ausführlich darauf eingehen, da es sehr viele Bücher zu diesem Thema gibt, in denen man die wesentlichen Prinzipien nachlesen kann. Bemerkenswert finde ich, dass die neuere Gehirnforschung sehr stark den Wert von Geruchsstimulation betont und dass Gerüche uns helfen können, etwas Neues zu lernen. Genau darum geht es in der Therapie. Lernen, dass heute ein anderer Tag mit neuen Chancen ist.

Häufig ist der Körper der Ort von Schmerzen. Dann können Imaginationen ebenfalls hilfreich sein. Z.B. können Sie sich vorstellen, dass Sie ein Licht in einer Farbe, die für Ihren Körper Linderung und Heilung bedeutet, durch den Körper lenken. Oder Sie stellen sich ein Licht vor, das Sie durch den Körper lenken in einer Farbe, die für Sie Kühle oder Wärme bedeutet, je nachdem. Dabei gehen Schmerzen dann oft vorübergehend zurück. Auch hier ist wieder die wichtige Botschaft: Ich kann etwas tun, ich bin nicht hilflos.

## 2.4 Qigong

Qigong, eine traditionelle Übungsmethode nach den Konzepten der chinesischen Heilkunde, wurde in der Bielefelder Klinik ab 1988 eingeführt. Wir hatten damals das Glück, dass Josefine Zöller, die als Pionierin diese Methode in China erlernt und nach Deutschland gebracht hat, für ein gutes Jahr in der Klinik mitgearbeitet hat, sodass einige Therapeutinnen von ihr lernen konnten und sich in den Folgejahren weitergebildet haben. Claus Fischer, der bei Josefine Zöller gelernt hat, hat inzwischen mit seiner Kollegin Micheline Schwarze ein Buch über Qigong verfasst, das ich interessierten LeserInnen empfehlen möchte.

Veronika Engl, früher Oberärztin der Bielefelder Klinik, ebenfalls Schülerin von Josefine Zöller, hat in einer früheren Ausgabe dieses Buches geschrieben: »Aus unserer Sicht handelt es sich bei Qigong um eine ganz moderne Therapie, nämlich eine systemtheoretisch fundierte Körpertherapie. Der Organismus, als Leib-Seele-Geist-Einheit, wird im Qigong als autopoietisches System begriffen und Gesundheit nicht als ein fester Besitz betrachtet, den es festzuhalten oder wiederzugewinnen gilt, sondern als ständiger Prozess, den der Organismus selbst aus eigenem Interesse in Gang zu halten versucht.«

Bei Qigong handelt es sich um eine ausgesprochen sanfte, behutsame und gleichzeitig kraftvolle Körpertherapie, die den Bedürfnissen unserer Patientinnen und Patienten angepasst werden kann. Die Übungen können abhängig vom individuellen Kräftezustand im Liegen, Sitzen, Stehen und Gehen ausgeführt werden, die Wirksamkeit der Übungen bleibt erhalten. Geübt wird zuerst die Konzentration auf eine Imagination mithilfe der Vorstellungskraft, wie es für unser gesamtes Konzept von großer Bedeutung ist. Die Vorstellung wird in körperliche Bewegung umgesetzt, Atem und Qi folgen der Bewegung von selbst, es werden keine direkten Anleitungen zum Atmen gegeben. Der Aspekt des Atems, der im Qigong ja wichtig ist, wird deshalb nicht direkt angesprochen, weil das Atmen dann leicht verkrampft oder unnatürlich werden kann.

Während der Ausführung der Übung wird auch der eigene Körper immer wieder wahrgenommen, d. h., die Aufmerksamkeit der Übenden richtet sich einerseits auf die Imagination, andererseits auf den eigenen Körper, der die Bewegung entsprechend ausführt. Es soll darauf geachtet werden, dass weder die Vorstellung zu intensiv wird noch die Bewegungen ›leer‹ bleiben. Dadurch kommt es automatisch zu einem Pendeln oder Oszillieren der Aufmerksamkeit zwischen der Imagination des Bildes und dem eigenen Körper.

Die Körperbewegungen gehen von der Mitte aus, und viele Haltungen sind konzentrisch und ausgewogen. Das erleichtert die Konzentration, das ›In die Mitte Gehen‹, um das man sich nicht gezielt bemüht, sondern das sozusagen ›nebenbei‹ auftritt. Die Gedanken wandern natürlich auch bei diesen Übungen zu anderen Dingen, sie werden aber durch die Bewegungen und Imaginationen immer wieder zum Körper zurückgeholt. Wie auch bei anderen Übungen stellt sich beim regelmäßigen Üben von Qigong sehr bald die Entspannungsreaktion auf natürliche und sanfte Weise ein, gleichzeitig führt das Üben aber auch zu einer Zunahme von Kraft und Ausdauer. Beide Komponenten können das Wohlbefinden deutlich steigern.

Die vorsichtige, achtsame Beobachtung der inneren und äußeren Bewegungen und Impulse sowie die Anleitung, diese zu steuern, wie sie im Qigong geübt wird, erinnert an die Methode der Trauma-Arbeit von Peter Levine (Somatic Experiencing).

Nicht zuletzt ist Qigong eine Ressource für Psychohygiene, Stärkung und Stabilisierung für alle, die mit traumatisierten Menschen arbeiten.« (Engl 2006)

# 3. Dem Schrecken begegnen

In diesem Kapitel geht es um die intensive Begegnung mit traumatisierenden Erfahrungen, was im Allgemeinen als »Traumakonfrontation« bezeichnet wird.

## 3.1 Vorbereitung

Voraussetzung für Traumakonfrontation ist, dass jemand ausreichende Sicherheit zur Verfügung hat. Und zwar Sicherheit in der Beziehung oder den Beziehungen zur Außenwelt, Sicherheit in der Beziehung zur Therapeutin und in der Beziehung zu sich selbst.

Sicherheit in der Beziehung zur Außenwelt bedeutet, es darf keine Täterkontakte mehr geben. Gibt es sie, ist eine Traumakonfrontation mit hoher Wahrscheinlichkeit gefährlich. Es ist wichtig, aufrichtig zu klären, ob jemand weit genug weg ist von denen, die ihm/ihr schwer geschadet haben. Als Therapeutin/Therapeut sollten Sie wissen, dass Menschen mit Täterkontakt ihre Dissoziationsfähigkeit oft brauchen, um zu überleben. Diese wird aber durch Trauma-konfrontierende Arbeit geschwächt oder sogar aufgehoben. Dann ist keine Therapie manchmal besser als Therapie. Therapie bei Täterkontakt kann daher nur bedeuten, Erlangung äußerer Sicherheit zu erarbeiten, unterstützt von mehr innerer Sicherheit, d.h. mehr Sicherheit im Umgang mit sich selbst.

In der Regel ist es nützlich anzuerkennen, dass es einen Teil gibt, der schnell alles hinter sich bringen will, dass es aber mit Sicherheit andere Teile gibt, die noch nicht so weit sind. Und dass für eine glückende Traumakonfrontation alle Teile bereit sein müssen.

Sicherheit in der Beziehung zum Therapeuten sollte eine selbstverständliche Voraussetzung sein. Ich empfehle, dies vor dem Beginn einer Trauma-konfrontierenden Arbeit dennoch explizit noch einmal zu klären. »Fühlen Sie sich mit mir jetzt genügend sicher, dass wir diese Arbeit zusammen machen? Was brauchen Sie, um sich hier mit mir ganz sicher zu fühlen?« und ähnliche Fragen können unterstützend wirken. Es ist wichtig zu bedenken, dass Menschen, die Opfer sexualisierter Gewalt waren, eine Tendenz haben, zu schnell, und ohne ihre eigene Sicherheit zu prüfen, Ja zu sagen. Besser, die Therapeutin zieht die »Neins« mit in Erwägung, als dass sie sich dann später störend in die Arbeit einmischen. Solange die Traumata nicht bearbeitet werden konnten, bleiben Trauma-assoziierte Verhaltensweisen als Schutzmechanismen bestehen. Sich nicht wehren ist ein Schutzmechanismus, der in der traumatischen Situation sinnvoll war, d. h., der Therapeut sollte dies auch entsprechend würdigen und dennoch darauf hinweisen, dass es jetzt anders ist und klare Absprachen nötig und erwünscht sind. Wenn eine Patientin viele Sitzungen hindurch bereits erfahren hat, dass ihre Wünsche und Vorstellungen respektiert werden, dürfte die Therapeutin bereits genügend glaubwürdig geworden sein.

Eine wichtige Voraussetzung für Trauma-konfrontierende Arbeit ist, dass der Therapeut entsprechend weitergebildet ist. Eine reguläre therapeutische Weiterbildung – auch in einem anerkannten Verfahren – reicht dafür nicht aus. Bis heute sehen die Curricula zur Weiterbildung in Psychotherapie nur wenige spezielle Inhalte zur Psychotraumatologie vor. Patientinnen und Patienten sollten daher ihre Therapeutinnen und Therapeuten fragen, ob diese entsprechend fort- oder weitergebildet sind (Reddemann & Dehner-Rau 2012). Therapeuten, die Traumakonfrontation durchführen, müssen über dissoziatives Verhalten, und wie man mit diesem umgeht, Bescheid wissen. Andernfalls ist Traumakonfrontation für die Patientin eine riskante Angelegenheit, wie das Fallbeispiel zeigt:

Frau A. wird notfallmäßig vorgestellt von einem psychiatrischen Kollegen. Die Patientin leidet unter Flashbacks und Albträumen, starker Unruhe und Schlaflosigkeit.
Frau A., 45 Jahre alt, ist seit zwei Jahren wegen einer mittelgradigen depressiven Verstimmung, wegen zwanghaftem und anorektischem Verhalten in Psychotherapie. Seit einigen Wochen erinnert sich die Patientin an mehrere Vergewaltigungserfahrungen aus Kindheit und Jugend. Die Therapeutin hatte, als die Patientin von diesen Erinnerungen berichtete, genau exploriert und die Patientin ermutigt, sich so genau wie möglich zu erinnern und ihre Gefühle zuzulassen. Die Patientin sei dann immer unruhiger geworden, berichtet der Psychiater, und die oben beschriebene Symptomatik habe sich entwickelt.
Hier handelt es sich um dissoziative Symptome als Flashbacks. Das ungeschützte Sprechen über die traumatischen Ereignisse hatte eine Krise ausgelöst und immer weiter verschärft. Die Therapeutin hatte sich nicht klargemacht, dass Dissoziation ursprünglich dem Schutz vor unerträglichen Gefühlen gilt. So hatte sie die Patientin durch die Einladung, ihre Gefühle zuzulassen, ohne dass diese darauf vorbereitet war, quasi tiefer in die Dissoziation hineingebracht, denn die Dissoziation musste ja erneut gegen das Unerträgliche eingesetzt werden. Die Patientin war nicht genügend dabei unterstützt worden, Affekt-Kontrolle zu erlernen und sich sicherer mit sich selbst zu fühlen.
Frau A. berichtet von ihren Schwierigkeiten und wirkt dabei sehr erregt. Sie erzählt, dass sie im Laufe der Therapie bei Frau S. etwas über Missbrauch in der Kindheit erfahren habe. Als der Eindruck entsteht, dass Frau A. davon erzählen will, greift die Therapeutin ein:

Th.: »Das ist für Sie sicher sehr erschreckend, sich an diese Dinge zu erinnern.«

Pat.: »Ja, fürchterlich; aber ich weiß ja, dass ich da durch muss.«

Th.: »Es mag sehr wichtig sein, dass Sie sich mit diesen Schrecken noch einmal beschäftigen, und wir sind auch bereit,

Sie dabei zu begleiten. Ich bitte Sie aber dennoch, sich damit Zeit zu lassen. Stellen Sie sich einmal vor, hier in der Stadt wäre eine Mine aus dem letzten Krieg entdeckt worden.«

Pat.: »Ja, das hab ich schon erlebt, da hat man das ganze Viertel geräumt.«

Th.: »Ja, und dann kamen Spezialisten, um die Mine zu entsorgen. Und so ähnlich ist es bei Ihnen auch, Sie brauchen innere Spezialisten, die gut ausgerüstet sind, um diese ›Mine‹ zu bergen.«

Pat.: »Das sehe ich ein.«

Th.: »Können Sie sich vorstellen, dass Sie so etwas wie einen Safe haben, wo Sie das alles erst einmal sicher hineinpacken, sodass wir es dann später wieder nach und nach herausholen können?«

Pat.: »Wenn Sie mir dabei helfen.«

Th.: »Gut, dann stellen Sie sich bitte einen Safe vor.«

Pat.: »Ja, das geht.«

Th.: »Das ist gut. Nun stellen Sie sich bitte vor, dass Sie das, was Sie sehen, wegpacken, wenn es Bilder sind, können Sie sie aufrollen, wenn es Filme sind, können Sie sich das auf einer Videokassette vorstellen und dann die Kassette wegpacken.«

(Die Patientin konzentriert sich eine Weile und meldet dann zurück, dass sie alles weggepackt habe.)

Th.: »Wie fühlt sich das an?«

Pat.: »Besser.«

Dies ist auch aus der Physiologie der Patientin zu entnehmen, sie hat sich etwas entspannt. Die Therapeutin erklärt ihr, dass sie das jederzeit wiederholen könne. Damit hat sie der Patientin erst einmal eine Möglichkeit des Selbstmanagements im Umgang mit traumatischem Material gezeigt.

Diese Art der Intervention kann hilfreich sein.

**Heute würde ich allerdings ein anderes Vorgehen vorschlagen – vorausgesetzt, die Patientin lässt sich darauf ein.**

Ich würde die Patientin fragen, was sie davon hält, sich vorzustellen, dass ja alle Teile in ihr, die jemals verletzt wurden, in ihr in Sicherheit sein können. Wenn sie mit diesem Gedanken etwas anfangen kann, würde ich ihr vorschlagen, sich alle verletzten Teile wie von ferne auf einem »Lebenspanorama« vorzustellen und dann hilfreiche Wesen zu bitten, alle diese jüngeren Ichs vorerst in ihre Obhut zu nehmen. Ich habe diese Art des Arbeitens in den letzten Jahren vielfach erprobt und damit gute Erfahrungen gemacht. Das hat aber nur Sinn, wenn die Patientin in relativer äußerer Sicherheit lebt und – natürlich!- wenn sie einverstanden ist, so zu arbeiten.

Über Sicherheit in der Beziehung mit sich selbst habe ich im ersten Teil bereits ausführlich geschrieben. Auch dieses Beispiel zeigt noch einmal, wie grundlegend sie ist. Viele behandlungstechnische Probleme scheinen mir dadurch zu entstehen, dass die Fähigkeit zum Selbstmanagement, insbesondere zur Selbstberuhigung, nicht genügend erarbeitet wird. Es gibt dann letztlich nur einen Ausweg: Dass die Therapeutin der Patientin sehr viel abnehmen muss. Manchmal geht es nicht anders! Aber ich meine, wir sollten alles tun, um die Eigenkompetenz der Patientinnen zu fördern.

Wir haben in den letzten Jahren mehr und mehr gefunden, dass die Arbeit mit jüngeren, meist kindlichen, Anteilen ein ganz wesentliches Moment zur Vorbereitung der Traumakonfrontation ist. Können unsere Patientinnen und Patienten bereits liebevoll mit kindlichen Anteilen umgehen, fällt es ihnen sehr viel leichter, nach einer Traumakonfrontationsarbeit diesem Teil Trost zu geben. Darüber hinaus bietet dieses Vorgehen auch den Vorteil einer größtmöglichen inneren Sicherheit.

**Ich fasse hier noch einmal zusammen: Voraussetzung zur Traumakonfrontation ist, dass genügend Sicherheit im Umgang mit schmerzlichen Gefühlen**

möglich ist, das heißt Affektdifferenzierung und Affektkontrolle. Des Weiteren sollte die Fähigkeit zu innerem Trost erarbeitet bzw. gegeben sein. Imaginationsübungen, wie der innere Ort der Geborgenheit oder die inneren Helfer oder vergleichbare Übungen, die Trost vermitteln, sollten verfügbar sein, und es sollte vonseiten des Patienten ein guter Kontakt zu kindlichen Anteilen in sich bestehen. Es sollten Distanzierungstechniken erarbeitet sein, die dann zum Einsatz kommen können. Da bei allen Menschen, die mehr als einmal traumatisiert wurden, durch die Arbeit an einem Trauma die anderen Traumata näher ins Bewusstsein kommen können, ist es sehr wichtig, dass die Person, die zu ihrer traumatischen Erfahrung arbeitet, in der Lage ist, mit dann auftauchendem belastenden Material umzugehen, also quasi bewusst zu verdrängen, z. B. indem es in den Tresor gepackt wird.

Tatsächlich kann man nie sicher sein, dass nicht durch die Arbeit an einem Trauma frühere Traumatisierungen aktiviert werden, die dann zur Belastung werden. Viele Menschen scheinen Traumata verarbeitet zu haben; wenn sie jedoch mit aktuellen Traumata konfrontiert werden, reichen die Schutzmechanismen dennoch nicht aus. So kann man jetzt, wo ich dies schreibe, erleben, dass bei alten Menschen ihre Kriegs- und Vertreibungsschicksale reaktiviert werden durch die Kriegsberichterstattung sowie die Ankunft der Flüchtlinge aus dem Nahen Osten.

Ein Verarbeitungsmechanismus für eine traumatische Erfahrung kann die Amnesie sein. Dies ist insofern tückisch, als die Amnesie durch Außen- und Innenreize aufgehoben werden kann, was auch bedeutet, dass jemand in seinen seelischen Schutzmechanismen labilisiert wird. Labilisierung der Schutzmechanismen kann auch noch durch anderes ausgelöst werden, z. B. durch eine körperliche Krankheit, durch eine Psychotherapie, wie wir oben sahen, und ganz gewiss durch Traumakonfrontation.

Inzwischen habe ich eine Vorgehensweise entwickelt, wie eine Traumakonfrontation mit großer Sicherheit durchgeführt werden kann: Ich bitte den Patienten, sich aus der Beobachterperspektive sein Lebenspanorama vorzustellen. Alle jetzt aufscheinenden jüngeren Ichs mit Verletzungen werden von Helferwesen freundlich in Empfang genommen und an den Ort der Geborgenheit begleitet. Man kann sich später noch einmal detaillierter um diese anderen Ichs kümmern. Seitdem ich so arbeite, tauchen nur noch sehr selten weitere Ichs – qua Affektbrücken – bei einer Konfrontation auf.

## 3.2 Traumakonfrontation

Es gibt heute eine Reihe von Möglichkeiten, die sich bewährt haben, eine traumatische Erfahrung durchzuarbeiten. In diesem Buch geht es mir darum, einen Weg zu empfehlen, der schonend ist, Selbstschutzmöglichkeiten der Patienten i. S. einer Utilisierung nutzt und *vor allem nach der Konfrontation noch Wert auf Trost legt.*

### 3.2.1 Die »Beobachter-Technik«

Schon im Abschnitt über innere Stabilität habe ich Sie mit dem »inneren Beobachter« vertraut gemacht und geraten, ab und zu mit »ihm« (oder ihr) in bewussten Kontakt zu gehen. Jeder von uns hat diesen beobachtenden Teil, es geht nur darum, ihn sich bewusst zu machen.

Besonders viel Distanz entsteht durch den »Beobachter des Beobachters«. Für manche ist das allerdings etwas zu kompliziert. Es ist notwendig, dass die Patientin prüft, ob sie lieber mit dem beobachtenden Teil oder mit dem beobachtenden Teil des beobachtenden Teils arbeitet.

Es ist mir, seit ich mit traumatisierten Menschen arbeite, ein Anliegen, Wege zu finden, Traumakonfrontation so schonend wie es geht durchzuführen. Eine Möglichkeit ist die Vorgehensweise von Peter Levine (a. a. O.), die man in seinem Buch »Traumaheilung« nachlesen kann. Eine andere Möglichkeit ist die, mit dem inneren Beobachter zu arbeiten. Bei beiden Vorgehensweisen lassen wir uns von der Vorstellung leiten, dass es nicht erforderlich ist, traumatische Erfahrung nochmals extrem leidvoll zu durchleben, sondern dass ein sanftes, schonendes Vorgehen ebenso wirksam ist.

Meine KollegInnen und ich haben inzwischen Hunderte Traumakonfrontationen durchgeführt, in denen die Patientinnen und Patienten sich selbst beobachteten und manchmal selbst erstaunt waren, wie wenig sie dabei gelitten hatten. Diese Konfrontationen genügten für eine Integration. In Einzelfällen erbrachte die Nachbesprechung, dass die Integration nicht ausreichend war, sodass wir einige Teile der traumatischen Erfahrung nochmals durcharbeiteten.

Wie es scheint, kann unser Organismus meistens, angestoßen durch eine möglicherweise nicht »perfekte« Konfrontation, dennoch lernen, die restliche Arbeit der Integration von selbst zu leisten.

Bevor ich die Technik Schritt für Schritt an einem Fallbeispiel zeige, soll noch etwas über den sogenannten »hidden observer« berichtet werden.

Diesen verborgenen Beobachter hat Ernest Hilgard (1994) beschrieben. Er entdeckte, dass ein Student, mit dem er mittels Hypnose gearbeitet hatte, sich erinnern konnte, was während der Hypnose geschehen war und was der hypnotisierte Teil gemacht hatte. Hilgard konnte den verborgenen Beobachter auch noch bei anderen finden, allerdings nicht bei allen seiner Probanden. Hilgards Befunde weisen darauf hin, dass zumindest manche Menschen in der Lage sind, Dinge zu wissen, die sie »eigentlich gar nicht wissen können«. Im Fallbeispiel scheint sich der Patient an Dinge erinnern zu können, die er nicht mit Bewusstsein erlebt hatte. Ich drücke dies ganz bewusst so vorsichtig aus, weil wir darüber bis jetzt einfach nicht genug wissen.

Hier das angekündigte Fallbeispiel:

> Herr N. ist Unfallarzt. Vor mehreren Monaten hatte er einen Einsatz bei einem schweren Unfall mit mehreren Toten gehabt. Er beschreibt das Gefühl, da sei ihm »etwas in die Knochen gefahren«, das er nicht mehr recht loswerde. Er berichtet von dem, was er an der Unfallstelle gesehen und erlebt hat. Er beschreibt dabei, dass er sehr gefasst war und kompetent gehandelt habe. Erst als alles vorbei war und er sich auf den Weg nach Hause machte, merkte er, dass er weiche Knie hatte.
> Solches Verhalten wird häufig von Unfallhelfern beschrieben. Das »coole« Verhalten ist in einer Situation, in der rasches Handeln erforderlich ist, sehr hilfreich, es ist aber auch ein dissoziativer Mechanismus, der zum Problem werden kann, insbesondere dann, wenn es anschließend keine Möglichkeit gibt, die erlebten Schre-

cken zu teilen und mitzuteilen. Diese Möglichkeit aber hatte Herr N. durchaus gehabt. Er konnte mit seiner Frau und Freunden sprechen und auch weinen und so das Erlebte verarbeiten. So kann er mir dieses Erlebnis auch emotionsgetragen berichten, und ich habe den Eindruck, er hat es verarbeitet, soweit man solche Erfahrungen verarbeiten kann.

Th.: Herr N., ich möchte Ihnen gerne etwas vorschlagen, das Ihnen vielleicht helfen kann, mehr Klarheit zu gewinnen. Wir Menschen verfügen alle über die Fähigkeit, uns selbst zu beobachten. Sie auch. Sie könnten nun diesen Teil in sich, der alles beobachtet, fragen, wenn Sie wollen, ob dieser Teil Ihnen etwas darüber sagen kann, was Ihnen heute noch weiche Knie macht und in die Knochen gefahren ist, wie Sie eben sagten.

Pat.: (schaut etwas erstaunt) Den Teil, der alles beobachtet, fragen … ja, da kommt was, da kommt tatsächlich eine Antwort.

Th.: Welche?

Pat.: Das hat mit etwas aus meiner Kindheit zu tun … Ich hatte da mal einen Unfall … da hab ich gar nicht mehr dran gedacht … Das ist mir jetzt aber eher unheimlich, ich spüre, wie Angst in mir aufsteigt.

Th.: Bevor Sie da tiefer hineingehen, möchte ich Sie bitten, dass wir noch einige Vorbereitungen machen, die Ihnen die Begegnung mit dem, was Ihnen Angst macht, erleichtern soll. Sind Sie einverstanden?

Pat.: Wenn Sie mir sagen, welche.

(Ich erkläre Herrn N. unser Konzept noch mal ausführlich, die Notwendigkeit innerer Sicherheit, beschreibe ihm die Helfer-Übung und den sicheren Ort und frage ihn, ob er sich so etwas vorstellen kann. Es stellen sich spontan Bilder dazu ein. Dann frage ich ihn, ob er sich auch vorstellen kann, dem beobachtenden Teil eine Gestalt zu geben. Das möchte er nicht. Aber er ist sich dieser beobachtenden Energie jetzt ganz sicher.)

Th.: Nun möchte ich Sie bitten, dass Sie mit Ihrem beobachtenden Teil klären, ob es außer dem Kind, das diesen Unfall erlebte, noch andere jüngere oder auch ältere Ichs gibt, die von diesem Erlebnis irgendwie betroffen sein könnten.

Pat.: Ja, die gibt es. Es gibt ein jüngeres Ich und einen jungen Mann, so höre ich das von meinem beobachtenden Teil.

(Anschließend erkläre ich Herrn N., dass es wichtig sei, alle erlebenden Teile an den sicheren Ort zu bringen. Sogar sein erlebender Teil von heute sei besser am sicheren Ort aufgehoben. Nur der relativ neutrale Teil von heute und der beobachtende Teil sollten sich die traumatische Szene noch einmal betrachten, d. h., genauer gesagt sei es so, dass der Beobachter alles betrachte, auch die Gefühle, auch die Gedanken und das Körpererleben des damaligen Ichs, und dies alles würde der Beobachter dann dem erwachsenen Ich von heute zur Verfügung stellen, und das könne er mir dann berichten.)

Pat.: Das klingt ja ganz schön kompliziert. Wozu soll das gut sein?

Th.: Der Sinn dieses Vorgehens besteht darin, dass Sie dieser traumatischen Szene noch einmal begegnen, ohne all das Leid von damals intensiv erleben zu müssen. Dass wir uns auch um andere jüngere oder ältere Ichs, die von dieser Szene irgendwie mitbetroffen sein könnten, sorgen, hat den gleichen Grund. Wir möchten nicht, dass diese mehr als nötig leiden. Da wir uns relativ wenig kennen, halte ich es auf jeden Fall für sicherer, wir arbeiten erst mit einer Technik, die Ihnen viel Kontrolle gibt. Alternativ könnten wir auch mit der Bildschirm-Technik arbeiten. (Ich erkläre ihm diese in groben Zügen.) Wie denken Sie darüber?

Pat.: Ich bin erstaunt, wie vorsichtig Sie sind. Ich dachte immer, man muss da durch. Haben Sie nicht mal geschrieben »Augen zu und durch«?

Th.: Nein, das stammt nicht von mir. Aber tatsächlich war ich früher auch der Meinung, dass das nicht zu umgehen ist. Heute sehe ich das anders. Ich habe danach gesucht, Patienten zu helfen, so wenig wie möglich leiden zu müssen. Das ist Ihnen von Ihrer Arbeit her ja auch vertraut. Ständig verbessert man die Operationstechniken, damit es die Patienten leichter haben. In Ihrem Fach käme keiner auf den Gedanken, eine Technik für besonders wertvoll zu halten, weil die Patienten besonders viel leiden, oder?

Pat.: (lacht) Bestimmt nicht.

Th.: Was denken Sie, welche Technik Sie am liebsten mit mir gemeinsam anwenden möchten?

Pat.: Am liebsten würde ich darüber noch nachdenken.

Th.: Ja, das ist eine gute Idee. Es ist immer gut, sich Zeit zu lassen. Wenn Sie einverstanden sind, möchte ich Folgendes vorschlagen: Sie denken in Ruhe über alles nach, gleichzeitig können Sie, wenn Sie wollen, die Zeit nutzen, um eine Woche lang die verschiedenen Imaginationen, die wir heute besprochen haben, zu üben, und Sie könnten sich auch immer mal wieder Ihre beobachtende Fähigkeit bewusst machen. Das können Sie, so denke ich, auch in Ihrer Arbeit ganz gut anwenden. Als Nächstes können wir uns für eine längere Sitzung sehen, falls Sie es wollen, um alles durchzuarbeiten. In diesem Fall sollte genügend Zeit vorhanden sein. Wir können aber auch noch vorbereitende Sitzungen einplanen. Was halten Sie davon?

Pat.: Ich hätte es gern hinter mich gebracht, aber die Angst war nicht angenehm, da haben Sie mich schon überzeugt. Besser, ich bereite mich noch etwas vor.

Th.: Wie ist es denn jetzt mit der Angst?

Pat.: Im Moment habe ich keine.

Th.: Was halten Sie davon, wenn Sie Ihren beobachtenden Teil fragen, welcher Teil in Ihnen da Angst hatte? War das wirklich der erwachsene Mann von heute?

Pat.: (denkt nach) Der beobachtende Teil zeigt mir, komisch, es ist wirklich anders, als darüber nur nachzudenken, also, der beobachtende Teil zeigt mir das Kind, das den Unfall hatte.

Th.: Können Sie sich vorstellen, falls es noch mal Angst bekommt, es zu beruhigen? Etwa indem Sie ihm erklären, dass es jetzt bei Ihnen und in Sicherheit ist?

Pat.: Wissen Sie, irgendwie sind das schon ziemlich befremdliche Sachen, die Sie mir da vorschlagen, schließlich bin ich doch so etwas wie Naturwissenschaftler. Ich hab das schon mal gelesen, die Sache mit dem inneren Kind. Aber andererseits kann ich es ja mal probieren. Schaden wird es ja wohl nicht.

Th.: Ich finde es wichtig, dass Sie sich Ihre Skepsis bewahren. Die Sache mit den Teilen oder dem sogenannten inneren Kind ist ein Konzept. Aber manchmal sind solche Konzepte nützlich, und Menschen kommen mit sich selbst in einen besseren Kontakt, als wenn sie sich selbst als konsistentes Ich sehen. Es gibt inzwischen einige namhafte Hirnforscher, die die Idee eines konsistenten Ichs bezweifeln. Sollten Sie den Eindruck haben, dass Sie sich mit diesen Konzepten unwohl fühlen, werden wir gemeinsam andere Wege finden, die Ihnen mehr liegen.

Pat.: Gut, ich werde es prüfen.

An dieser Sequenz wird deutlich, dass wir Patienten an allen Entscheidungen beteiligen. Dies ist heute in der Allgemeinmedizin mehr und mehr üblich. Es sollte auch in der Psychotherapie zur Regel werden.

Wenn man mit der Beobachter-Technik arbeiten will, ist es wichtig, sich noch einmal zu versichern, dass es die Vorstellung eines inneren guten und sicheren Ortes gibt sowie die der Helfer und dass die Vorstellung eines beobachtenden Teils akzeptabel ist. (Tatsächlich beobachten sich alle Menschen ständig, sonst wüsste niemand, was er denkt oder fühlt oder empfindet, aber dies geschieht meist relativ wenig bewusst.) Außerdem sollte die Fähigkeit vorhanden sein, Dinge in den Safe zu packen.

Schließlich sollte, wie bereits erwähnt, ein hilfreicher Umgang mit kindlichen Anteilen erarbeitet sein. Sei es, dass die erwachsene

Person von heute das Kind bzw. den verletzten Teil gut annehmen kann, sei es, dass dies von hilfreichen Wesen übernommen wird.

Der nächste Schritt ist dann, alle Teile, die auf irgendeine Weise mit der zu bearbeitenden Situation zu tun haben könnten, an den sicheren Ort einzuladen oder diese darum zu bitten, dorthin zu gehen. Ich möchte das erklären: Nehmen wir an, jemand hat im Alter von sechs Jahren einen schweren Unfall erlitten, bei dem extreme Ohnmacht und Hilflosigkeit eine Rolle spielten, dann wird das alle Ereignisse, die vorher mit Ohnmacht und Hilflosigkeit zu tun hatten, und alle danach berühren können. Die neuronalen Netzwerke werden aktiviert. Wir greifen nun auf das Modell der verschiedenen jüngeren Ichs zurück, das besagt, traumatisierte Ichs sind wie eingefroren in dem damaligen Ereignis. Das aktuelle Ich von heute kann die jüngeren Ichs aber in seine Zeit holen und damit in Sicherheit bringen. Es gibt bis jetzt keinen »Beweis«, dass diese Hypothese stimmt i.S. eines streng wissenschaftlichen Beweises, aber es gibt genügend klinische Erfahrung, die erlaubt, weitere Erfahrungen zu sammeln und schließlich auch wissenschaftlich zu belegen. Das Konzept »in dir lebt das Kind, das du warst« hat sich als Arbeitshypothese inzwischen vielfach bewährt.

Bei Herrn N. war es so, dass er binnen kurzer Zeit in der Lage war, alle notwendigen Grundlagen für sich zu erarbeiten und verfügbar zu machen, manchmal benötigt dieser Prozess erheblich mehr Zeit.

Herr N. berichtete in der nächsten Stunde, dass er sich mit den Bildern zu seiner eigenen Verwunderung wohlfühle. Insbesondere die Idee mit dem inneren Kind gefalle ihm inzwischen. Er spüre, dass ihn dies unabhängig mache, und das sei ihm sympathisch. Er berichtet mir von seinem inneren guten Ort, als hilfreiches Wesen hat er einen alten, weisen Mann gefunden. Ich frage ihn, ob er in der nächsten Sitzung, die dann länger geplant werden müsse als nur 50 Minuten, am Trauma des kleinen Jungen arbeiten wolle. Der Patient willigt ein. Da er sich noch nicht festgelegt hatte, mit welcher Methode er arbeiten wolle, frage ich ihn auch

danach. Er findet die Beobachter-Technik aus seiner jetzigen Sicht am angenehmsten.
Ich schlage ihm daher vor, da noch etwas Zeit ist, bereits einige weitere Vorbereitungen zu treffen. Auch damit erklärt er sich einverstanden.

Th.: Wenn Sie jetzt an diesen Unfall denken, wie belastend fühlt sich das an? Vielleicht können Sie es auf einer Skala von 10 bis 0 einschätzen. 10 ist extrem belastend, 0 überhaupt nicht.

Pat.: Sieben

Th.: Und gibt es einen Satz, der Ihnen zu diesem Unfall einfällt, der Ihnen etwas über sich selbst mitteilt, der mit »ich bin …« anfängt?

Pat.: Ich bin schuld.

Th.: Das hört sich an, als sei das jetzt für Sie ziemlich belastend.

Pat.: Ja, schon.

Th.: Wenn Sie das ändern könnten, wie würden Sie gerne über sich denken? Wieder mit einem Satz, der mit »ich bin …« anfängt.

Pat.: O je, wenn ich das ändern könnte, ich kann aber nicht.

Th.: Ja, das hat damit zu tun, dass das Trauma noch bzw. wieder so lebendig in Ihnen ist, dass alles sich anfühlt, als sei es jetzt. Das ist, wie Sie wissen, ja auch so typisch für die Traumaverarbeitung bzw. eigentlich -nichtverarbeitung. Wir werden gleich noch mal darauf zurückkommen. Vielleicht überlegen Sie trotzdem, wie Sie darüber gerne denken würden, denn das gibt Ihnen für unsere Arbeit eine Perspektive.

Pat.: Ich würde gerne denken, dass ich es nicht besser konnte, denn ich war ja noch ein Kind.

Th.: Wäre es möglich, diesen Satz so zu formulieren, dass er ohne Verneinung auskommt?

Pat.: Ich habe getan, was ich konnte. Wenn ich in die Distanz gehe, denke ich das sowieso, aber wenn ich reingehe, dann stimmt es nicht.

Th.: Könnten Sie das auch einschätzen auf einer Skala? 1 ist überhaupt nicht wahr, 7 ist ganz wahr.

Pat.: Überhaupt nicht, also eins.

Th.: Damit haben Sie jetzt eine gute Vorbereitung gemacht, und nächstes Mal können wir dann mithilfe Ihres beobachtenden Teils sofort an der traumatischen Erfahrung arbeiten, wenn Sie wollen.

Pat.: Doch, das will ich jetzt.

Mit EMDR erfahrene Therapeutinnen und Therapeuten werden bemerken, dass ich einige Elemente aus dem Protokoll verwende. Wir tun dies inzwischen bei allen Traumakonfrontationen, egal mit welchem Handwerkszeug. Es ist hilfreich für den Patienten, wenn er sich vor der Traumakonfrontation selbst einschätzt, dadurch lernt er von sich selbst.
Die positive Kognition ist darüber hinaus so etwas wie ein Leitsatz, der sicher nicht ohne Wirkung ist. Außerdem finde ich es nützlich, die verschiedenen Traumakonfrontationen einander anzugleichen, soweit dies möglich und sinnvoll ist.
In der folgenden Sitzung wird Herr N. gebeten, sich vorzustellen, dass er alle erlebenden Teile an den sicheren Ort bringt.

Pat.: Ja, das geht.

Th.: Ist auch der erlebende Teil von heute dabei?

Pat.: Ja.

Th.: Können Sie sich dann mit Ihrem beobachtenden Teil in Verbindung setzen und ihn bitten, Ihnen zu beschreiben, was er von dieser Szene von damals wahrnimmt? Lassen Sie ihn sich beschreiben, was er wahrnimmt in Bezug darauf, was das Kind fühlte, dachte, was es tat und was der Körper erlebte. Wenn ich den Eindruck habe, dass einer dieser Teile fehlt, werde ich nachfragen.

Pat.: O.k. Also … da ist eine Familie zu Besuch bei Freunden, sie machen alle einen Spaziergang. Der kleine Jens ist 6 Jahre alt. Die andere Familie hat zwei Mädchen, die etwas älter sind. Die Väter gehen zusammen vorneweg. Und dann kommen die Frauen und die Kinder.

Jetzt sind alle an einer großen Durchgangsstraße angekommen, die sie überqueren wollen. Die Väter gehen schnell auf die andere Seite, aber die Mütter nicht. Jens will schnell zu seinem Vater … Er rennt los.

Th.: Was denkt er?

Pat.: Ich will bei Papa sein.

Th.: Was fühlt er?

Pat.: Es ist ihm unangenehm, so ein Mamakind zu sein.

Th.: Bevor Sie weitermachen: Sind alle erlebenden Teile am sicheren Ort? (Die Therapeutin fragt, weil sie Zeichen von Unruhe und Angst bei dem Patienten wahrnimmt.)

Pat.: Warten Sie, nicht so ganz, ich muss das noch mal machen.

Th.: Das ist gut, dass Sie da sorgfältig sind. Lassen Sie sich Zeit.

Pat.: Jens rennt los. Er sieht nicht, dass ein Auto kommt. Er sieht nur den Vater auf der anderen Seite. Der Beobachter sieht, dass es ein weißer Mercedes ist. Der Mercedes packt ihn, er wird durch die Luft geschleudert und fliegt zurück dorthin, wo die Frauen stehen. Er ist bewusstlos.

Th.: Weiß der beobachtende Teil noch etwas darüber, was Jens denkt oder fühlt, als das Auto da ist?

Pat.: Jens hat Angst, er denkt aber nichts mehr, weil es so schnell geht.

Th.: Kann der beobachtende Teil Ihnen mitteilen, was passiert, während Jens bewusstlos ist?

Pat.: Warten Sie … ja, er erzählt, dass alle sehr aufgeregt sind. Der Vater nimmt Jens ganz vorsichtig und trägt ihn ins Auto und fährt mit ihm ins Krankenhaus. Im Krankenhaus wird er untersucht, und dann wird er ganz flach in ein Bett gelegt. Ich weiß nicht, ob ich mir das einbilde, denn ich weiß ja genau, wie das geht, aber ich sehe es ganz lebhaft vor mir.

Th.: Fühlt es sich für Sie so stimmig an?

Pat.: Ja, sehr.

Th.: Das ist das Wichtigste. Denn ganz genau können Sie es im Moment ohnehin nicht überprüfen. Falls Sie wollen, können Sie ja bei Gelegenheit Ihre Eltern fragen. Vielleicht schauen Sie jetzt, was weiter geschieht mit Jens.

Pat.: Die Eltern wollen ihn mit in die Stadt nehmen, wo die Familie lebt. Sie waren ja nur zu Besuch in der anderen Stadt. Aber weil er bewusstlos ist, müssen sie noch warten. Ich kann mit dem beobachtenden Teil wahrnehmen, dass da mal die Mutter ist, mal der Vater.

Th.: Wie geht es dem kleinen Jens und wie geht es seinem Körper, der da immer nur liegt?

Pat.: Er spürt nichts. Aber jetzt wird er wach, das ist sehr unangenehm, es ist ihm schlecht, alles tut weh, er fühlt sich sehr unwohl. Die Mutter spricht mit ihm, nimmt ihn in den Arm, das ist schön für ihn. Die Mutter erklärt ihm, was passiert ist.

Th.: Haben Sie das Gefühl, dass damit das Ende des Traumas erreicht ist? Was meint Ihr Beobachter?

Pat.: … nein, was danach kommt, ist noch schlimm, ich spüre Angst.

Th.: Wollen Sie weiterarbeiten, oder möchten Sie, dass wir das beim nächsten Mal machen?

Pat.: Ich möchte gerne bis zum Ende da durch.

Th.: Gut, was nimmt Ihr Beobachter wahr?

Pat.: Jens wird mit dem Auto in seine Heimatstadt gebracht und in das dortige Krankenhaus. Da ist es nicht so angenehm wie in dem ersten. Jetzt ist er viel allein. Er fühlt sich einsam. Er hat auch Schmerzen. Der Arzt kommt und sagt, er müsse noch mal operiert werden, weil das Bein nicht richtig zusammenwächst. Jens hat fürchterliche Angst. Er möchte, dass seine Mutter kommt. Aber sie ist nicht da. Er weiß nicht, was er machen soll. Der Arzt sagt, die Operation findet jetzt gleich statt. Er wird von einer Schwester im Bett durch lange Flure gefahren, er hat noch mehr Angst. Er möchte weinen. Jetzt sind sie in einem großen Raum. Da sind ein anderer Arzt und eine andere Schwester. Sie legen ihn auf eine Liege. Er hat fürchterliche Angst und Panik. Er hat nicht einmal seinen Hasen mit. Er ist ganz verzweifelt, und er denkt, das ist die Strafe, weil ich nicht aufgepasst habe. Dann machen sie eine Äthernarkose, ich kann es riechen. Mir wird ganz schlecht.

Th.: Können Sie sich einen Moment Zeit lassen, dass es nicht zu viel wird für Sie? Sind Ihre erlebenden Teile am sicheren Ort?

Pat.: Brrr, das ist ja wirklich harte Arbeit, das hätte ich nicht gedacht. Ich kann wirklich alles wahrnehmen und von Weitem spüren. Jetzt eben war es aber ganz nahe, da waren der kleine Jens und ich wie eins. Aber jetzt ist er wieder am sicheren Ort. Ich gebe ihm seinen Hasen. Das war doch wirklich eine Gemeinheit, wie man damals mit kleinen Kindern umging. Stellen Sie sich das vor, die haben nicht einmal meine Eltern verständigt. Das ist doch unglaublich.

Th.: Ja, das finde ich auch. Da war der kleine Jens völlig ohne Schutz und ohne Unterstützung. Schrecklich! … Sie sagen mir bitte Bescheid, wenn Sie weitermachen wollen.

Pat.: Jetzt geht es wieder. Also, mein beobachtender Teil nimmt jetzt wahr … kann das wirklich sein?

Th.: Was?

Pat.: Jens bekommt alles mit, der ist nicht richtig in Narkose, aber die merken das nicht. Kann das sein? Er hat tierische Schmerzen und Angst.

Th.: Das kann sein. Vertrauen Sie sich selbst.

Pat.: Er merkt nicht alles, aber dass sie an seinem Bein rummachen. Jetzt schläft er doch ein. Und jetzt ist er wieder in einem anderen Raum, und da ist jetzt sein Vater. Da kann er weinen.

Dem Patienten kommen die Tränen. Er ist ganz versunken in den Schmerz des kleinen Jungen in ihm, und ich begleite ihn in meiner Vorstellung mit meinem Mitgefühl. Wir schweigen beide eine Weile. Dann sieht Herr N. mich an: Das war ja wirklich hart, und das war das Schlimme und davon hab ich nichts mehr gewusst. An den Unfall erinnerte ich mich noch so ungefähr. Aber an diesen Vorfall gar nicht. Und das ist ja eigentlich das Schlimme. Sehen Sie das auch so?

Th.: Ja, ich kann das gut nachvollziehen. Denn in dieser Situation war der kleine Jens wirklich verzweifelt allein und ohnmächtig und hilflos und mit all dieser Angst so mutterseelenallein.

Pat.: Das ist gut, wie Sie das sagen. Mutterseelenallein. Dass die das einfach gemacht haben, ohne meine Eltern zu fragen oder dass die dabei waren.

(Herr N. weint wieder. Dann sagt er, »langsam werde ich wütend auf die«.)

Th.: Ja, das ist gut, wenn Sie das jetzt fühlen können. Es war nicht in Ordnung, was da mit Ihnen geschah … Was hätte der kleine Jens gebraucht, was braucht er jetzt noch immer?

Pat.: Er braucht einen, der ihm sagt, dass das Mist war, was die Ärzte mit ihm gemacht haben, und dass er unheimlich tapfer war und dass er jetzt nicht mehr allein ist.

Th.: Können Sie, der Erwachsene, ihm das sagen und ihn in den Arm nehmen?

Pat.: Ja, das kann ich, das tu ich gerne … so ein armes Kerlchen. Jetzt fällt mir ein, dass mein Vater im Krankenhaus Krach geschlagen hat, er hat sich wirklich für mich eingesetzt. Gut, dass ich das jetzt weiß.

Th.: Herr N., wie geht es Ihnen jetzt? Wie ist es jetzt, wenn Sie an die Szene noch mal denken, wie belastend fühlt sie sich jetzt an?

Pat.: 1–2, sie ist schon ziemlich weit weg.

Th.: Und wenn Sie jetzt noch mal daran denken, dass Sie taten, was Sie konnten, dass Sie ein Kind waren, das tat, was es konnte, wie wahr fühlt sich das jetzt an?

Pat.: Ich denke, dass es in Ordnung ist, wie es war. Also, ich meine, was ich gemacht habe. Kinder sind halt nicht immer aufmerksam. Ich wollte zu meinem Vater, das ist in Ordnung. Ich bin nicht schuld. Es war eines dieser Verhängnisse. Auch was danach kam … Vielleicht bin ich deshalb Unfallarzt geworden … (lacht), ist doch gar nicht so schlecht, oder?

Th.: Ich denke, dass Sie versucht haben, eine gute Lösung zu finden, diesen alten Schmerz zu heilen, und dass Sie jetzt, nachdem Sie sich das alles angeschaut haben, Ihre Arbeit mit noch mehr Verständnis und mit mehr Ruhe machen können.

Pat.: Ja, das erscheint mir plausibel.

Th.: Nun rate ich Ihnen, in den nächsten Stunden gut für sich zu sorgen. Ist jemand Verständnisvolles um Sie ?

Pat.: Ja, meine Frau ist da, der kann ich ein bisschen erzählen, und sie wird dafür sorgen, dass die Kinder mich heute in Ruhe lassen.

Th.: Das ist gut. Es ist wichtig, dass Sie Zeit haben, sich immer mal wieder um Ihren kleinen Jens zu kümmern, da ist dann nicht viel Energie übrig für Ihre Kinder. Wenn Sie sich in den nächsten Tagen irgendwie unruhig und unwohl fühlen sollten, können Sie mich gerne anrufen. Im Übrigen ist es wichtig, dass Sie wissen, dass Ihr Organismus noch Zeit brauchen wird, dies alles zu integrieren. Aber die Chancen stehen gut, dass das jetzt zu einer Erinnerung wird, die Sie nicht mehr belastet.

Pat.: Ja, das kann ich mir ganz gut vorstellen, so wie es mir jetzt damit geht.

Th.: Wir werden dann spätestens nächste Woche bei unserem nächsten Termin schauen, wie gut dieses Trauma verarbeitet ist.

(In der folgenden Woche berichtet der Patient, dass es ihm gut gegangen sei. Er habe noch mal an die weichen Knie gedacht, aber er habe gemerkt, dass ihm weder der zurückliegende Einsatz noch

die alte Geschichte zu schaffen machten. Wenn er an die alte Geschichte denke, so sei sie nicht mehr belastend. Die positive Kognition sei weiterhin gültig.
Einige Wochen später hat Herr N. wieder einen Einsatz bei einem schweren Unfall, und er kann bemerken, dass er viel gelassener ist.)

Dies ist ein idealtypischer Verlauf, und ich habe immer wieder Freude daran, einen solchen erleben bzw. begleiten zu dürfen.

Ich habe diese Kasuistik gewählt, weil sie die einzelnen Schritte des Vorgehens deutlich macht. Ich werde am Ende des Buches noch einmal die Schritte als Manual vorstellen. Hier möchte ich auf mögliche Schwierigkeiten eingehen bzw. auf den Umgang mit schwerer und häufiger traumatisierten Patientinnen und Patienten. Es wird deutlich werden, dass die Prinzipien dieser vorgestellten Arbeit auch dann gelten.

Wenn Patientinnen vielfach traumatisiert sind, so ist es wichtig, dass Wege gefunden werden, alle verletzten Anteile zu versorgen am Ort der Geborgenheit. Früher dachten wir, wenn die Patientin über die Vorstellung eines Tresors verfügt, würde das ausreichen. Das sehe ich heute anders. Die Tresorübung ist keine kausale Intervention und von daher relativ wenig sicher. Gelingt es andererseits, dass die Patientin sich vorstellen kann, dass alle ihre erlebenden Teile am Ort der Geborgenheit in Sicherheit sind, und haben wir wenigstens kurz verstanden, inwieweit diese Teile verletzt sind, können diese Teile – metaphorisch gesprochen – am Ort der Geborgenheit bleiben. Sie sind dort ja liebevoll versorgt mithilfe von hilfreichen Wesen. Das bedeutet, Traumaexposition führen wir aus, wenn »alle erlebenden Teile in Sicherheit sind«. Das verringert das Risiko einer Aktivierung über Affektbrücken bis zu einem erstaunlich hohen Grad.

Die Patientin hat so immer Möglichkeiten, neu auftauchende verletzte Teile selbst oder mit unserer Hilfe zu versorgen. Dies ist nach heutiger Sicht der beste Schutz, den wir ihr vermitteln können.

Bei mehrfach Traumatisierten geht der Grad der Belastung in der

Regel nicht so weit zurück wie bei Monotraumen. Jeder Schritt in Richtung auf weniger Belastung ist ein Gewinn.

Vor Jahren habe ich noch gefragt: »Was macht man, wenn die Beobachter-Technik zwar Erleichterung gebracht hat, aber keine ausreichende Distanz vom Trauma erreicht werden konnte?« Inzwischen taucht dieses Problem nicht mehr auf, vermutlich vor allem wegen der sorgfältigen Vorbereitung für alle verletzten Ego States.

Früher gingen wir so vor, dass wir dann noch einmal das Trauma durcharbeiten, und zwar diesmal mit EMDR. Die Belastungsfähigkeit ist dann durch die vorbereitende Arbeit so viel gebessert, dass das EMDR-Verfahren mit seinen teilweise doch recht heftigen Gefühlsbelastungen gut toleriert wird. Heute sage ich, dass es die Sicherheit der Therapeutin erhöhen kann, wenn sie über diese Möglichkeit verfügt.

Bei dem hier vorgestellten Beispiel war der Trost für den kleinen Jens kurz, aber doch wirksam. Es kommt häufig vor, dass man sich viel mehr Zeit nehmen muss für das Trösten. Nach meinem Verständnis ist das Trösten ähnlich wichtig wie das Durcharbeiten der traumatischen Situation. Leider gibt es diesbezüglich keinerlei Forschung. Die klinische Erfahrung zeigt, dass angemessener Trost dazu führt, dass die SUDs erheblich weiter sinken, als sie sich nach dem Durcharbeiten des Traumas darstellen. Das kann im Übrigen jede Therapeutin selbst kontrollieren, indem sie direkt nach dem Durcharbeiten die SUDs erfragt und nach dem Trost erneut. Darüber hinaus frage ich am Ende der Arbeit inzwischen jeden Patienten: »Was denken Sie, was Ihrem jüngeren Ich helfen könnte, damit die Belastung noch weiter zurückgeht?« Und so gut wie alle sagen dann, »dass ich mich um die Kleine/den Kleinen kümmere und tröste«.

Was macht man mit hoch dissoziativen Patientinnen und Patienten?

Für dieses Klientel ist die Beobachter-Technik besonders schonend. Das Einnehmen der Beobachter-Position ist der Dissoziation sehr ähnlich – möglicherweise das Gleiche, das wissen wir noch nicht genau –, daher geht man mit der Beobachter-Technik besonders wenig Risiken ein, dass die Patientinnen dissoziieren, was leider allerdings nicht heißt, dass sie es nie tun. Nach meinem Verständnis sollte alles darangesetzt werden, Dissoziation zu verhindern. Wenn ich während einer Traumaexposition auch nur die leisesten Zeichen eines »Weggehens« beobachte, frage ich immer sofort nach, kläre, ob alle erlebenden Teile in Sicherheit sind, rege an, sich zu erden, z.B. indem ich vorschlage, die Füße bewusst zu spüren, und gebe mich niemals damit zufrieden, dass die Patientin jetzt in diesem Zustand ist. Für mich bedeutet Dissoziation, dass die Patientin/der Patient überlastet ist und dass ich zu schnell war. »The slower, the faster«, diese bereits erwähnte Devise ist für mich immer gültig. Wenn eine Patientin während einer Exposition dissoziiert, kann sie nicht integrieren, d.h., man muss sehr wahrscheinlich die Arbeit wiederholen. Also ist es unter diesem Aspekt kein Gewinn. Ganz davon abgesehen, dass sich die Patientin mit jeder Dissoziation selbst belastet, da sie in traumatische oder peritraumatische Zustände gerät.

Also rate ich, ähnlich wie die amerikanischen Kollegen: »Lassen Sie sich Zeit, lassen Sie Ihren Patientinnen/Ihren Patienten Zeit, am Ende gewinnen Sie diese Zeit zurück.«

Der Umgang mit dissoziativen Zuständen erfordert Erfahrung damit, aber auch das schlichte Wissen, dass es dabei immer darum geht, wieder eine Orientierung im Hier und Jetzt herbeizuführen. Dissoziation bedeutet, dass die Fähigkeit, belastende Gefühle auszuhalten, nicht ausreicht. Also ist alles, was noch mehr belastet, zu hinterfragen.

Wir haben inzwischen gelernt, die Schutzmechanismen der Patienten ernst zu nehmen, und das bedeutet auch, dass sie das Tempo bestimmen, nicht wir. Wenn man Patienten das Tempo nach dem Grad ihres Sich-Sicher-Fühlens bestimmen lässt, gibt es kein »Augen zu und durch«, denn dies ist bereits eine Art dissoziativer Schutzmechanismus. Mir ist es immer wichtig, mit dem erwachsenen Ich zu klären, ob wir weitermachen sollten. Was m.E. am meisten hilft, ist, der Patientin vor der Traumaexposition dabei zu helfen, ihren eigenen Wahrnehmungen und Empfindungen zu trauen. Denn sie spürt es, wenn es zu viel wird. Wir können das allenfalls ahnen, wissen können wir es nicht.

An dieser Stelle möchte ich daran erinnern, dass es sich lohnt, auf die (Körper-)Weisheit der Patientinnen zu vertrauen. Der große Arzt Paracelsus hat gesagt: »Der Arzt kuriert, die Natur heilt (oder Gott heilt).« Hinter dieser Aussage steht für mich, dass es immer in der Natur des Patienten liegt, ob er heilen kann, und letztlich nicht in unserer Hand. Demut wäre eine gute Begleiterin für unser Handeln.

## 3.3 Die Zeit nach der Traumakonfrontation

Wie am Fallbeispiel beschrieben, sollte der Patient die Möglichkeit angeboten bekommen, mit dem Therapeuten in Kontakt zu gehen, wenn er selbst empfindet, dass er das braucht. Man kann dafür z. B. auch einen kurzen Telefontermin oder einen kurzen Kontakt verabreden. In der Klinik ist das einfacher, weil immer jemand erreichbar und ansprechbar ist. Gehen Patientinnen und Patienten wieder nach Hause, sollte vor der Traumaexposition geklärt werden, wer sich um die Patientin kümmert, wie sie gut für sich sorgen kann. Eine Mutter von kleinen Kindern z. B. sollte dann Entlastung haben und nicht sofort wieder mit ihren alltäglichen Verpflichtungen konfrontiert sein.

Seitdem wir konsequent auf die Versorgung aller verletzten Anteile achten, ist äußerst selten zu beobachten, dass Verarbeitungsmechanismen im Gehirn angestoßen werden, die zu vermehrten Erinnerungen an andere Traumata führen oder zu albtraumartigen Verarbeitungen des bereits in der Traumaexposition Konfrontierten. Dennoch sollte die Patientin wissen, dass das geschehen kann, damit sie sich nicht beunruhigen muss. Auch sollte sie wissen, dass sie vermutlich dünnhäutiger ist als sonst – und traurig, sehr traurig werden kann. Dies leitet bereits über zum dritten Teil. Denn die Trauer über das, was geschehen ist, kommt meist erst dann *voll* zum Tragen, wenn die Traumaexposition stattgefunden hat.

In der Sitzung nach der Exposition sollte immer genau exploriert werden, wie es dem Patienten damit ergangen ist. Und es sollte nochmals eine Einschätzung erfolgen, wie belastend das bearbeitete

Ereignis jetzt angesehen wird. Dies halte ich deshalb für wichtig, damit die Patientin bemerken kann, dass die schwere Arbeit, die sie gemacht hat, sich gelohnt hat. Bei Monotraumen sollte das heißen, dass der Grad der Belastung auf 0–1 zurückgeht, bei mehrfach Traumatisierten, dass die Belastung um 1 oder auch einige Punkte zurückgeht. In diesem Fall ist jeder Rückgang der Belastung ein Gewinn.

Es empfiehlt sich, nach einer Traumaexposition ausreichend Zeit verstreichen zu lassen, in der das Trauma integriert werden kann. Nach unserer Erfahrung sind in den allermeisten Fällen zwei Wochen nötig, bis man die nächste Traumakonfrontation anschließen sollte. Es gibt immer Ausnahmen, aber dies ist eine gute Orientierungshilfe sowohl für die stationäre wie die ambulante Therapie. Auch hier gilt wieder, nicht zu schnell zu sein, da der Patient Zeit braucht. Wenn man innerhalb eines Zeitraumes von mehreren Wochen oder Monaten mehrfach Traumakonfrontationen durchgeführt hat, empfiehlt sich auch dann eine längere Pause. Menschen brauchen immer wieder Zeit, im Hier und Jetzt anzukommen. Wenn man zu viele Traumakonfrontationen hintereinander macht, besteht die Gefahr, dass die Patientin nur noch in der Vergangenheit lebt und die Gegenwart ausblendet, dabei dann auch ihre erwachsenen Fähigkeiten immer mehr verliert und zunehmend regrediert. Dies halte ich für nicht erstrebenswert. Ich finde es wichtig, dass Menschen, die sich mit ihren traumatischen Erfahrungen konfrontieren, den Kontakt zur Gegenwart nicht verlieren. Janina Fisher, eine erfahrene amerikanische Traumatherapeutin, geht so weit zu sagen, dass nicht Traumaexposition das Ziel ist, sondern die Erhaltung der erwachsenen Ich-Funktionen. Ich sehe das ähnlich. Für viele Menschen ist es zwar wichtig, dass sie sich ihre Geschichte wieder aneignen, und dabei kann Traumaexposition hilfreich sein, aber wenn das um den Preis geschieht, dass sie im Alltag funktionsunfähig werden, erscheint mir dies höchst fragwürdig.

Zurück zu unserem Beispiel: Dr. N. stellte im Verlauf der weiteren Therapie fest, dass es noch einige andere, wenn auch nicht so gravierende Traumata gab, die er in großen Abständen bearbeitete. Da er mit der Beobachter-Technik gute Erfahrungen gemacht hatte, entschloss er sich, auch die anderen Traumata so zu bearbeiten. Dies half ihm in seiner beruflichen Situation, die er noch immer als sehr belastend erlebte, ganz erheblich. Er setzte sich mehr und mehr mit Sinnfragen auseinander – was uns ebenfalls im fünften Teil beschäftigen wird – und fand für sich eine klare Haltung. Für ihn war es wichtig, sich viel Zeit zu lassen, und wir besprachen in vielen Sitzungen ganz andere Themen, um dann gelegentlich zu den traumatischen Erfahrungen zurückzukehren.

Zur Unterstützung der Stabilisierungsphase und auch der Traumakonfrontation haben sich in Klinik und auch Praxis kunsttherapeutische Sitzungen angeboten. Die Kunsttherapie leistet einen wichtigen Beitrag zur Sichtbarmachung von inneren Bildern und ergänzt die Imaginationstherapie dadurch in sehr effektiver Weise. Im Folgenden nun eine Darstellung unseres kunsttherapeutischen Vorgehens.

SUSANNE LÜCKE

# 4. Kunstpsychotherapie im Prozess der Traumaheilung

*»Kreativität ist die jedem Menschen innewohnende Lebenskraft.«*

*Helen I. Bachmann*

## 4.1 Einleitung

Nach nunmehr fünfzehn Jahren kunstpsychotherapeutischer Arbeit auf dem Hintergrund von PITT lohnt sich ein Blick zurück nach vorn. Wie wirkt sich das PITT-Konzept auf die kunstpsychotherapeutische Arbeit aus? In welcher Weise können kunsttherapeutische Methoden Patientinnen in der Traumaverarbeitung und Persönlichkeitsentwicklung unterstützen, sodass neue Lebensmuster etabliert und internalisiert werden können?

Die Arbeit im PITT-Konzept hat die Verlagerung des Schwerpunktes auf eine konsequente und systematische Ressourcenorientierung in meiner kunsttherapeutischen Arbeit bewirkt. Bekannte kunsttherapeutische Themen, Übungen und Interventionen habe ich so modifiziert, dass sie den Fokus der Aufmerksamkeit auf den Kontakt zu Ressourcen richten. In meiner Arbeit, insbesondere mit komplex traumatisierten Menschen, kristallisierten sich im therapeutischen Dialog Inhalte und Vorgehensweisen heraus, die den besonderen Schwierigkeiten, Notwendigkeiten und Bedürfnissen der Patientinnen entsprechen. Dazu gehören einige der im Folgenden beschriebenen kunsttherapeutischen Übungen, die u.a. traumaspezifische Behandlungsziele verfolgen, wie das Regulieren von

Affekten, intrusiven Ich-Zuständen und (selbst-)destruktiven Impulsen sowie das Entwickeln von Selbstschutz und Selbstfürsorge und das Erlernen einer respekt- und liebevollen Beziehung zu sich selbst und zur Welt. Da der Schwerpunkt sowohl des PITT-Konzeptes als auch der psychodynamischen Kunsttherapie auf der Arbeit mit inneren Bildern beruht, ist es naheliegend, das bildnerische Gestalten innerhalb von PITT zu nutzen. Es ist nachgewiesen, dass lang anhaltende Belastungen eine Fixierung der Wahrnehmung auf negative Erfahrungen bewirkt und die ursprüngliche Fähigkeit zum Pendeln zwischen Belastungen und Ressourcen, welche eine wesentliche Voraussetzung für die Resilienz und zur Verarbeitung von Belastungen darstellt, außer Kraft gesetzt ist. So ist es das erste Anliegen in der traumazentrierten kunstpsychotherapeutischen Arbeit, positive Gegenbilder zu kreieren und zu etablieren, sodass ein Schwingen der Wahrnehmung zwischen belastenden und erfreulichen Erfahrungen wieder ermöglicht wird.

Erwachsene, die sich in einen kunsttherapeutischen Prozess begeben, sollten wissen, dass das bildnerische Gestalten nicht erlernt werden muss, weil alle Menschen die Fähigkeit, die Möglichkeit und das Bedürfnis, sich bildnerisch auszudrücken, bereits mit auf die Welt bringen. Es ist uns im Sinne eines genetisch veranlagten Entwicklungsplanes, ähnlich des Sprechen- oder Laufenlernens, als eine universelle Ressource und auch als ein Selbstheilungsmechanismus ›in die Wiege gelegt‹. Nutzen kleine Kinder den bildnerischen Ausdruck zunächst, um innere Befindlichkeiten in den Organen zum Ausdruck zu bringen, wird dieser in der weiteren Entwicklung zu einem Instrument der Situationsverarbeitung und der Persönlichkeitsentwicklung im Dialog zwischen Innen- und Außenwelt. In diesem Prozess verarbeitet das Kind Eindrücke, macht sich Erlebtes spielerisch zu eigen, bringt persönliche Sichtweisen, Bedürfnisse und Wünsche zum Ausdruck und reguliert Spannungen, die zwangsläufig im Aufeinandertreffen von Innen- und Außenwelt entstehen. Von Pablo Picasso stammt der Satz: »Jedes Kind ist ein Künstler. Die Schwierigkeit ist es, einer zu bleiben, wenn man aufwächst.« Wie die Kinder benötigen wir auch als Erwachsene einen wohlwollenden, bestärkenden und vor allem wertungsfreien interpersonellen Raum für die Entwicklung unseres kreativen Potenzials. Für so manche Patientin entsteht ein solcher Entwicklungsraum erstmalig innerhalb der Therapie, da es einen solchen in einem traumatisierenden und reglementierenden Umfeld in der Kindheit noch gar nicht gegeben hat. Zusätzlich wurde bildnerischer Ausdruck möglicherweise unterbunden, weil sich dadurch Realitäten abgebildet hätten, die niemand sehen wollte bzw. die nicht gesehen werden durften. Wenn erwachsene Patientinnen sich innerhalb der Psychotherapie, möglicherweise nach vielen Jahren bildnerischer Abstinenz, wieder diesem Medium zuwenden, geht es also nicht darum, etwas Neues zu erlernen, sondern den Kontakt zu einer ursprünglichen Ressource zu (re-)aktivieren.

Auf diesem Hintergrund stellt der bildnerische Prozess eine spielerische und dynamische Suchbewegung dar, die zu jedem Zeitpunkt die Möglichkeit der Veränderung beinhaltet und sich im Sinne einer Momentaufnahme in einer bildnerischen Gestaltung manifestiert, d. h. zum Standbild wird, um den eigenen Standort achtsam zu realisieren und zu reflektieren. Die Realisierung eigener Wünsche und Vorstellungen durch entsprechendes Handeln kann basale Erfahrungen von Selbstwirksamkeit vermitteln. So wie die Einladung in den angeleiteten Imaginationen, in der Vorstellung alles nach den eigenen Wünschen und Bedürfnissen zu gestalten, sollten Patientinnen auch in diesem Prozess ermutigt werden, ihre Gestaltungen den eigenen Wünschen entsprechend zu verändern, z. B. durch Übermalungen, Ausschneiden, Überkleben, durch bewegliche Gestaltungen oder durch Fortsetzungsbilder – nicht im Sinne einer Perfektionierung, sondern im Sinne von Kohärenz.

Grundsätzlich sehe ich keinen Unterschied zwischen innerlich vorgestellten und bildnerisch gestalteten Imaginationen. Menschen, die Schwierigkeiten haben, mental zu imaginieren, können ebenso gut gestaltend imaginieren. In der bildnerischen Gestaltung findet die Imagination ihren Ausdruck, kann von anderen Menschen wahrgenommen und mit anderen geteilt werden. Für Menschen, die in der Lage sind, Bilder vor ihrem ›inneren Auge‹ zu sehen, ist es wichtig, dass eine bildnerische Gestaltung diese in ihrer Komplexität nicht wiedergeben kann, sondern einen Erinnerungsanker an das mentale innere Bild darstellt. Angeleitete Imaginationen können eine Hilfe sein, den Prozess des bildnerischen Gestaltens anzuregen und ihm eine Richtung zu geben. Umgekehrt kann das Malen und Plastizieren zu den in den Imaginationen angesprochenen Themen eine erste Möglichkeit darstellen, sich der inneren Bilderwelt angstfrei zuzuwenden, und den Zugang zur Arbeit mit inneren Bildern sehr erleichtern. Manchen Menschen hilft das Visualisieren eines vorher gemalten inneren Bildes gewissermaßen als ›Schlüssel‹, um in eine der in diesem Buch beschriebenen Imaginationen ›einzusteigen‹ und mit dem Fokus der Aufmerksamkeit dort zu bleiben. Insbesondere Patienten, die (noch) unter Zuständen innerer Überflutung leiden und (noch) keine Kontrolle über innere Bilder haben, fällt es oftmals schwer, die Inhalte von Imaginationen mental zu verfolgen und zu halten. Diesen erleichtert das Gestalten die Strukturierung und Differenzierung einer zunächst als chaotisch erlebten Innenwelt.

Im Prozess des Gestaltens entsteht ein in der Außenwelt real existierendes und damit sichtbares und im ursprünglichsten Sinne des Wortes begreifbares und handhabbares Objekt, das mit Emotionen und Körpererfahrungen verknüpft ist.

Gerade früh traumatisierte Patientinnen berichten, dass sie wichtige Inhalte erst »begreifen«, wenn diese mit Sinneserfahrung gefüllt und im wahrsten Sinne des Wortes ›begriffen‹ worden sind. Die Kunsttherapie ist eine erlebnisorientierte, körperbezogene Therapieform. Während des gesamten bildnerischen Prozesses ist die Sinnes- und Körpererfahrung von elementarer Bedeutung für die Aneignung neuer Inhalte und die Internalisierung neuer Erfahrungen im körperlich-emotionalen wie auch im kognitiven Sinne.

Die Externalisierung innerer Bilder ermöglicht eine Distanz, die einen achtsamen Blick auf inneres und äußeres Geschehen und die Kontrolle über intra- und interpsychisches Geschehen sehr unterstützen kann. Ein selbst geschaffenes Objekt ist sowohl Teil der Innen- als auch der Außenwelt, auf das Einfluss genommen, über das entschieden, mit dem gehandelt, das mit den eigenen Händen verwandelt und in seiner veränderten Form internalisiert werden kann. Vor dem Hintergrund des in der traumatischen Erfahrung erlebten Kontrollverlustes und der in der Vergangenheit erlebten Ohnmacht kann die Bedeutung der Wiederherstellung des Vertrauens in die eigene Entscheidungs- und Handlungskompetenz nicht genügend betont werden.

Wird die bildnerische Gestaltung einer Ressource als stimmig erlebt, kann sie weiterhin als visueller oder/und taktiler Anker dienen und die damit verbundene Erfahrung unter Hinzunahme positiver Kognitionen, positiver Gefühle und Körperempfindungen verstärkt und vernetzt werden. Dies gilt auch für alle positiven körperlich-emotionalen Erlebnisse während des Gestaltungsprozesses.

In der kunstpsychotherapeutischen Arbeit mit komplex traumatisierten Patientinnen hat sich das themenzentrierte bildnerische Gestalten unter Zuhilfenahme von Bildstrukturen, wie z. B. Kreisen, Rahmen, und Triptychen, in welche die Patientin ihr persönliches Erleben hineingestalten kann, sehr bewährt, da diese die Fähigkeit unterstützen, ›innerem Chaos‹ eine Ordnung zu geben, die Kontrolle über tendenziell überflutende Bewusstseinsinhalte (wieder-)herzustellen und Fragmentierungsängsten entgegenzuwirken.

## 4.2 Kunsttherapeutische Übungen und Interventionen

Im Folgenden sollen einige kunsttherapeutische Übungen und Vorgehensweisen vorgestellt werden, die sich sowohl in meiner stationären als auch ambulanten therapeutischen Arbeit auf der Grundlage von PITT in den vergangenen Jahren sehr bewährt haben.

Die im Bildteil gezeigten Beispiele sind teilweise innerhalb von Fortbildungsseminaren entstanden und so ausgewählt, dass sie exemplarisch einzelne Schritte von Patientinnen innerhalb therapeutischer Prozesse wiedergeben. Für alle Bilder, die mir von Patientinnen und Seminarteilnehmern zur Verfügung gestellt worden sind, möchte ich mich herzlich bedanken. Ganz besonders bedanke ich mich bei meiner Kollegin Beate Fuhsy, die mich bei der Auswahl der Übungen und der Überarbeitung der Inhalte unterstützt und diese durch ihre eigene berufliche Erfahrung bereichert hat.

### 4.2.1 Kontaktaufnahme zu einer Ressource: Das ressourcenorientierte Blitzlicht

Die kunsttherapeutische Übung ›Ressourcenorientiertes Blitzlicht‹ erlaubt es Patientinnen, von einem spontanen Ausdruck der momentanen Befindlichkeit zu einer (oftmals zunächst unbewussten) Ressource zu pendeln.

Die hier vorgestellte, niederschwellige kunsttherapeutische Übung, in der ich das bekanntere ›Gemalte Blitzlicht‹ um ein ›Ressourcenblitzlicht‹ erweitert habe, eignet sich sowohl für den Beginn einer Einzelsitzung als auch als ›gemalte Befindlichkeitsrunde‹ zu Beginn einer Gruppensitzung und wird schrittweise angeleitet.

**Anleitung**

Sie laden die Patientin ein, aus einem Farbkasten mit zehn bis zwölf Farben (z. B. Buntstifte oder Kreiden) ein bis zwei Farben auszuwählen, die zu ihrer momentanen Befindlichkeit passen, und sich mit diesen mit einer zeitlichen Begrenzung von ca. drei Minuten auf dem Papier zu bewegen und dabei nach Möglichkeit im Fluss ihrer Bewegung zu bleiben ohne abzusetzen. Es geht in dieser Übung nicht darum, ein Bild zu gestalten, sondern in Bewegung zu sein. Nach ca. drei Minuten bitten Sie die Patientin, innezuhalten und erneut ein bis zwei Farben auszuwählen, die sie im Augenblick als besonders wohltuend, unterstützend, stärkend und nährend erlebt. Mit diesen Farben bewegt sie sich nun auf demselben Blatt weiter. Der zweite Schritt darf gern mehr Zeit in Anspruch nehmen. Bei der folgenden verbalen Beschäftigung mit den gewählten Farben und den entstandenen Formen und Bewegungen liegt der Schwerpunkt darauf, welche Ressource aktiviert wurde, um mit der situativen Befindlichkeit umzugehen bzw. diese auszubalancieren.

Bei der Anleitung ist es wichtig zu bedenken, dass es nicht jeder Patientin schlecht gehen muss – wenn es einer Patientin im ersten Schritt gut geht, wählt sie im zweiten Schritt Farben, die ihre positive Befindlichkeit weiter unterstützen und verstärken. Nach einem verbalen Austausch, in der insbesondere die Ressource ins Bewusstsein geholt bzw. im Bewusstsein verstärkt wird, kann die Patientin die als wohltuend erlebten Farben, Formen und Bewegungen als Ausgangspunkt für ein Fortsetzungsbild auf einem neuen Blatt wählen, für das dann mehr Zeit und, wenn gewünscht, verschiedene Materialien zur Verfügung stehen. Innerhalb von Gruppen kann es im Sinne einer gegenseitigen Bereicherung förderlich sein, die Patientinnen einzuladen, Elemente aus den Bildern von Mitpatientinnen in die eigene Gestaltung zu übernehmen.

**Bildbeispiel**

**Das Wutknäuel (Bild 1)** Für ihre momentane Befindlichkeit hat diese Patientin die Farben Rot und Schwarz ausgewählt, mit denen aus der Bewegung heraus ein kräftiges rotes, schwarz umgrenztes »Wutknäuel« entsteht. Als stärkende, nährende Farbe wählt sie in der zweiten Mal-Phase ein leuchtendes Gelb, mit dem sie das rotschwarze Knäuel umkreist und umschließt. Im anschließenden Gespräch berichtet die Patientin von ihren Verlassenheitsgefühlen und einer quälenden Wut, die von »einem schwarzen Ring aus Trauer« zurückgehalten wird. Den gelben Ring assoziiert sie mit »zwischenmenschlicher Wärme«, die ihr helfen könnte, neue Erfahrungen zu machen, wenn sie diese zulassen würde. Intuitiv hat die Patientin im zweiten Schritt Kontakt zu ihrer Fähigkeit hergestellt, belastende Gefühle zu begrenzen und auszubalancieren und kann nun ihren Wunsch nach Nähe und Zugehörigkeit wahrnehmen.

**Die Lichtspirale (Bild 2)** Im darauffolgenden Fortsetzungsbild gestaltet die Patientin eine »Lichtspirale«, in welcher sie sich mit den sie umgebenden Menschen durch gelbe »Energiefäden« verbinden kann. Im Zentrum ihrer Brust hat sie das rote Wutknäuel angedeutet, das im

Bild bereits blasser und weicher geworden ist. Der schwarze Trauerring ist nun »völlig weggeschmolzen«.

Im Sinne einer Probehandlung hat die Patientin während des Gestaltungsprozesses die innere Isolation verlassen und Kontakt zu ihrer Fähigkeit und Möglichkeit aufgenommen, sich mit ihrem Umfeld zu vernetzen. Sie findet als Titel für ihr Bild die positive Kognition »Ich kann Energie empfangen und weitergeben« und spürt die Freude darüber deutlich als »angenehmes Kribbeln« in ihrem Brustraum.

**Der Lichtort (Bild 3)** Im weiteren Verlauf gestaltet diese Patientin einen inneren »Lichtort«, in den sie in ihrer Vorstellung durch eine Tür eintreten kann, um sich in ihrem Inneren, unabhängig von anderen Menschen, Energie zu holen.

### 4.2.2 Die inneren Schätze bergen: Der geschützte Strand

Durch ein entsprechend ausgerichtetes themenzentriertes kunsttherapeutisches Angebot können stärkende innere Bilder gezielt aktiviert werden. Ein Thema kann als geführte Imagination angeleitet oder im Dialog mit einer Patientin bzw. innerhalb einer Gruppe erzählend entwickelt werden. Der Gegenstand in den Händen, auf den der Fokus der Aufmerksamkeit gerichtet bleibt, unterstützt die Patientin während der gesamten Übung, den Kontakt mit der Außenwelt zu halten, fungiert als Anker für die Präsenz in der Gegenwart und mindert Kontrollverlust und die Gefahr des Abgleitens in belastende innere Bilder. Diese Übung ist daher sehr geeignet für Patienten, die noch dabei sind, mentale Kontrolle über innere Bilder zu entwickeln.

**Anleitung**

Sie stellen eine Auswahl von kleinen Gegenständen und/oder Naturmaterialien zur Verfügung und räumen etwas Zeit ein, die Gegenstände in Ruhe zu betrachten und zu betasten. Dann bitten Sie die Patientin, sich für einen Gegenstand zu entscheiden, welcher ihr angenehm ist und den sie gern in ihrer Hand hält. Es kann eine kurze Einstimmung folgen, welche die Patientin darin unterstützt, mit ihrer Aufmerksamkeit bei sich selbst und dem Gegenstand in ihrer Hand zu sein (z.B. den Blick auf den Gegenstand richten, Bodenkontakt und Atembewegung wahrnehmen ...). Danach laden Sie die Patientin ein, sich in ihrer Vorstellung an einen Strand zu begeben, an dem alle Lebewesen unter einem besonderen Schutz stehen: »Ich lade Sie ein, sich vorzustellen, dass Sie gerade an einem geschützten Strand spazieren gegangen sind, den vor Ihnen noch nie ein Mensch betreten hat – Sie waren die Erste, die ihn betreten hat, die Erste, die diesen Gegenstand gefunden hat. Sie haben ihn aufgehoben, und nun liegt er in Ihren Händen, sodass Sie ihn genau erforschen können. Sie können ihn von allen Seiten betrachten, betasten, seine Oberfläche, seine Temperatur wahrnehmen, seinen Geruch wahrnehmen, ihm zuhören. Welche Eigenschaften machen diesen Gegenstand für Sie einzigartig? Was unterscheidet ihn von allen anderen Dingen auf der Welt? Welche Eigenschaften besitzt er, die Sie angezogen haben, die Ihnen guttun? Was gefällt Ihnen so gut, dass Sie diesen gewählt haben und keinen anderen? Wenn Sie diesem Gegenstand jetzt einen ganz persönlichen Namen geben, wie soll er für Sie heißen? Vielleicht ist es ein Phantasiename, eine Silbe, ein Klang, ein Wort, das es bisher noch gar nicht gegeben hat? Aus welchem Land, aus welcher Landschaft kommt dieser Gegenstand zu Ihnen? Aus welcher Zeit? Was ist seine Aufgabe auf der Welt? Warum ist er heute zu Ihnen gekommen? Was möchte er Ihnen für Ihre ganz persönliche Entwicklung, Ihren ganz persönlichen Heilungsprozess mitteilen? Vielleicht bekommen Sie nicht sofort alle Antworten. Vielleicht ist diese Übung eine erste Kontaktaufnahme für Sie. Wenn Sie sich gleich während Ihres Gestaltungsprozesses von Ihrem Gegenstand weiter begleiten und inspirieren lassen, werden Sie weiter mit ihm in Kontakt sein. Und während des Gestaltens wird er nach und nach Ihre Fragen beantworten, wenn Sie es wünschen.«

**Bildbeispiele**

**Die leuchtende Kugel (Bild 4)** Im Bild dieser Patientin wird eine kleine Glasmurmel zu einer »Zauberkugel«, mit deren Hilfe sie »die Nebel lichten« kann, die ihr den Blick auf die Vision einer lebenswerten Zukunft versperren. In Anlehnung an die Geschichte ›Die Nebel von Avalon‹, in der eine Priesterin mithilfe eines Zaubers die Nebel heben und das verborgene Reich Avalon finden kann, malt die Patientin sich selbst in einem schwarzen Priestergewand auf einer Felsinsel und hält die ›Zauberkugel‹ beschwörend in Richtung einer Nebeldecke über dem Meer. Diese Kugel bleibt während des gesamten Therapieprozesses eine wichtige Begleiterin, die im Sinne eines Symbols für die innere Weisheit befragt werden kann.

**Der Wunschbaum (Bild 5)** Eine andere Patientin lässt aus einem Stück getrockneter Baumrinde in ihrem Bild einen Baum wachsen, der sie in Kontakt bringt mit einem alten Brauch aus ihrer kurdischen Heimat, die sie als Kind verlassen musste. In ihrem Heimatdorf binden die Frauen auf dem Dorffriedhof rote Bänder an die Zweige eines Baumes und bitten um die Erfüllung ihrer Wünsche für die Zukunft. Ein Vogel trägt die Wünsche zum Himmel und verbindet wie im Märchen ›Aschenputtel‹ die Welt der Lebenden mit dem Wissen der Ahninnen. Am Fuß des Baumes wächst aus den Gebeinen der Verstorbenen eine rote Rose, die »weiß, dass eine Frau Stacheln braucht, um sich zu schützen«.

### 4.2.3 Selbstberuhigung und Selbsttröstung: Auf der Suche nach einem Ort der Geborgenheit

Wie bei allen in diesem Buch vorgestellten Imaginationen ist es auch bei der Vorstellung eines Geborgenheit spendenden Ortes möglich, diese als Anregung vor dem bildnerischen Gestalten durchzuführen. Es ist hilfreich, Patientinnen im Vorfeld darauf aufmerksam zu machen, dass die bildnerische Gestaltung nicht innere Bilder in ihrer Komplexität wiedergeben kann, sondern ein Erinnerungsanker gestaltet wird.

Insbesondere für instabile Patientinnen hat es sich bewährt, die Inhalte von Imaginationen erzählend vorzustellen und sich malend und gestaltend auf die Suche zu begeben. Auf diese Weise wird zunächst eine größere Kontrolle über möglicherweise einschießende belastende innere Bilder erlangt, die durch konkretes Handeln unterbrochen und gestoppt werden können.

Die bildnerische Suche nach dem Ort der Geborgenheit intensiviert die Erfahrung von Selbstwirksamkeit. Die entstandene Gestaltung kann als visueller und/oder taktiler Anker das mentale Aufsuchen des Ortes künftig unterstützen. Auf diesem Weg kann es förderlich sein, zunächst Teilaspekte der Übung als Fokus für eine Gestaltung auszuwählen (s. Anleitung).

Ist der Ort der Geborgenheit gefunden, können wiederkehrende Alltagssituationen, in denen dieser benötigt wird, im Sinne einer Probehandlung umgestaltet werden: »Wie würde dieses Problem oder dieser Konflikt sich gestalten, wenn Sie einen Ort der Geborgenheit hätten, an dem verletzte jüngere Ichs sich gut geschützt aufhalten könnten, so dass die Erwachsene von heute diese Situation bewältigen kann?«

**Anleitung**

Sie unterhalten sich mit der Patientin über einzelne Aspekte der Übung und bieten diese als Anregung für eine Gestaltung an, z. B.: Welche Farben erleben Sie als besonders wohltuend und beruhigend? Gestalten Sie die Farbatmosphäre an Ihrem Ort der Geborgenheit.

Welche Gegenstände wünschen Sie sich dort?

Alle wesentliche Aspekte, die in der Imagination angesprochen sind, können zum Fokus einer Gestaltung werden: Die Umgrenzung (Schutz), die Örtlichkeit, Räumlichkeit, die Lebewesen (Helfer), die dort sein sollen.

Wenn der Ort der Geborgenheit im Außen nicht sichtbar werden darf, eignet sich die Gestaltung eines Transportmittels oder eines Schlüssels im wörtlichen sowie im übertragenen Sinne als visueller

und taktiler Anker, der den Zugang erleichtert. Solche Gestaltungen können durch folgende Fragen eingeleitet werden:
Auf welche Weise gelangen Sie zu Ihrem Ort der Geborgenheit?
Was würden Sie gern von Ihrem Ort der Geborgenheit mitnehmen, damit Sie den Kontakt jederzeit aufnehmen können, wann immer Sie es wünschen, wann immer Sie es brauchen? (Einen Grashalm, eine Blume, einen Stein, einen Gegenstand etc.)
Was werden Sie als Erstes wahrnehmen, wenn Sie zu Ihrem Ort der Geborgenheit zurückkehren?
Für die Bildreflexion stehen die Fragen im Zentrum:
Gibt es etwas, was Ihnen in Ihrer Gestaltung fehlt, was Sie gerne noch hinzufügen möchten?
Gibt es etwas, das Sie stört und das Sie gern entfernen möchten?
Durch Übermalen, Ausschneiden, Überkleben, Ansetzen zusätzlicher Malflächen etc. oder in einem Fortsetzungsbild können entsprechende Änderungen vorgenommen werden.

**Bildbeispiele**

**Das Nest (Bild 6)** Hier hat eine Patientin aus Stoffresten, Geschenkbändern und Federn ein Nest der Geborgenheit für ein inneres Kind, symbolisiert durch die kleine Puppe, gestaltet.

**Der Baum (Bild 7)** Dieser Ort der Geborgenheit beherbergt mehrere jüngere Ichs in verschiedenen Baumhöhlen, jeweils betreut durch eine liebevolle Zwergenmutter als ideale innere Helferin für die inneren Kinder.

**Ein Teppich für den Ort der Geborgenheit (Bild 8)** Hier hat eine Patientin auf einem Handwebrahmen einen kleinen Teppich als visuellen und taktilen Anker für ihren Ort der Geborgenheit gestaltet, den sie zur Erinnerung in ihrer Tasche bei sich trägt.

# Bildteil

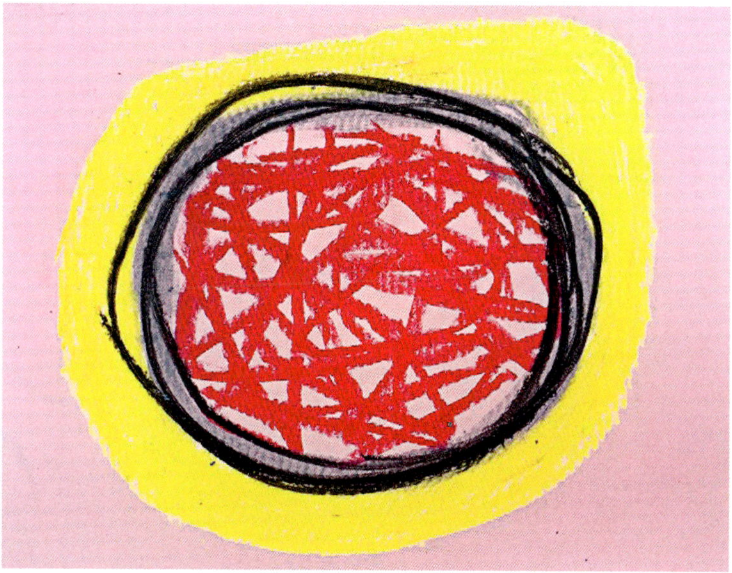

Bild 1: Das Wutknäuel

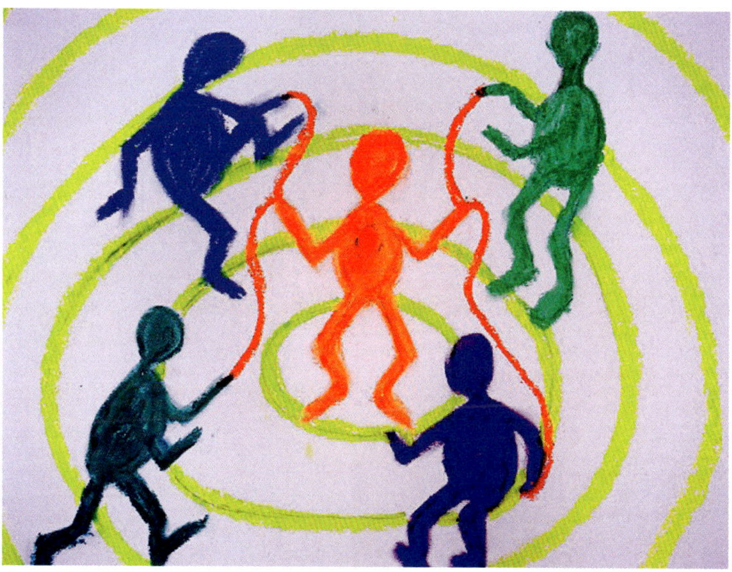

Bild 2: Die Lichtspirale

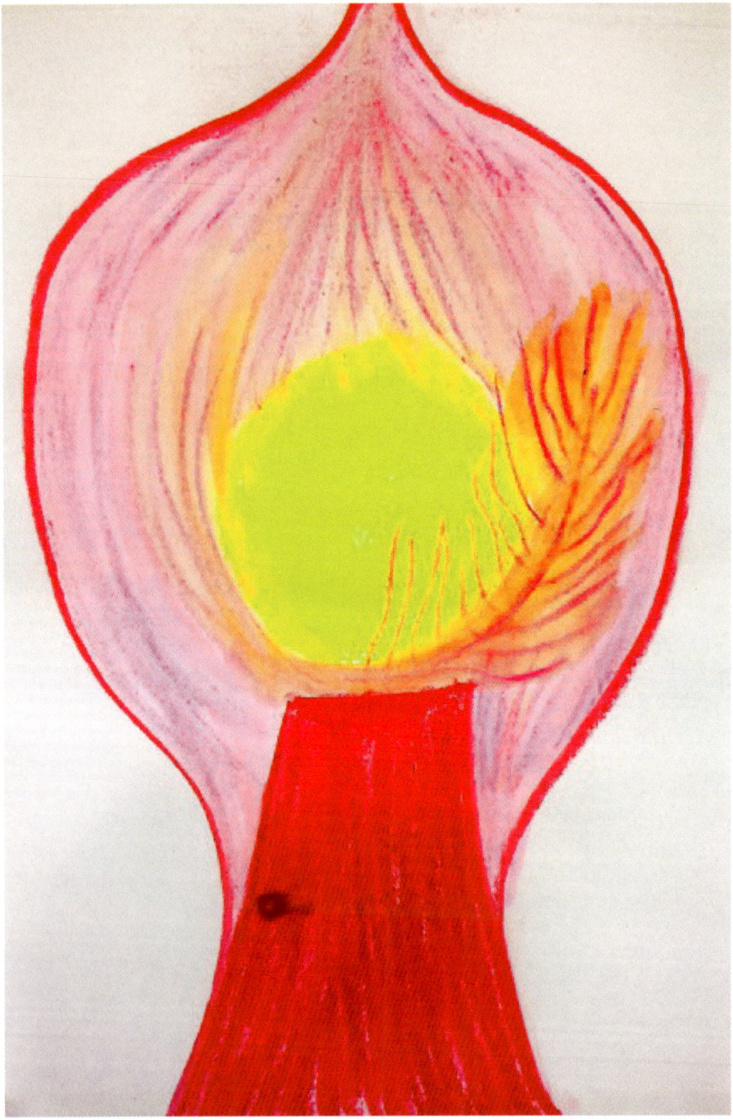

Bild 3: Der Lichtort

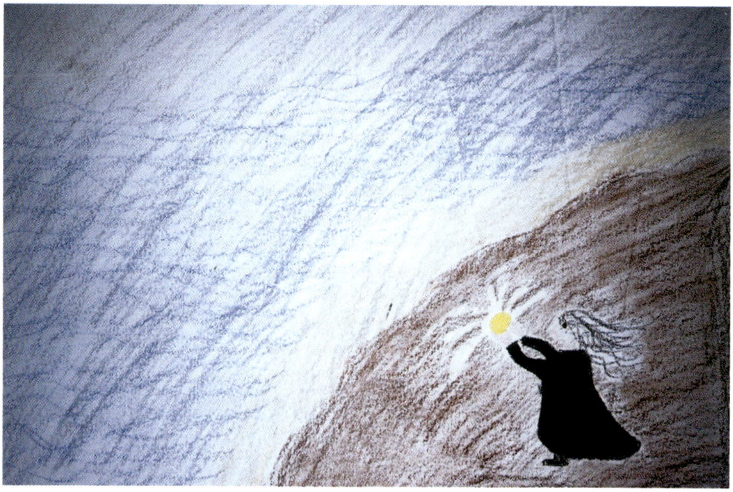

**Bild 4:** Die leuchtende Kugel

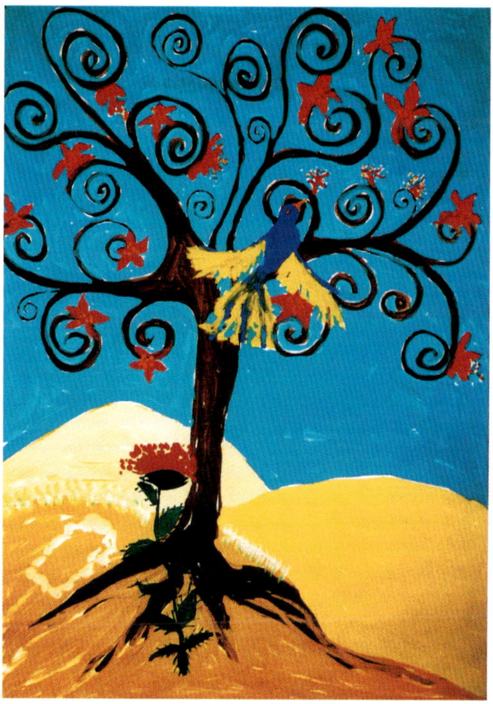

**Bild 5:** Der Wunschbaum

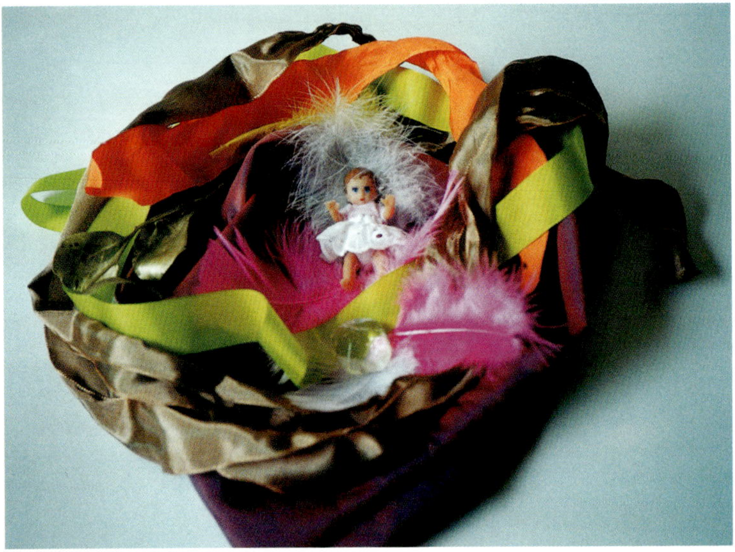

Bild 6: Das Nest

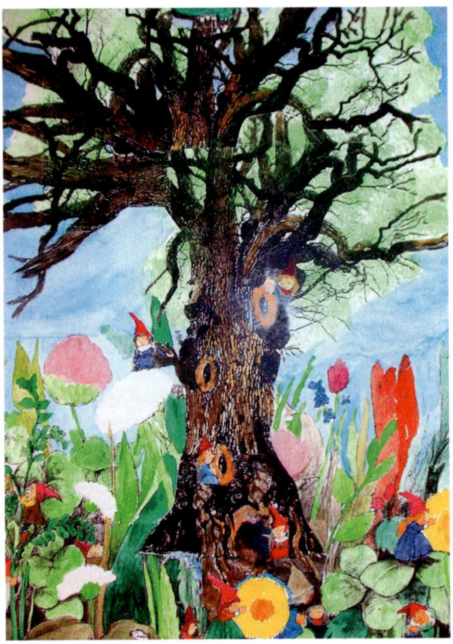

Bild 7: Der Baum

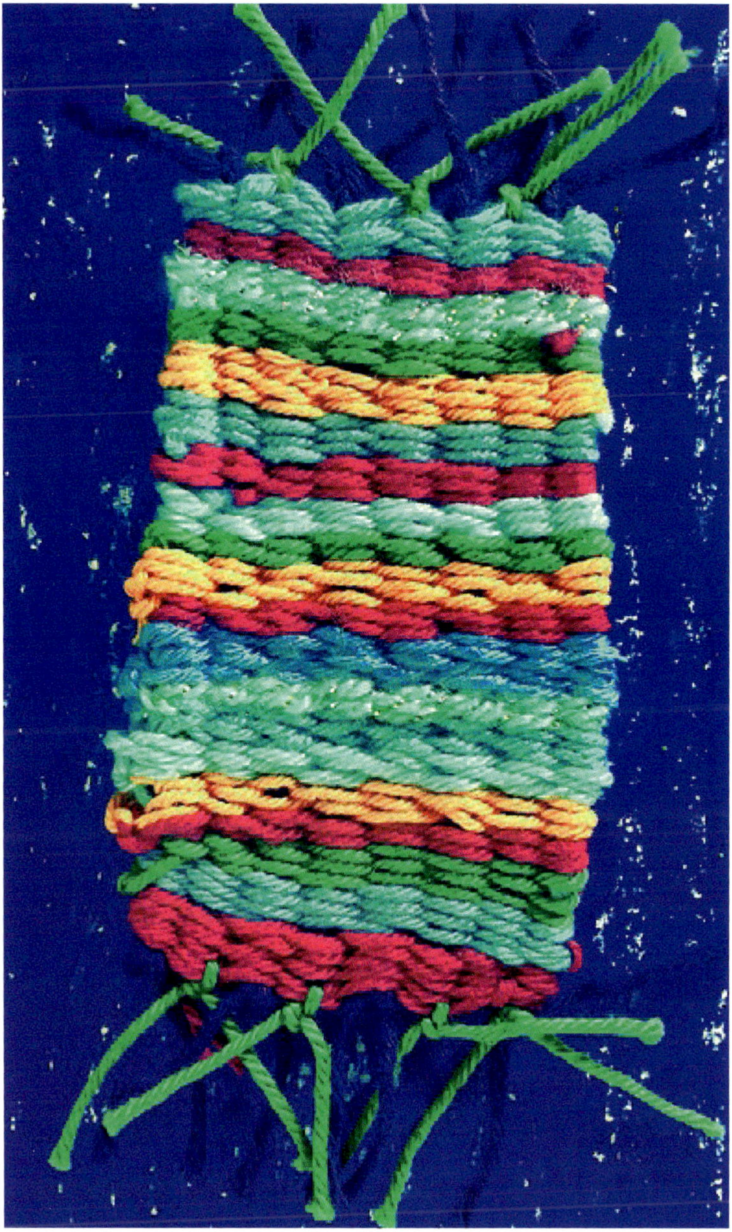

Bild 8: Ein Teppich für den Ort der Geborgenheit

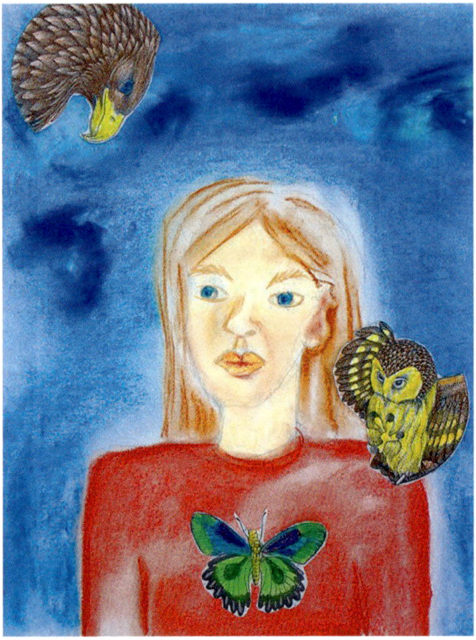

Bild 9: Adler, Eule und Schmetterling

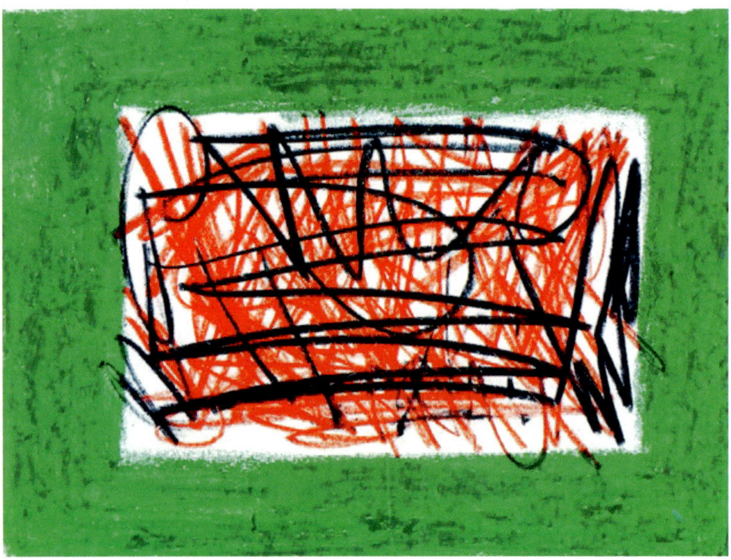

Bild 10: Stabiler Rahmen für Bewegungsimpulse

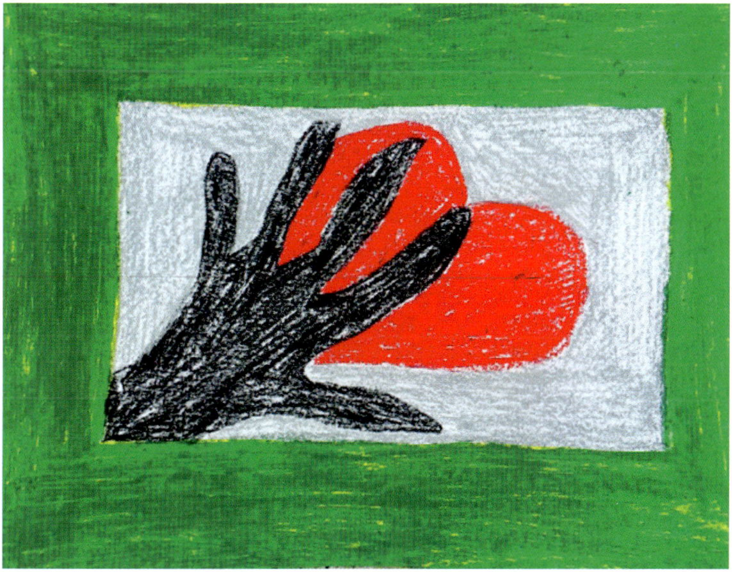

Bild 11: Stabiler Rahmen für ein Symbol

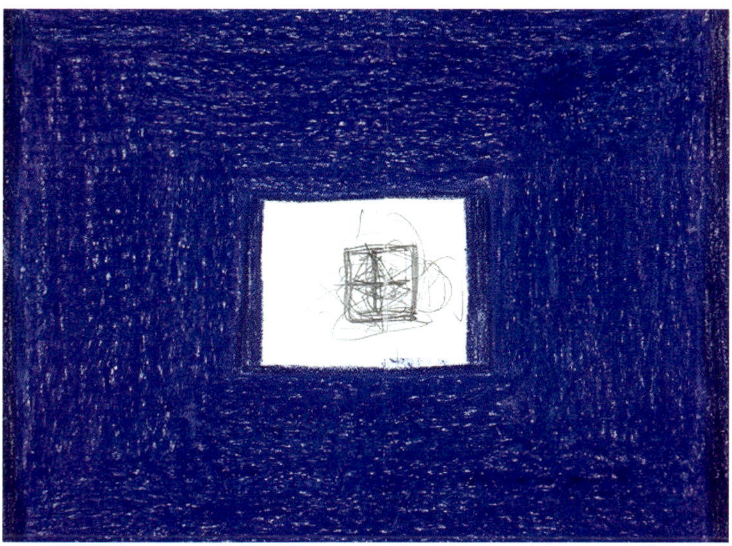

Bild 12: Erster Schritt – Ein stabiler Rahmen für einen Flash-Back

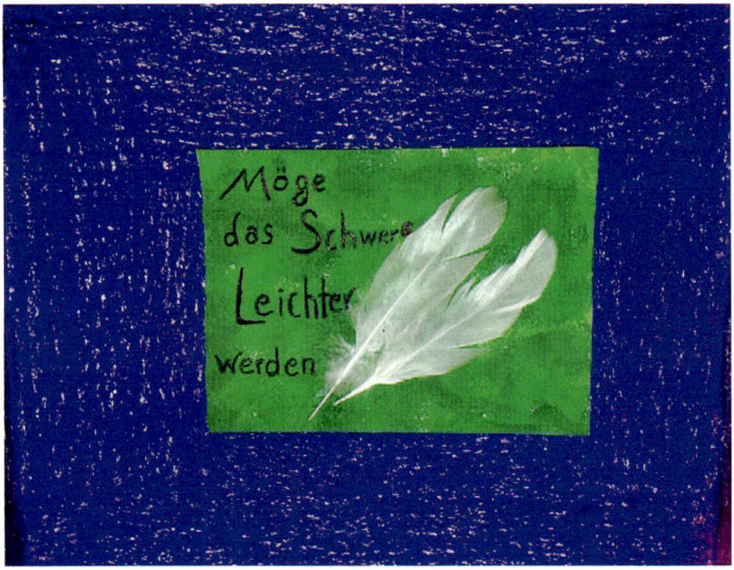


**Bild 13:** Zweiter Schritt – Ein guter Wunsch

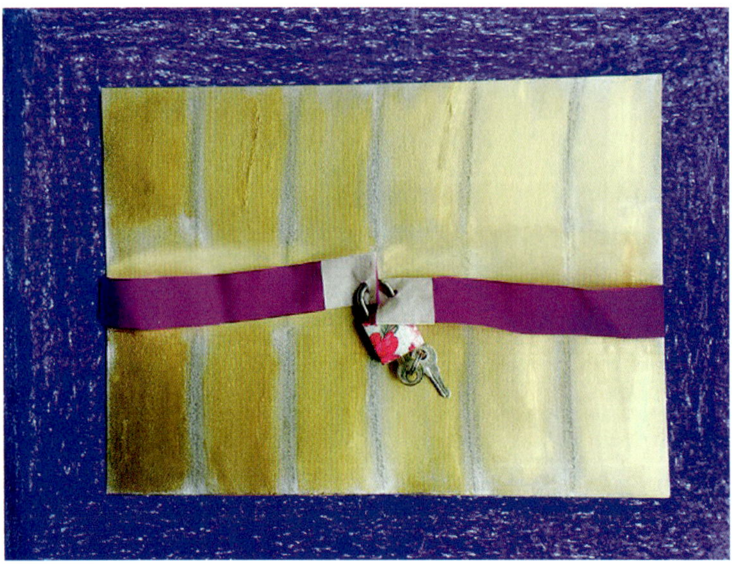

**Bild 14:** Dritter Schritt – Der Deckel

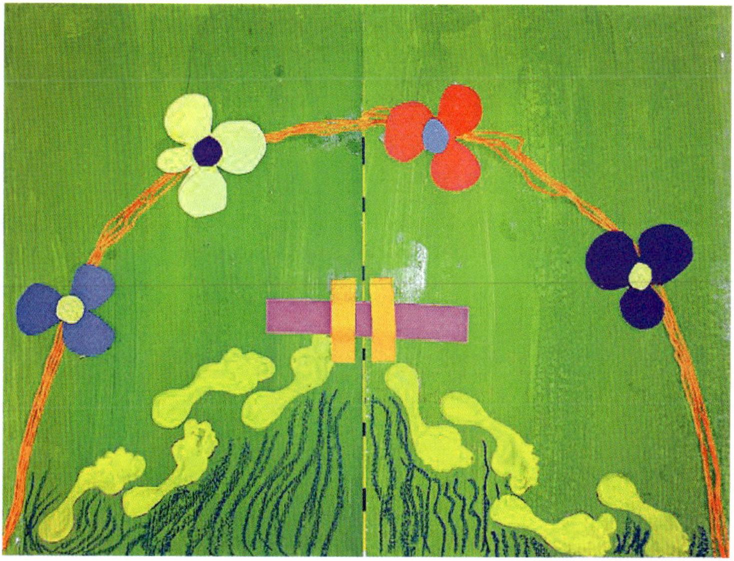

Bild 15: Archivraum – Außenansicht des geschlossenen Triptychons

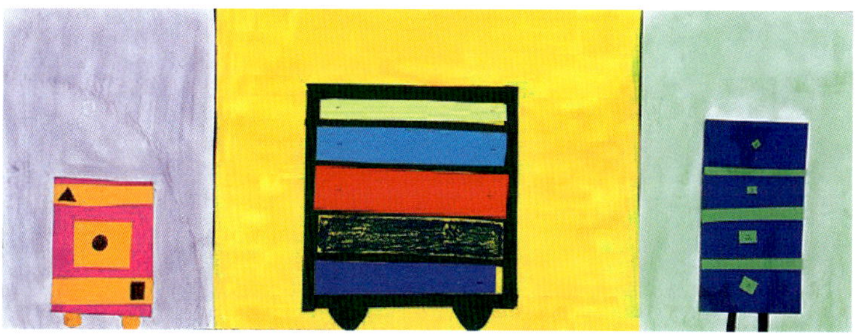

Bild 16: Archivraum – Innenansicht des geöffneten Triptychons

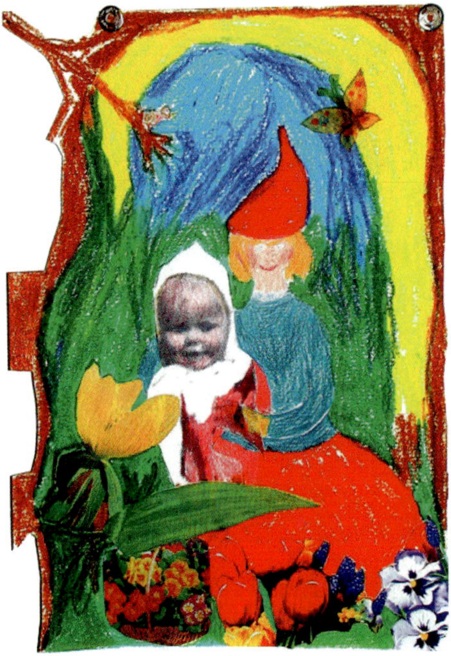

**Bild 17:** Eine liebevolle Zwergenmutter für das Baby

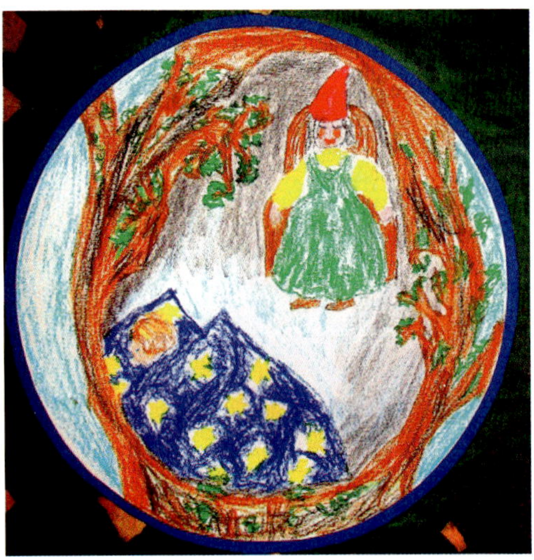

**Bild 18:** Eine Baumhöhle für die Fünfjährige

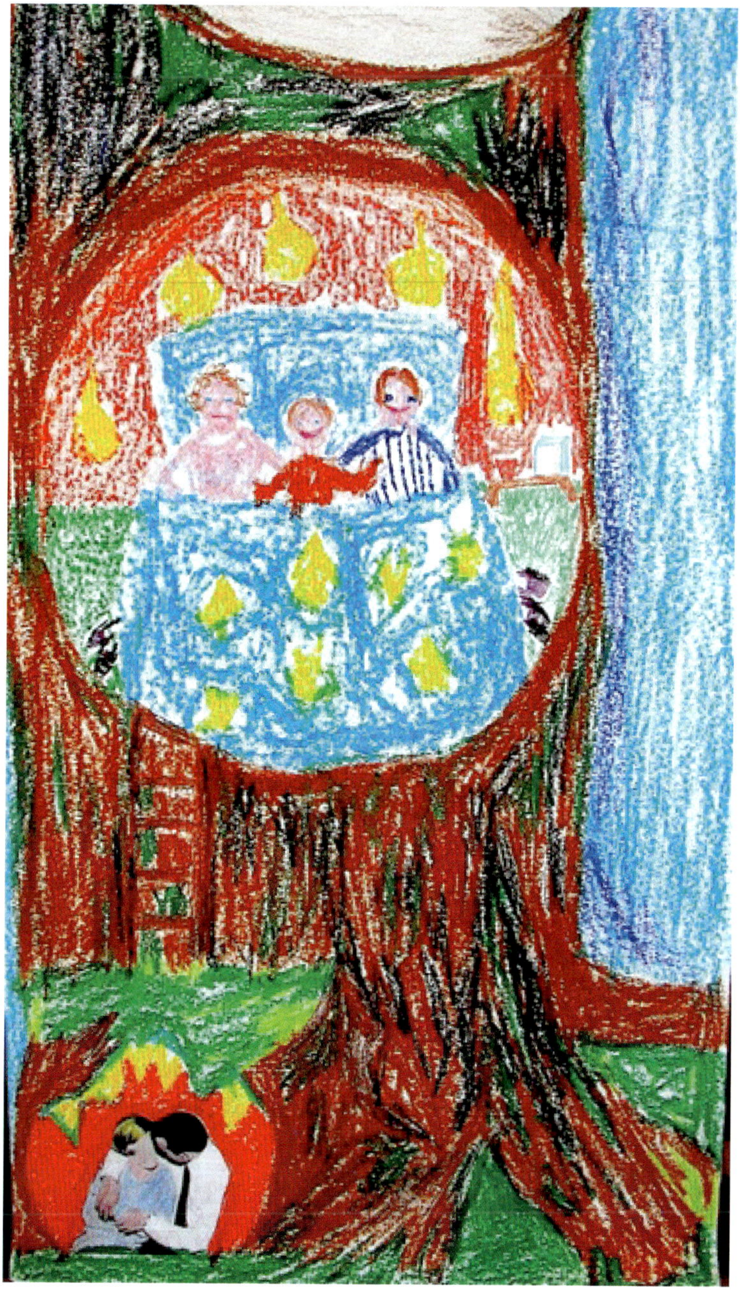

Bild 19: Ideale innere Eltern

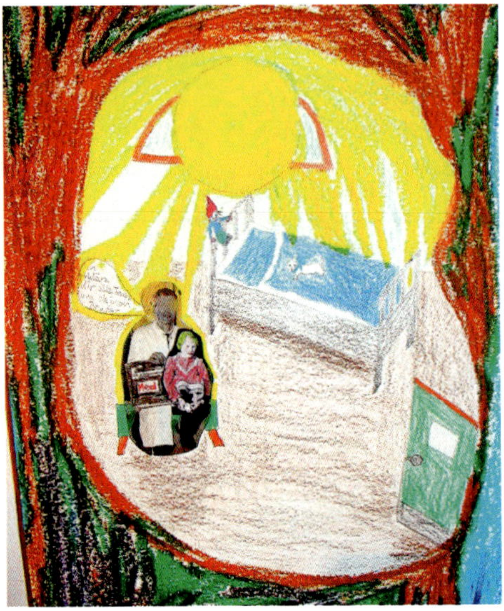

Bild 20: Der ideale Kinderarzt für die Neunjährige

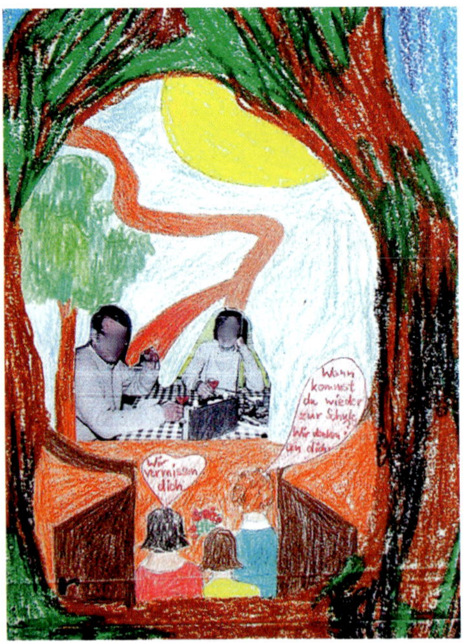


Bild 21: Besuch für die Siebzehnjährige

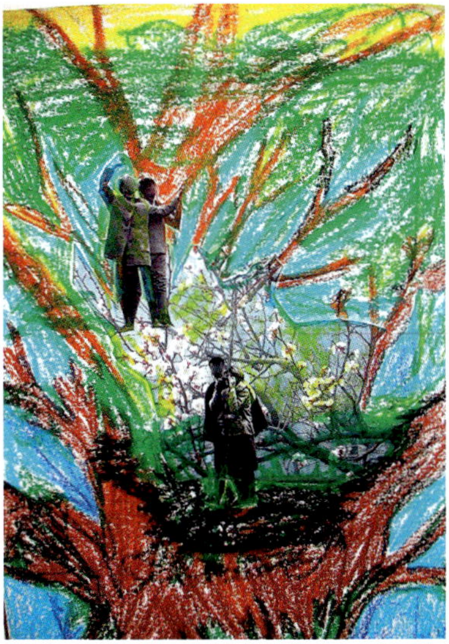

Bild 22: Die erste Liebe

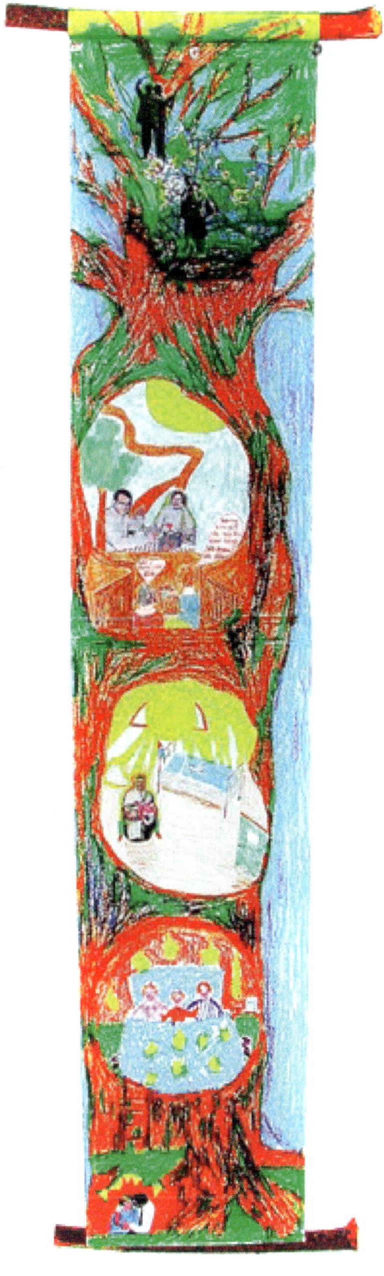

Bild 23: Wandbild

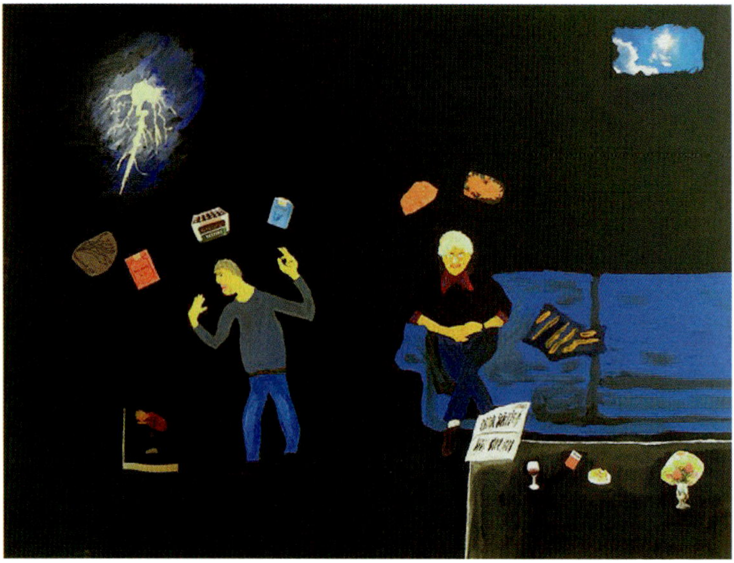

**Bild 24:** Das schwarze Zimmer

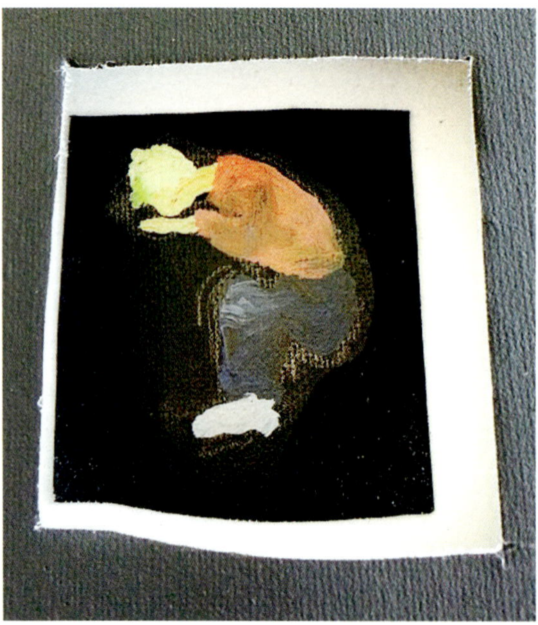

**Bild 25:** Den Ort der Traumatisierung verlassen

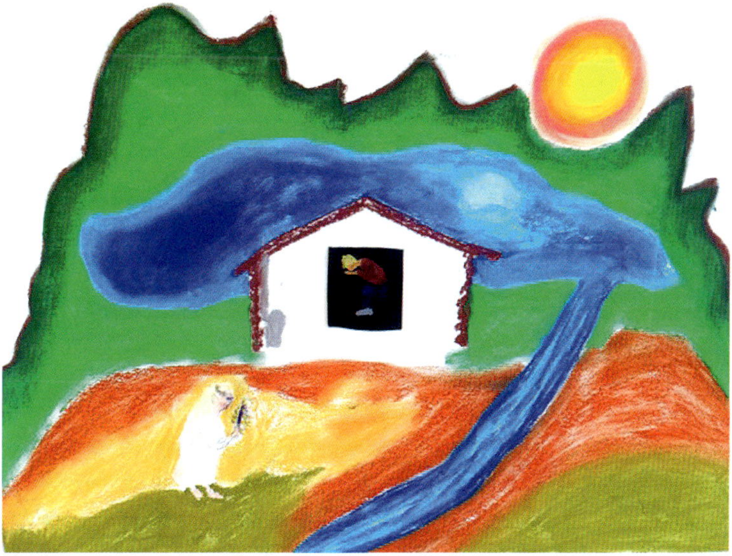

Bild 26: Die Almhütte

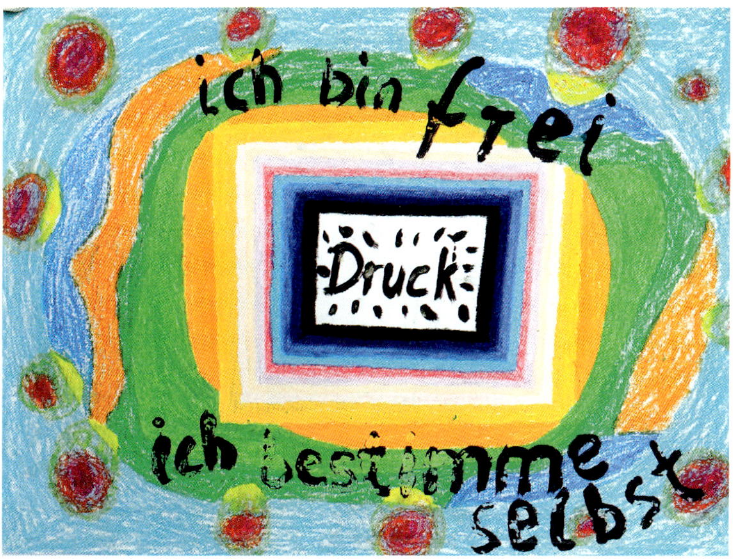


Bild 27: Freiheit und Selbstbestimmung

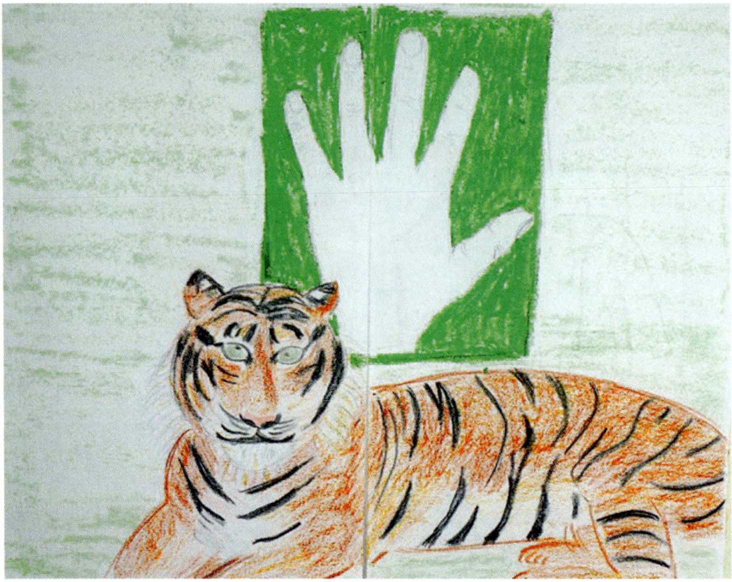

Bild 28: Ein Ort der Geborgenheit für den ›Retter in der Not‹ (Außenansicht)

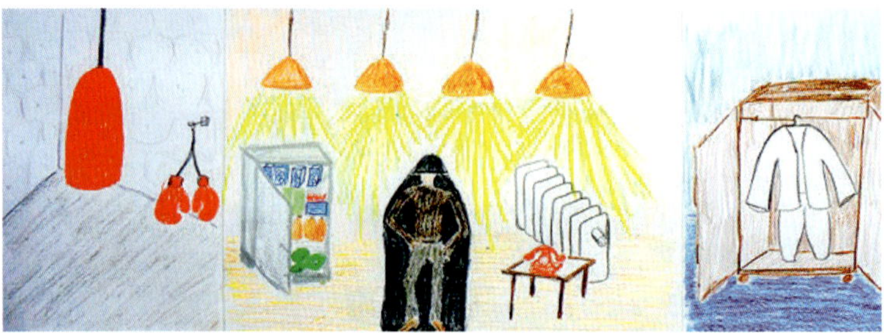

Bild 29: Ort der Geborgenheit (Innenansicht)

### 4.2.4 Distanz entwickeln: Der inneren Beobachterin eine Gestalt geben

Zum Einüben der in diesem Buch beschriebenen Beobachter-Technik hat es sich besonders bewährt, eine Figur im Sinne eines inneren Helfers bildnerisch zu gestalten, welche die Fähigkeit zur neutralen Beobachtung inneren und äußeren Geschehens symbolisiert und repräsentiert. Häufig zeigt sich innerhalb der therapeutischen Prozesse wie auch bei Fortbildungsteilnehmern, dass solche Figuren nicht nur sachlich registrierend und dokumentierend zur Verfügung stehen, sondern spontan wohlwollend und mit innerer Weisheit ausgestattet sein können und der Patientin in Rat gebender Funktion zur Verfügung stehen, ohne in das innere und äußere Geschehen verwickelt zu sein und ohne sich mit einzelnen Anteilen der Persönlichkeit zu identifizieren. Hat die Patientin während der Stabilisierung gelernt, Alltagsprobleme (welche in vielen Fällen auch Trigger für unverarbeitete frühere traumatische Erfahrungen darstellen) mithilfe der inneren Beobachterin und im beobachtenden Dialog zu klären, zu verstehen und zu lösen, schafft sie innerhalb der Stabilisierung nicht nur ein wirksames Handwerkszeug für den Alltag, sondern auch eine elementare Grundlage für möglicherweise später notwendige Traumaexpositionen (s. Kap. 3.2 dieses Buches). Innerhalb der therapeutischen Prozesse, die ich begleite, zeigt sich oftmals, dass Patientinnen, die aufgrund aktuell erlebter Belastungen in Über- oder Untererregungszustände geraten, nicht in der Lage sind, das Erlebte gedanklich zu ordnen, zu reflektieren und zu versprachlichen. Der inneren Beobachterin hingegen gelingt dies in der Regel.

**Anleitung**

Um eine Figur zu entwickeln, welche die Fähigkeit zur distanzierten, wohlwollend neutralen Beobachtung von innerem und äußerem Geschehen symbolisiert, eignen sich im kunsttherapeutischen Setting z. B. die indianischen Karten der Kraft. Diese bilden eine Reihe von Tieren aus dem nordamerikanischen Lebensraum

ab und können bei Bedarf durch andere Tierabbildungen ergänzt werden. Häufig werden Vögel (Adler, Rabe, Falke, Eule …) gewählt, da diese die natürliche Möglichkeit mitbringen, das Geschehen aus der Vogelperspektive zu betrachten. Sie fliegen am Himmel, sitzen auf den Ästen hoher Bäume, auf Türmen oder auf einem Berg und berichten, was ›im Tal‹ vor sich geht bzw. früher vor sich gegangen ist. Ist die Figur gefunden und gemalt oder geformt, kann die Präsenz der Gestaltung sehr dazu beitragen, den beobachtenden Dialog, wie bereits in diesem Buch beschrieben, einzuüben und bei Bedarf immer wieder zu aktivieren: Was weiß der Adler über die Situation?
Was weiß er über das, was für eine positive Lösung hilfreich und förderlich ist?

**Bildbeispiel**

**Adler, Eule und Schmetterling (Bild 9)** Dieses Bild zeigt die inneren Beobachter einer Patientin, die die Gestalt eines Adlers, einer Eule und eines Schmetterlings angenommen haben. Der Adler nimmt äußeres Geschehen wahr, kreist in der Vorstellung der Patientin in einigem Abstand über ihr in der Luft. Wenn Auskunft über intrapsychisches Geschehen benötigt wird, kann der Schmetterling im Zentrum ihrer Brust befragt werden. Wenn sie einen weisen Rat benötigt, lässt sich die Eule auf ihrer Schulter nieder und flüstert in ihr Ohr.

*Beispiel:* Als die Patientin in einem Zustand innerer Überflutung in die Therapiesitzung kommt, hat sie zunächst keinen mentalen Zugang dazu, wie sie in diesen Zustand geraten ist. Die Einbeziehung des Adlers kann die Situation schnell klären: Von oben, also aus der Vogelperspektive, kann der Adler die auslösende Szene (eine für die Patientin überraschende, unerwünschte Körperberührung durch eine andere Person) sachlich beschreiben, vom Zentrum der Brust aus kann der Schmetterling ›sehen‹ und affektfern beschreiben, was die aktuelle Situation ausgelöst hatte (frühere Grenzverletzungen, körperliche und sexualisierte Übergriffe), von der Schulter aus empfiehlt die Eule der Patientin, sich in künftigen unvermeidlichen Begegnungen mit der anderen Person entsprechend zu schützen und verbal abzugrenzen. Der Adler kann darüber hinaus sachlich über eine Situation aus der nahen Vergangenheit berichten, in der es der Patientin gelungen ist, sich durch ein deutlich ausgesprochenes ›Nein‹ zu schützen. Dieses Erlebnis kommt der Klientin erstmals in dieser Sitzung, vermittelt durch den Adler, in ihr Bewusstsein.

### 4.2.5 Starke Affekte regulieren: Der stabile Rahmen

Wie in der Vorstellung eines Reglers liegt der Schwerpunkt in der Arbeit mit Rahmenbildern darauf, der Patientin einen kontrollierten und dosierten Ausdruck starker Affekte (z.B. Angst, Wut, Trauer) und belastender Gefühlszustände (z.B. Ohnmacht, Scham, Schuld) zu ermöglichen. Die Externalisierung bewirkt eine spontane Entlastung, ermöglicht Kontrolle und erlaubt eine konstruktive Auseinandersetzung mit bis dato als überwältigend erlebten Gefühlen. Auch für erfreuliche Gefühle wie z.B. Freude, Liebe, Lebendigkeit und Glück kann ein Rahmenbild sehr hilfreich sein, da auch Letztere im Erleben der Patientin unangenehme Übererregungszustände auslösen können.

**Anleitung**

Um einen Bogen Papier (stabiler Malkarton) wird als Erstes ein Rahmen gestaltet, der so stabil und sicher sein soll, dass er den vorherrschenden Affekt (aus-)halten kann wie ein stabiles Gefäß. Mit der Breite des Rahmens legt die Patientin gleichzeitig die Größe des frei bleibenden Innenfeldes fest. Auf diese Weise bestimmt sie selbst, wie viel Raum sie dem Inhalt geben möchte, bzw. in der Lage ist, zum Ausdruck zu bringen, ohne die Kontrolle darüber zu verlieren. Die Gestalterin bestimmt die Größe der Malfläche und die Farbe, Breite und Dichte des Rahmens selbst. Für das Malen des Rahmens sind dicke Pinsel und Flüssigfarben mit hoher Farbintensität und Dichte (Gouache, Tempera) sehr gut geeignet. Ölpastell- oder Wachskreiden haben sich besonders bewährt, wenn die Patientin noch sehr im Affekt ist, da die Festigkeit des Materials Halt vermittelt und die Malbewegung eine Abfuhr innerer Spannung erlaubt. Wenn der Rahmen auf seine Sicherheit und Stabilität hin überprüft wurde, hat die Patientin verschiedene Möglichkeiten, das Innenfeld zu gestalten. Sie kann das Innenfeld für die Bewegungsimpulse nutzen, die mit dem Affekt verbunden sind (Bild 10), oder für ein Symbol, das die Belastung zum Ausdruck bringt (Bild 11).

Eine weitere sehr lohnenswerte Möglichkeit im Umgang mit belastenden Gefühlszuständen ist, das äußere Feld eines Rahmenbildes als Gestaltungsfläche für einen Gegenpol zu nutzen. Die Gestalterin sucht dann zunächst im therapeutischen Dialog die Farben des Gefühls und die Gegenfarben im Sinne eines Gegenpols. Wenn z. B. der Wut die Farben Rot und Schwarz zugeordnet werden, kann der Gegenpol für die Patientin in Blau-Grün-Tönen Klarheit, Distanz, Ruhe oder Kühle ausdrücken. Im ersten Schritt, in dem sich die Patientin vergewissert, dass sie den dominierenden belastenden Gefühlszustand relativieren kann, wird dieser Gegenpol in die Rahmenfläche hinein gestaltet.

Das belastende Gefühl wird im zweiten Schritt im Innenfeld dargestellt und kann abstrakt in Form und Farbe oder als Bewegungsimpuls (hierfür eignen sich feste Wachskreiden besonders gut, da sie Druck aushalten, schnelle und heftige Bewegungen erlauben und ein Empfinden von Festigkeit vermitteln) zum Ausdruck gebracht werden (s. Kap. 4.3.2, Bild 29).

Die Patientin kann auch dem Inhalt des Rahmens, ähnlich der Bildschirm-Technik, bewusst Energie entziehen, indem sie Farbe herausnimmt, also ein stärker distanzierendes, weniger farbintensives Material wählt, z. B. Buntstifte, oder die Farbe ganz herausnimmt und einen Bleistift benutzt (s. Bild 12). Sie kann das belastende Gefühl als Symbol/Figur darstellen, sodass es feste Konturen bekommt und dadurch ›handhabbar‹ wird.

**Bildbeispiele**

**Stabiler Rahmen für Bewegungsimpulse (Bild 10)** Die Patientin wählt im ersten Schritt die Farbe Grün für die Gestaltung der Rahmenfläche, die sie mit Ölpastellkreiden so breit und so dicht gestaltet, dass der Rahmen ihr stabil genug ist. Im zweiten Schritt füllt sie die Innenfläche mit den Bewegungsimpulsen, die sie im Kontakt mit ihrer Wut verspürt.

**Stabiler Rahmen für ein Symbol (Bild 11)** Auch diese Patientin hat für ihre Rahmenfläche die Farbe Grün gewählt. In die Innenfläche gestaltet sie ein Symbol für ihre Angst vor wiederholtem Täterkontakt: »Die Hand (des Täters), die nach meinem Herzen greift«. In einem Folgebild bringt sie ihr Herz in Sicherheit und schützt es symbolisch vor weiteren Übergriffen: »Heute kann ich mich schützen und mir Hilfe holen.«

### 4.2.6 Belastungen distanzieren: Gefäße zum Öffnen und Schließen

Die konkrete Möglichkeit des Öffnens und Schließens eines Behältnisses im Sinne einer symbolischen Handlung zur Distanzierung und sicheren Aufbewahrung von (traumatischen) Belastungen scheint insbesondere für früh traumatisierte Patientinnen ein sehr hilfreicher Zwischenschritt auf dem Weg zur Entwicklung der mentalen Distanzierungsfähigkeit zu sein. Gestalterisch gibt es viele verschiedene Möglichkeiten, ein entsprechendes Gefäß, ähnlich einem Tresor oder Safe, malend, plastizierend (z. B. aus Tonerde) oder bastelnd (z. B. aus Pappe) herzustellen. Allen sollte gemeinsam sein, dass ihr Erscheinungsbild angenehm neutral ist, auch wenn sie für unangenehme Inhalte zur Verfügung stehen sollen. Sie sind wertvolle Hilfsmittel bzw. Werkzeuge für Alltag und Therapie, und bei den in ihnen aufbewahrten belastenden Inhalten handelt es sich möglicherweise um wichtige Erfahrungen, die zu einem späteren Zeitpunkt in der Therapie wieder benötigt werden. Eine Würdigung der schlimmen Erfahrungen als Teil der persönlichen Lebensgeschichte der Patientin und die daraus entwickelten Ressourcen sind ein wichtiger Bestandteil dieses Prozesses.

Wenn Patientinnen in der Therapie berichten, dass Distanzierungsversuche, wie z. B. die Vorstellung eines Tresors, nicht funktionieren, stellt sich oftmals heraus, dass es sich in ihrer inneren Vorstellung um »dunkle Kellerlöcher« und »Mülldeponien« handelt, die von der Patientin verabscheut und von verletzten jüngeren Ichs gefürchtet sind.

Die im Folgenden vorgestellten Beispiele orientieren sich daran, eine angenehm-neutrale Arbeitsatmosphäre in Bezug auf den Umgang mit Belastungen zu entwickeln und zu fördern.

**Anleitung**

In der Distanzierung von (traumatischen) Belastungen bildet das *Rahmenbild* die Wände eines Safes oder eines anderen vorgestellten Gefäßes, in das die Patientin von oben hineinsieht und nach Fertigstellung des Rahmens den belastenden Inhalt symbolisch hineinlegt. In einem zweiten Schritt legt sie einen neuen Bogen Papier darüber und gestaltet auf das Deckblatt einen guten Wunsch, gewissermaßen als guten Kompostdünger. Im dritten Schritt wird erneut ein Bogen Papier darübergelegt und ein Deckel gestaltet, um das Gefäß zu verschließen.

Beim Gestalten eines angenehm neutralen Archivraumes empfiehlt sich die Struktur des *Triptychons*, das zwei Seitenflügel hat, die sich öffnen und schließen lassen. Zunächst wird der Eingang zum Archivraum auf der Außenseite des geschlossenen Triptychons gestaltet: Um was für eine Tür handelt es sich, aus welchem Material besteht sie und auf welche Weise wird sie geöffnet und verschlossen? Die Tür hat eine zentrale Bedeutung, da sie den Vorgang des Distanzierens begrenzt. Gibt es etwas, das im Archivraum hinterlegt werden soll, beginnt dies mit dem Öffnen der Tür und endet mit dem Schließen. Danach kann die Patientin die Aufmerksamkeit darauf richten, wo und wie sie in ihrem Körper wahrnimmt, dass die Belastung nun sicher dort untergebracht ist.

Im zweiten Schritt wird die Innenseite des Triptychons gestaltet. Der Bildraum ist für verschiedene Behältnisse (z. B. Schränke, Regale, Truhen etc.) vorgesehen, in denen Belastungen sortiert und sicher aufbewahrt werden können. Möglicherweise ist das Deponieren belastender Ereignisse aus der Biographie zunächst undifferenziert. Im weiteren Verlauf der Therapie dient die entstehende Struktur des Archivraums zunehmend dem Zuordnen, Sortieren und Clustern der Belastungen und vermittelt der Patientin zunehmend Kontrolle über die zu be- und verarbeitenden inneren und äußeren ›Baustellen‹. Eine differenzierte Arbeit mit dem ›Innenleben‹ des Archivraumes sollte nur innerhalb der Einzeltherapie stattfinden, um die Patientin bei der Realisierung und Distanzierung angemessen unterstützen zu können. Die Titel der einzelnen ›Schubladen‹ sollten so neutral sein, dass diese keine Trigger darstellen.

**Bildbeispiele**

**Erster Schritt: Ein stabiler Rahmen für einen Flashback (Bild 12)** In diesem Bild hat eine Patientin einen Flashback in einen Rahmen hinein gestaltet. Für die Rahmenfläche hat sie ein »kühlendes Blau« gewählt, den Flashback abstrahiert und mit einem Bleistift hineingezeichnet, um ihn auf diese Weise »zu entschärfen«.

**Zweiter Schritt: Deckblatt ›Ein guter Wunsch‹ (Bild 13)** Im nächsten Schritt gestaltet sie auf einem neuen Blatt Papier einen guten Wunsch (»Möge das Schwere leichter werden!«) und deckt den Flashback damit ab.

**Dritter Schritt: Der Deckel (Bild 14)** Auf einen dritten Papierbogen gestaltet sie einen Deckel zum Verschließen des Gefäßes, das sie symbolisch mit einem kleinen Vorhängeschloss versieht. Die goldene Farbe soll zum Ausdruck bringen, dass es sich um einen stabilen Metalldeckel handelt.

**Archivraum (Außenansicht des geschlossenen Triptychons) (Bild 15)** Diese Patientin hat die Tür ihres Archivraumes bewusst mit Blumen geschmückt (»Es soll ja ein freundlicher Ort werden, der mir hilft …«) und mit einem Riegel versehen. Die Fußabdrücke zeigen links den Hinweg und auf der rechten Seite, wie sie sich nach dem Deponieren einer Belastung wieder entfernt.

**Archivraum (Innenansicht des geöffneten Triptychons) (Bild 16)** Im Innenraum hat sie auf den linken Seitenflügel eine Kommode mit drei Schubladen für traumatische Erlebnisse aus der Kindheit gestaltet. Die einzelnen Schubladen sind durch geometrische Formen (Dreieck, Kreis, Quadrat) gekennzeichnet und stehen für drei verschiedene traumatische Erlebnisbereiche. Im Mittelteil befindet sich ein großer Rollcontainer mit fünf verschiedenfarbigen Schubfächern für verschiedene gegenwärtig belastende Alltagskonflikte (Konflikte auf der Arbeitsstelle, Konflikte in der Partnerschaft etc.). Die blaue Kommode auf dem rechten Seitenflügel des Triptychons bewahrt verschiedene Zukunftsängste auf, die die Patientin gegenwärtig belasten (z. B. Angst vor Trennung der Partnerschaft, Angst, die Arbeitsstelle zu verlieren etc.) und die sie durch Zahlen von eins bis vier gekennzeichnet hat.

## 4.3 Kunstpsychotherapeutische Arbeit auf der inneren Bühne

### 4.3.1 Einen liebevollen Kontakt zu jüngeren Ichs entwickeln

> Frau C. kam im Alter von 57 Jahren nach der Diagnosestellung eines IgA-Plasmozytoms in meine ambulante psychotherapeutische Behandlung. Sie hatte sich seit einem Psychiatrieaufenthalt vor ca. vierzig Jahren durchgängig in medikamentöser psychiatrischer Behandlung befunden und verspürte nach der Diagnose eines IgA-Plasmozytoms erstmals den Wunsch, sich mit psychotherapeutischer Unterstützung ihrer Lebensgeschichte zuzuwenden und den »Sinn« ihrer Erkrankung zu verstehen.

Sie litt unter Depressionen, Angst- und Panikattacken, Somatisierungsstörungen, Derealisations- und Depersonalisierungsphänomenen. Die Krebserkrankung war diagnostiziert worden, kurz nachdem ihre Tochter aus dem mütterlichen Haushalt ausgezogen war, um ein Studium in einer anderen Stadt zu beginnen. Frau C. hatte nach einer kurzen Ehe und anschließender Scheidung mit der Tochter allein gelebt und war seit ca. dreißig Jahren berufstätig. Die Liebe zu ihrer Tochter und zu ihrem Beruf sowie ihr christlicher Glaube stellten die wichtigsten Ressourcen dar. Sie erhielt ein- und manchmal mehrmals täglich »Kontrollanrufe« von ihrer vierundachtzigjährigen Mutter, die sie einerseits ärgerten, ihr aber andererseits ein Gefühl von Halt und Sicherheit vermittelten. Seit dem Auszug der Tochter litt sie vermehrt unter Sinnlosigkeits- und Verlassenheitsgefühlen und der wiederkehrenden Befürchtung, an einer lebensbedrohlichen Krankheit zu leiden. Zunächst erlebte ich einen extremen Wechsel zwischen vermeidendem und verleugnendem Verhalten gegenüber der Krebserkrankung und massiver Todesangst, insbesondere in Bezug auf zu erwartende Krankenhausaufenthalte.

In ihren gemalten Bildern nahm die Krebserkrankung wechselnde Gestalten an: die eines stachligen schwarzen Drachens, eines Sensenmannes und nicht zuletzt die eines »sperrigen Drahtungeheuers«. Mit diesen nahm Frau C. vorsichtig Kontakt auf, indem sie innerhalb der Sitzungen mit ihnen sprach. So sagte das Drahtwesen: »Ich bin das Drahtwesen und ich kann kaum gehen, weil ich keine Füße habe, mit denen man gehen kann. Ich könnte nur rollen oder schlittern und komme nicht dorthin, wo ich hinwill. Ich habe Hände, mit denen ich nicht tun kann, was ich möchte. Ich habe Gedanken, die in den Körper wandern und verhindern, dass ich mich wohlfühle. Meine Augen sind geschlossen. Ich kann nicht sehen, was mein Ziel ist. Ich bin sehr missmutig. Alles Schöne liegt hinter mir. Ich kann es nicht sehen. Ich bin nicht sicher, ob es überhaupt da ist. Und ob ich es in Zukunft sehen kann. Wahrscheinlich mag mich keiner, auch Gott nicht.« Der stachlige schwarze Drache hinderte sie daran, selbstfürsorglich mit sich umzugehen, und versperrte den Zugang zu ihren Ressourcen (der blühende Baum im Bildhintergrund): »Er liegt herum, mit schweren Steinen im Körper, damit er nicht aufstehen kann ... wie der böse Wolf bei den sieben Geißlein ...« Im Märchen ›Der Wolf und die sieben Geißlein‹ wird der Wolf mit den schweren Steinen in seinem Bauch dafür bestraft, dass er die Geißlein gefressen hat. Frau C. erlebte ihre Erkrankung unbewusst als eine Bestrafung für etwas, dessen sie sich schuldig gemacht hatte. Nach einer imaginativen Kontaktaufnahme zu ihrer inneren Weisheit, die sie nach dem Sinn ihrer Krankheit befragte, antwortete diese: »Du sollst etwas auflösen, es soll etwas weich werden in dir ... der Kern soll sich öffnen, das ist der Sinn deiner Krankheit.«

Ihre eigene Zeugung und Geburt beschrieb die Klientin als einen »Kriegsunfall«. Die Eltern heirateten während eines kurzen Fronturlaubs des Vaters und hatten keine Gelegenheit, sich näher kennenzulernen. Die Mutter brachte ihr Baby bei Schneetreiben und Bombenalarm allein zur Welt, wurde kurze Zeit darauf mit ihrem Kind evakuiert und kehrte ein Jahr später in den Haushalt der Großeltern zurück. Dieses Baby bekam eine liebevolle Zwergenmutter als innere Helferin *(Bild 17)*.

Frau C. lernte nach einer Zeit von Glück und Geborgenheit in der Obhut von Großmutter, Mutter und Tante als 5-Jährige ihren Vater kennen, als dieser kriegstraumatisiert aus russischer Gefangenschaft zurückkehrte. Sie erlebte den Vater als fremden und bedrohlichen Eindringling, »hatte unheimlich Angst vor ihm und wollte, dass er so schnell wie möglich wieder verschwindet« – dies entsprach mit hoher Wahrscheinlichkeit auch den heimlichen Wünschen ihrer Mutter. Zur Angst der Fünfjährigen vor ihrem Vater trugen maßgeblich dessen Traumafolgestörungen bei, die ihn für sie zu einem unzugänglichen und unberechenbaren Fremdling machten. Sie musste das Ehebett, das sie bisher mit der Mutter geteilt hatte, verlassen, schlief aber weiterhin im elterlichen Schlafzimmer und wurde Zeugin der nächtlichen Beschwerden des Vaters und der angespannten Beziehung zwischen den Eltern. Kurz darauf wurde die Mutter ungewollt schwanger mit dem vier Jahre jüngeren Bruder. Von diesem Zeitpunkt an litt die Patientin zunehmend unter einem Zustand von »Verhärtung und innerer Kälte« und erlebte die Mutter als emotional abweisend, zwanghaft und kontrollierend, die häusliche Atmosphäre als »gleichmäßig unterkühlt«.

Für dieses verlassene und verängstigte fünfjährige Kind fand Frau C. zunächst einen Ort der Geborgenheit in einer Baumhöhle, wo es ebenfalls von einer liebevollen Zwergenmutter betreut wurde *(Bild 18)*, und später ideale innere Eltern, zwischen denen sie den Sonntagmorgen im Bett verbringen und elterliche Nähe genießen konnte, so wie sie es vor der Rückkehr des Vaters gemeinsam mit der Mutter und deren Zwillingsschwester erlebt hatte *(Bild 19)*. Unter Zuhilfenahme ihres Familienalbums konnte sie nun innerhalb der Therapie den Kontakt zu unbeschwerten und glücklichen Momenten der ersten fünf Lebensjahre mit Mutter, Großmutter und Tante herstellen. In der Beschäftigung mit Zeitdokumenten über die Kriegs- und Nachkriegsgeneration begann sie, sich der Lebensgeschichte ihres Vaters zu nähern und konnte erstmals ihre tief verborgene Sehnsucht nach väterlicher Zuneigung wahrnehmen.

Es zeigte sich, dass es weitere traumatisierte jüngere Ichs gab, für die die Patientin einen Ort der Geborgenheit benötigte. So entstand in ihrer Vorstellung ein Baum mit mehreren verschiedenen Baumhöhlen, in denen jüngere Persönlichkeitsanteile verschiedener Altersstufen Schutz, Geborgenheit und Zuwendung erhielten und von einem inneren Zwergenteam liebevoll betreut wurden.

Als Frau C. neun Jahre alt war, erkrankte der jüngere Bruder an toxischer Diphtherie und verstarb daran. Die Mutter wurde zu diesem Zeitpunkt ebenfalls wegen Diphtherie stationär behandelt, und die Neunjährige verbrachte drei Wochen unter Quarantäne in der Infektionsabteilung eines Krankenhauses ohne eine Verbindung zu ihrer Familie. Der einzige Kontakt, an den sie sich während dieser drei Wochen erinnern konnte, war das Erscheinen eines schwarz gekleideten Pastors (s. o.: der schwarze Sensenmann), den sie nicht kannte und dessen Erscheinen in ihr Todesangst auslöste. Ihr Körper wurde in dieser Situation »ganz hart und starr und kalt … ich wollte weinen und schreien, aber ich konnte nicht … ich wollte zu meiner Mutter, aber die war nicht da …«: Wenige Tage zuvor hatte sie miterlebt, wie kurz vor dem Tod des kleinen Bruders ein schwarz gekleideter Pastor in ihr Elternhaus gekommen war. Danach war sie ohne jede Erklärung selbst in ein Krankenhaus gebracht worden. Da die Beziehung zu ihrem kleinen Bruder von starker Rivalität geprägt gewesen war und sie den heimlichen Wunsch verspürt hatte, dieser möge »wieder vom Erdboden verschwinden«, gab sie sich selbst die Schuld an seinem Tod und vermutete nun, durch ihren eigenen Tod dafür bestraft zu werden.

Die innere Neunjährige erhielt zunächst einen beschützenden Zwerg an ihr Krankenhausbett, der dafür sorgte, dass der fremde Pastor das Zimmer nicht betreten konnte, und etwas später eine eigene Baumhöhle mit einem idealen Kinderarzt *(Bild 20)*, der das verängstigte Kind auf den Schoß nahm und ihm »alles erklären« konnte. Außerdem bekam die Neunjährige ein »weiches, weißes Kuschelschaf« zum Trost. Den Tod des Bruders und den eigenen Krankenhausaufenthalt konnte Frau C. mithilfe von bildnerischen Gestaltungen und der Bildschirm-Technik erfolgreich traumakonfrontativ bearbeiten. Dies war wichtig, um sie für die die bevorstehenden weiteren Krankenhausaufenthalte von posttraumatischen Symptomen zu entlasten.

Im Alter von siebzehn Jahren stand Frau C. kurz vor dem Abitur und dem möglicherweise bevorstehenden Auszug aus dem Elternhaus. Mit ihrer ersten Liebe erlebte sie eine bisher nicht gekannte innere Freiheit, Lebendigkeit und emotionale Verbundenheit, die gleichzeitig massive Ängste vor der Ablösung von der Mutter auslöste. Sie litt in dieser Zeit unter Angst- und Panikattacken und fühlte sich nicht in der Lage, die Nacht ohne die Anwesenheit der Mutter zu verbringen. Auf Anraten eines Arztes wurde sie für ein halbes Jahr in eine psychiatrische Klinik eingewiesen, wo sie mit Elektroschocktherapie (s. o. Das Drahtwesen) behandelt wurde. An diese Zeit hatte Frau C. zunächst nur vage Erinnerungen. Sie wusste, dass sie sich »abgeschnitten und völlig neben mir« gefühlt hatte. Erst heute ist ihr klar, wie schmerzlich sie den Kontakt zu ihren Mitschülern, Freundinnen und Lehrerinnen vermisste, von denen sie nie einen Gruß oder einen Besuch erhielt. Nach ihrer Rückkehr in die Schule fiel nie ein Wort über die Zeit ihrer Abwesenheit, und die Siebzehnjährige zog sich weiter in sich selbst zurück. Trost spendete in dieser Zeit nur ihr erster Freund, der sie sporadisch in der Klinik besuchte und die Beziehung zu ihr vier Jahre lang aufrechterhielt. Sie gestaltete der inneren Siebzehnjährigen eine Erinnerung an die glückliche Zeit mit dem ersten Freund und schenkte ihr nachträglich Besuch von imaginativen Schulfreundinnen, die in ihrem Bild *(Bild 21)* in Sprechblasen zu ihr sagen: »Wann kommst du wieder zur Schule? Wir denken an dich! Wir vermissen dich!« Frau C. verspürte nun erstmalig den Wunsch, Kontakt zu ihrer damaligen Lehrerin und einer früheren Schulfreundin aufzunehmen, um ihre Erinnerung zu vervollständigen und zu überprüfen. Momente von Unbeschwertheit und Lebensfreude aus der Zeit ihres ersten Verliebtseins *(Bild 22)* erhielten einen »Ehrenplatz« in der Krone ihres Baumes und aktivierten den aktuellen Wunsch nach einer Partnerschaft.

Über die schmerzliche Trennung von ihrem ersten Partner versuchte Frau C. sich mit ihrem späteren Ehemann hinwegzutrösten, wurde nach kurzer Zeit ungewollt schwanger und heiratete »ohne Liebe«, weil es ihr nicht gelang, sich dem Drängen der Eltern zu widersetzen. Ihr Sohn kam mit einer Missbildung zur Welt und starb wenige Stunden nach der Geburt. Da sie das Kind mit einem Kaiserschnitt zur Welt gebracht hatte, war es für sie »einfach verschwunden«, als sie aus der Vollnarkose erwachte. Ihrem Wunsch, das Kind zu sehen, wurde nicht entsprochen. Jahrelang begleiteten Frau C. »grausige Bilder« über das Aussehen und den Verbleib ihres Sohnes. Weil sie das Kind nicht gewünscht hatte, fühlte sie sich schuldig an seinem Tod. Die darauffolgenden Ehejahre überstand Frau C. mit hoch dosierten Antidepressiva.

Nach der Geburt ihrer Tochter, die sie heute als ihr größtes Lebensglück bezeichnet, fand sie die Kraft, sich von ihrem Ehemann zu trennen. Mithilfe von Gebeten und fiktiven Briefen an den Sohn gelang es ihr nun, das verstorbene Kind zu betrauern und mitfühlende Anteilnahme für die innere Vierundzwanzigjährige zu entwickeln. Als Symbol für ihren Sohn legte sie ein Herz in ein weiches Moosbett an der Wurzel ihres Baumes, das von einer eigenen liebevollen Zwergenmutter beschützt wurde.
Die einzelnen Bilder ihrer Baumhöhlen fügte Frau C. zu einem Wandbild zusammen, das oben und unten von einem Ast gehalten wurde *(Bild 23)*. Dieses hing eine Zeit lang in ihrer Wohnung als Erinnerung daran, dass ihre jüngeren Ichs noch eine Weile die liebevolle Zuwendung, den Trost und das Mitgefühl der Erwachsenen benötigen würden.

### 4.3.2 Verletzte Anteile retten

Herr K., den ich ca. 4 Wochen lang innerhalb seiner stationären Therapie kunstpsychotherapeutisch begleitete, hatte vor seinem Klinikaufenthalt aufgrund eines Burn-Out-Syndroms und einer depressiven Episode eine Behandlung in einer Reha-Klinik in Anspruch genommen. Stärker als durch die Flashbacks fühlte Herr K. sich durch ausgeprägte Morgentiefs und Antriebslosigkeit beeinträchtigt, die es ihm unmöglich machten, seinen Beruf auszuüben, seiner Familie gerecht zu werden und soziale Kontakte zu pflegen. Heute sieht Herr K. als die wesentlichen Auslöser für seine Krise den Bau eines Hauses, seit dessen Fertigstellung seine Mutter mit seiner Familie im selben Haus lebe. Als weiteren Auslöser identifizierte Herr K. eine neue Chefin auf seiner Arbeitsstelle, die von Aussehen und Verhalten Ähnlichkeit mit seiner Mutter aufweise. Während des Reha-Aufenthalts waren Herrn K. erstmals sehr belastende Bilder von Gewalterfahrungen in der Kindheit zu Bewusstsein gekommen, woraufhin ihm eine Traumatherapie empfohlen worden war. Ca. zwei Jahre vor der stationären Traumatherapie hatte Herr K. in einer längeren Phase depressiven Rückzugs auf einer großen Leinwand mit Ölfarbe versucht, sein inneres Erleben auszudrücken. Das Malen habe ihn sehr entlastet, jedoch sei es in der folgenden Zeit sehr unangenehm gewesen, es jeden Tag in seinem Zimmer zu sehen, wo es zwei Jahre lang an eine Wand gelehnt gestanden hatte. Seitdem hatte Herr K. das Bild niemandem gezeigt und mit niemandem darüber gesprochen. Ich bat Herrn K., das Bild zu verpacken und mit in die Therapie zu bringen. Wie Herr K. mir später berichtete, hatte das Verpacken ihn sehr entlastet und er konnte nicht verstehen, warum er in den vergangenen zwei Jahren nicht auf die Idee gekommen war, es zu bedecken.

Das Bild zeigt Herrn K. im Alter von ca. sechs Jahren, zusammengekauert angesichts eines jähzornigen und gewalttätigen Impulsdurchbruches seines alkoholkranken Stiefvaters, den seine Mutter heiratete, als er drei Jahre alt war *(Bild 24)*. Solche Ausbrüche seien an der Tagesordnung gewesen, und erst mit dem Malen des Bildes sei Herrn K. bewusst geworden, wie stark die Gegenwart des Stiefvaters in der Familie seine Kindheit überschattet habe und ihn bis heute verfolge. Die Mutter habe während dieser gewalttätigen Ausbrüche auf dem Sofa gesessen, habe ferngesehen, Wein getrunken und Zigaretten geraucht und sich in das Geschehen nicht eingemischt. Die Anwesenheit der Mutter im selben Raum sei Herrn K. erst beim Malen des Bildes wieder ins Bewusstsein gekommen. Die Mutter habe sich insgesamt »in eine heile Welt« geflüchtet und viel über ihre Blumen gesprochen, für die sie eine besondere Vorliebe hatte. Als Kind musste Herr K. sich »unsichtbar« machen; die Aufmerksamkeit auf sich zu ziehen, erlebte er als »gefährlich«.

Was Herrn K. erst auf meine Frage hin bewusst wird, ist das »Wolkenloch« im rechten oberen Bildraum – ein innerer Fluchtpunkt, der es ihm ermöglichte, das elterliche Wohnzimmer in Momenten großer Not innerlich zu verlassen.

Den Vorschlag meinerseits, dem sechsjährigen Jungen nachträglich zu ermöglichen, das elterliche Wohnzimmer zu verlassen, greift Herr K. mit großer Erleichterung auf und schneidet ohne zu zögern das Kind aus der Szene heraus *(Bild 25)*, um für ihn auf einem neuen Malpapier einen Ort der Geborgenheit zu suchen. Es folgen vier weitere Sitzungen, in denen Herr K. sehr engagiert mit der Gestaltung dieses Ortes beschäftigt ist. Auch zwischen den Sitzungen ist Herr K. in einem intensiven inneren Dialog mit diesem Sechsjährigen und dessen Bedürfnissen.

Zunächst entsteht eine Almwiese *(Bild 26)*, auf welcher dieser »ganz allein sein kann und von keinem anderen Menschen bedrängt, bedroht oder im Stich gelassen wird, nicht eingesperrt, sondern frei ist«. Im Dialog mit dem jüngeren Ich wird deutlich, dass auf der Wiese eine Berghütte zum Schutz benötigt wird und das verlassenen Kind durch eine Elfe versorgt und getröstet werden soll. Die Kontrolle über Nähe und Distanz ist Herrn K. sehr wichtig. Die innere Helferin soll sich außerhalb des Hauses aufhalten und jederzeit von ihm gerufen werden können. Die Anwesenheit eines Lebewesens innerhalb der Hütte wird zu diesem Zeitpunkt als bedrängend erlebt. Da die elterliche Wohnung früher auf Anordnung des Stiefvaters kaum geheizt wurde und der Patient in der Kindheit häufig gefroren hatte, ist ein Ofen (im Bild an der linken Innenwand der Hütte) der erste wichtige Einrichtungsgegenstand. Für die weitere Einrichtung möchte Herr K. sich über die bevorstehende Entlassung hinaus Zeit nehmen.

Für den starken Leistungs- und Erwartungsdruck, unter den Herr K. sich im Kontakt mit anderen Menschen setzt und der oftmals zu völligem Rückzug führt, »weil ich diese Erwartungen ja nie erfüllen kann«, gestaltet Herr K. ein Rahmenbild *(Bild 27)*. Für den Gegenpol, der die Rahmenfläche füllen soll, wählt er helle, frische Farben für ›Freiheit‹ und für ›Selbstbestimmung‹, in die Innenfläche des Rahmens plaziert er seinen inneren Druck.

Im Kontakt mit dem Bild und verbunden mit den positiven Kognitionen »Ich bin frei« und »Ich bestimme selbst« kann er deutlich eine Aufrichtung seiner Wirbelsäule und eine Erleichterung in der Atmung wahrnehmen.

Herr K. beendete seinen stationären Aufenthalt mit der Zuversicht, dass nun auch der Erwachsene in der Gegenwart die Kraft und den Mut aufbringen wird, seine Wohn- und Arbeitssituation seinen Bedürfnissen entsprechend zu verändern.

### 4.3.3 Persönlichkeitsanteile verwandeln

Frau S. kommt zum wiederholten Male zu einem stationären Therapie-Intervall. Mithilfe vergangener stationärer Aufenthalte und einer langjährigen ambulanten Traumatherapie ist es ihr gelungen, für vormals voll abgespaltene innere Anteile ein durchgängiges Co-Bewusstsein zu entwickeln und diese in eine friedliche Co-Existenz zu integrieren, sodass sich der Alltag und die Lebensqualität deutlich verbessert haben. Seit der Geburt ihres ersten Kindes vor einem halben Jahr leidet Frau S. unter wiederkehrenden Gedanken, diesem schaden zu wollen, es quälen und verletzen zu müssen. Frau S. versichert, durchgängig Kontrolle über ihr Handeln zu besitzen und dem Kind bisher keinerlei Schaden zugefügt zu haben. Sie fürchtet sich aber sehr davor, dass solche Impulse stärker werden könnten und sie dann nicht in der Lage sein könnte, ihr Kind großzuziehen. Frau S. leidet sehr unter der Angst, ihr Kind zu verlieren, und unter massiven Scham- und Schuldgefühlen.

Den Persönlichkeitsanteil, der diese Gedanken ›schickt‹, bezeichnet Frau S. als »grusliges schwarzes Monster«, vor dem sich alle anderen Innenanteile, einschließlich der kompetenten Alltagsanteile, fürchten. Das folgende psychoedukative Gespräch über die Entstehung und frühere Funktion solcher Anteile erlebt Frau S. als entlastend. Dass es sich um ein jüngeres Ich in einem ›Monsterkostüm‹ handelt und nicht um ein Monster, lässt Frau S. Hoffnung schöpfen, dass dieser Anteil sich ändern kann und sie ihr Kind nicht verlieren muss. In vielen Märchen ist die Rolle und Aufgabe einer Märchenheldin eng verbunden mit dem Kostüm oder Gewand, das diese trägt. Umgekehrt impliziert das Tragen eines neuen Gewandes eine Verwandlung und das Einnehmen einer neuen Rolle. Um eine solche Verwandlung zu durchlaufen, benötigt das ›Monster‹ zunächst einen neutralen Namen, der es nicht auf seine bisherige Rolle fixiert. Die Patientin erlebt, nachdem sie verstanden hat, welche wichtige

Funktion dieser Anteil früher einmal gehabt hat, die Bezeichnung ›Retter in der Not‹ als stimmig. Außerdem soll ein Ort der Geborgenheit für diesen Anteil eine stabile Basis für bevorstehende Veränderungen schaffen. Die Erwachsene, die vorwiegend die Therapie und den Alltag managt, nimmt ihre Angst wahr, im Kontakt mit diesem Anteil überwältigt und von destruktiven Botschaften überflutet zu werden. Um die Konfrontation zu dosieren und die zunächst notwendige Distanz herzustellen, soll die Kommunikation erst einmal ausschließlich über ein ›Konferenztelefon‹ stattfinden. Ich biete Frau S. ein Triptychon zum Öffnen und Schließen an, in das die Patientin in den folgenden Sitzungen einen geschützten Ort für diesen Anteil hinein gestaltet. Es erleichtert sie sehr, dass sie das Triptychon immer wieder schließen kann, sobald sie Distanz benötigt. Es wird eine Vereinbarung mit dem ›Retter in der Not‹ getroffen, dass dieser im Stationsalltag an seinem Ort bleibt und während der Therapiesitzungen die volle Aufmerksamkeit bekommt. Auf der Außenseite des Triptychons wird zunächst der Eingang gestaltet, der von einem starken Tiger bewacht wird und nur per Handabdruck geöffnet werden kann *(Bild 28)*.

Für den Innenbereich des Triptychons *(Bild 29)* ist es zunächst das Wichtigste, dass es dort eine Heizung, einen immer gefüllten Kühlschrank und viel Licht gibt. Frau S. wurde als Kind und Jugendliche häufig in einem dunklen Kellerraum eingeschlossen, musste frieren und hungern.

Im linken Seitenflügel entsteht ein gepolsterter ›Wut-Raum‹ mit einem Boxsack, in dem der Anteil »Dampf ablassen« kann, ohne sich selbst und andere zu verletzen. Im rechten Seitenflügel gestaltet Frau S. einen zunächst leeren Kleiderschrank, damit es für das neue Gewand einen Platz gibt, sobald es gefunden sein wird. Im Mittelteil befindet sich das Konferenztelefon, über das die Verbindung zu anderen Persönlichkeitsanteilen hergestellt werden kann. Erst als »alles da ist, was gebraucht wird«, wagt die Patientin, den Anteil selbst in den Bildraum hineinzugestalten, und ist überrascht, dass die in ihrer bisherigen Vorstellung übermächtige schwarze Gestalt sich im gemalten Bild bereits in einen »coolen Sechzehnjährigen« verwandelt hat.

In den folgenden Dialogen liegt der Schwerpunkt auf der Würdigung der bereits entwickelten Fähigkeiten (Wachsamkeit, Kraft, Mut) dieses Sechzehnjährigen. Die Patientin schaut sich im Internet Meister asiatischer Kampfkunst an und entscheidet sich für einen Kampfsport-Anzug als neues Gewand. Der Sechzehnjährige bekommt einen asiatischen Meister als inneren Helfer, bei dem er lernen kann, wie verletzte jüngere Ichs adäquat beschützt werden können. An seinem geschützten Ort bekommt der neue Anzug zunächst einen festen Platz im Kleiderschrank. Der ›Retter in der Not‹ ist eingeladen, das neue Kostüm so oft wie möglich anzuprobieren, darf aber das alte zur Sicherheit so lange behalten, bis es nicht mehr benötigt wird. Auch wenn die alten Verteidigungsstrategien in der Gegenwart dysfunktional sind, sind sie vertraut und vermitteln Sicherheit. Es wird zunächst ein Pendeln zwischen alten Mustern und neuen Möglichkeiten angestrebt, um neue Orientierungen zu geben und Weichen für eine Verwandlung von destruktiver Macht in konstruktive Kraft und Einflussnahme zu stellen. Der innere Vertrauensbildungsprozess zwischen den Anteilen wird noch Zeit und therapeutische Unterstützung benötigen, bis die neue Rolle fest etabliert und der ›Retter in der Not‹ als Beschützer verletzter jüngerer Ichs im Innensystem der Patientin fest integriert sein wird.

# 5. Die eigene Geschichte annehmen und integrieren

*Hoffnung ist nicht Optimismus.*
*Nicht die Überzeugung,*
*dass etwas gut ausgeht,*
*sondern die Gewissheit,*
*dass etwas einen Sinn hat,*
*ohne Rücksicht darauf,*
*wie es ausgeht.*

*Vaclav Havel*

Eine traumatische Geschichte anzunehmen ist nicht leicht. Manche meinen, jeder Mensch mache traumatische Erfahrungen und man solle nicht so ein Aufhebens darum machen. Selbst wenn das wahr wäre, so scheint doch zu gelten, dass wir das, was uns Schmerz bereitet hat, betrauern wollen, damit wir es akzeptieren können.

Ich werde im Folgenden einige Möglichkeiten aufzeigen, wie man mittels Imagination den Trauerprozess unterstützen kann. In einer früheren Veröffentlichung hatte ich den Trauerprozess anhand des Märchens »Aschenputtel« dargestellt. Diesmal will ich andere Möglichkeiten beschreiben, die den Prozess begleiten können. Im Übrigen sollten die Übungen und vorgestellten Bilder als Ergänzung einer üblichen Psychotherapie verstanden werden, die ich hier nicht näher zu beschreiben brauche.

## 5.1 Der Trauer eine Gestalt und Raum geben

Von Inge Wuthe (1995) gibt es eine schöne Geschichte »Das Märchen von der traurigen Traurigkeit«, die davon erzählt, dass die Trauer eine alte, traurige Frau ist. Sie ist traurig, weil niemand sie haben will. Die Hoffnung begegnet ihr, nimmt sie in den Arm und lädt sie ein, einmal zu weinen. Ähnlich kann die Patientin ihre Trauer einladen.

Man kann sich das weiter oben bereits einmal erwähnte Haus vorstellen, in dem jedes Gefühl ein eigenes Zimmer hat. Und dort erhält die Trauer das ihr gebührende Zimmer. Vielleicht sollte es besonders liebevoll ausgestaltet werden, damit man sich wohlfühlt, wenn man der Trauer einen Besuch abstattet.

Gerade weil viele Menschen vor der Trauer Angst haben, kann es wichtig sein, dass sie die Trauer besuchen, nicht umgekehrt. Vielleicht geht es zunächst nur in der Therapie und erst nach und nach auch allein.

Auch die Verzweiflung und alle anderen Gefühle, die zum Trauerprozess gehören, können eine Gestalt und einen Raum bekommen.

Die schwierigen Gefühle können zunächst erst einmal von der Türschwelle aus angeschaut werden, man muss nicht sofort in das Zimmer hineingehen. Erst nach und nach macht man sich mit den Gefühlen vertrauter und kann schließlich einen Besuch wagen.

Auf diese Art wird wieder sehr behutsam an ein schwieriges Gefühl herangegangen, ohne dass das Ich überfordert und überwältigt wird. Obwohl wir davon ausgehen können, dass nach einer – oder mehreren – geglückten Traumaexposition(en) viel mehr psychische Energie zur Verfügung steht und das Ich erstarkt ist, halte ich eine sanfte Begegnung mit schmerzlichen Gefühlen auch weiterhin für empfehlenswert.

Nach dem Besuch der Trauer besteht die Möglichkeit, die Hoffnung, die Zuversicht, ja vielleicht sogar die Freude zu besuchen und auch an dieser Stelle wieder für ein Gegengewicht zu sorgen. Es mag aber auch sein, dass ein längeres Verweilen bei und mit der Trauer vonnöten ist. Die Patientinnen und Patienten spüren, was nottut.

Vielleicht mag die Patientin auch, wie im Märchen, die Hoffnung dazuholen. Nach einer geglückten Traumaexpositionsphase und bei genügender Stabilität ist es in dieser Phase nicht mehr so stark erforderlich, auf die innere Balance zu achten. Jetzt kann die Patientin auch längere Phasen der Trauer und schmerzhafter Gefühle ertragen, ohne dekompensieren zu müssen.

## 5.2 Briefe schreiben

Zahlreiche Autoren empfehlen, Briefe zu schreiben an alle diejenigen, von denen man das Gefühl hat, dass man sich von ihnen noch nicht angemessen verabschiedet oder die Beziehung noch nicht genügend geklärt hat im Falle von noch Lebenden. Briefe, in denen man alles zum Ausdruck bringt, was man sagen möchte. Natürlich auch Ablehnung, Feindseligkeit, Schmerz, Ärger. Eine besonders schöne Variante dieses Vorgehens ist die von Christine Longaker (2001) vorgeschlagene. Man stellt sich vor, dass die andere Person einem antwortet, und zwar wohlwollend. Man schreibt jeden Tag einen Brief und anderntags die Antwort, so lange, bis alles gesagt und ausgetragen ist. Dieser Prozess kann sehr lange dauern. Oft ist es nicht mit einigen wenigen Briefen getan. Ich empfehle diese Arbeit erst, wenn die Patientin sich mit ihrer Trauer und anderen Gefühlen sicher fühlt. Denn wenn sie die Briefe schreibt, erlebt sie im Allgemeinen sehr viel Trauer und Schmerz. Ich empfehle ausdrücklich, diese Briefe nicht abzuschicken.

## 5.3 Dem ganz alten Menschen, der man sein wird, begegnen

Das innere Team wurde bereits bei den Stabilisierungsübungen vorgestellt. Im Trauerprozess ist der alte Mensch, der man sein wird, oder evtl. auch der Archetyp der oder des weisen Alten, oft sehr hilfreich. Der alte Mensch weiß um Tod und Vergänglichkeit. Er weiß um menschliche Schwächen und Gemeinheiten und kann diese relativieren. Es ist erstaunlich, wie viel Weisheit diese inneren Gestalten einem zur Verfügung stellen können, ohne dass sie beschönigen.

Es war einmal ein alter Mann. Er lebte allein in einem alten Haus inmitten eines Gartens, so groß, dass es mancher Tage bedurfte, ihn zu durchmessen. Damals, als er alt geworden war und keiner mehr ihn brauchen konnte, war er bitter geworden. Wie die Jahre ins Land gingen, verließ ihn seine Bitterkeit, und er wurde leicht. Da vernahm er eines Tages einen Ruf. »Geh und sammle die Tage, die nicht sein sollen!«

Derer gab es viele.

Und da er leicht wie eine Feder geworden war, ließ er sich von den Winden in alle Himmelsrichtungen tragen, wann immer ein Tag irgendwo auf der Welt nicht sein sollte.

Er sammelte Tage, an denen Menschen das Liebste verloren, was sie hatten, Tage, an denen ein Schmerz sich in das Herz eines Menschen grub, Tage ohne Trost, Tage, an denen das Leben eine Last war, verfluchte Tage, Tage der Dunkelheit, Tage des Zorns, Tage der Sinnlosigkeit. Immer gab es einen, der sagte: »Dieser Tag sollte nicht sein.« Der alte Mann sammelte sie alle ohne Ansehen ihrer Geschichte. Einer wog ihm gleich viel wie der andere. Manchmal gab es auch Freudentage, von denen einer sagte: »Dieser Tag sollte nicht sein!«

Sanft trug er sie mit dem Wind in seinen Garten und legte sie in die Erde; und der Regen fiel auf die Erde, die Sonne gab ihr Licht, bis der Schnee alles bedeckte. Nach Jahr und Tag wuchsen Blumen und Bäume, deren Duft so süß war, dass sie die seltensten und schönsten Falter anlockten.

Das war ein Blühen und Summen in diesem Garten, wie keiner es noch je gesehen und vernommen hatte. So lebte der alte Mann mit den Tagen, die nicht sein sollten.

Eines Tages hörte er wieder einen Ruf: »Nun nimm die Samen aus deinem Garten und bring sie in die Welt!«

Und wieder ließ er sich von den Winden in alle Richtungen tragen, und diesmal säte er seine Samen hierhin und dorthin. Alle Blumen und Bäume, die aus den Samen wuchsen, dufteten so süß, wie noch keiner es erlebt hatte.

Da kamen die Menschen zu den Blumen und Bäumen, ihre Gesichter wurden hell, und sie sagten: »Oh, was für ein schöner Tag, was für ein schöner Tag, wenn er doch nie ein Ende hätte.«

Da lächelte der alte Mann. Und sammelte die Tage, die nicht sein sollten.

## 5.4 Rituale

Rituale sind in Handlung umgesetzte Imaginationen. Sie scheinen im Trauerprozess besonders wichtig zu sein. In unserer Kultur sind die Beerdigungsrituale ein kümmerlicher Rest davon. In der Therapie hat es sich für uns bewährt, dass die Patienten selbst die ihnen gemäße Form eines Rituals finden. Briefe schreiben kann ein Teil des Rituals sein. Anschließend empfinden es viele Patienten als hilfreich, diese Briefe zu verbrennen oder zu begraben. Auch symbolische Gegenstände werden manchmal begraben. Patienten, die gerne ein Ritual ausführen möchten, sind meist auch sehr einfallsreich hinsichtlich seiner Gestaltung.

Peter Levine betont, dass in anderen Kulturen traumatische Erfahrungen häufig mithilfe von Ritualen, die von der Gemeinschaft durchgeführt und getragen werden, geheilt werden.

## 5.5 Geschichte(n) erzählen

Bei der Glücksübung tauchte bereits die Vorstellung auf, zumindest in Bezug auf die Zukunft, die eigene Geschichte zu erfinden und so viel Glück beizumengen, wie man möchte. Vielleicht wird dadurch deutlich, dass ein kleiner Rest Trauer bleiben muss, nicht zuletzt als Treue dem Verlorenen oder nie Erlebten gegenüber. *Mir erscheint es heute besonders wichtig, das, was man in die Zukunft projiziert, sich auch direkt für die Gegenwart zu erlauben.*

## 5.6 Schuld und Sühne

Für Menschen, die durch andere traumatisiert wurden, ist dies ein zentrales Thema. Meist fühlen sie sich schuldig, obwohl sich doch eigentlich die Täter schuldig fühlen müssten. Diese introjizierten Schuldgefühle lassen sich imaginativ zurückgeben, z. B. dadurch, dass sie verpackt und dann »zurück an den Absender« geschickt werden. Ähnliches wird auch von Klaus Grochowiak (a. a. O.) empfohlen. Das »Zurück an den Absender« hilft auch bei anderen Gefühlen, die durch Identifikation und Introjektion entstanden sind, aber bei Schuldgefühlen ist dieses Bild besonders hilfreich. In den letzten Jahren schlage ich Patientinnen auch vor, ob sie etwas, was nicht zu ihnen gehört, imaginativ an einer Gedenkstätte würdevoll unterbringen möchten. Das stößt auf gute Resonanz. Ich empfehle daher, immer erst zu klären, inwieweit Schuldgefühle Täterintrojekte sind, und entsprechend zu verfahren. Erst danach sollte man an den Ichnäheren Schuldgefühlen arbeiten.

Schuldgefühle dienen im Fall von Traumatisierungen meist der Abwehr von Ohnmacht. Besser schuldig als ohnmächtig. Sie lösen sich häufig durch die Traumaexposition und die Durcharbeitung der Ohnmachtsgefühle auf. Wenn nicht, kann das erwachsene Ich von heute mit dem jüngeren Ich eine Konferenz abhalten. Das erwachsene Ich von heute wird früher oder später das jüngere Ich überzeugen. Wenn nötig, kann ein Helfer dazugebeten werden.

Sühne und Versöhnung klingen verwandt, haben aber etymologisch nichts miteinander zu tun.

Wenn Opfer auch Täter waren, besteht häufig ein Bedürfnis nach Sühne. Hier haben sich ebenfalls Rituale und symbolische – gelegentlich auch konkrete – Wiedergutmachungen als hilfreich erwiesen. Werden die inneren Helfer um Rat gefragt, gibt es klärende Antworten und Hinweise.

Schwieriger ist es, wenn ein Wunsch nach Sühne durch die Täter besteht. Es ist wichtig, dass die Therapeutin dieses Bedürfnis anerkennt und würdigt. Jedoch kann sich der Wunsch nach Sühne der Täter ebenso wie Rachewünsche letztlich als eine Fessel erweisen. Auch Hass kann ein sehr wirksamer »Klebstoff« sein, sodass die Lösung dieser Fesseln sinnvoll und notwendig sein kann. Damit will ich allerdings keineswegs sagen, dass Hass (und Sühnebedürfnisse) nicht sein sollte. Zu Beginn der Trauerphase bzw. nach einer Traumaexposition ist Hass gesund. Hier geht es um den persistierenden und nicht enden wollenden Hass, der bindet, statt zu befreien.

Krystal (a.a.O.) empfiehlt, sich selbst in einem Lichtkreis zu imaginieren und die andere Person in einem zweiten Lichtkreis, der den eigenen berührt, aber nicht in ihn übergeht. Sich mittels dieses Bildes bewusst zu machen, jeder ist geschützt in seinem Licht, ist – auch bei Schuldgefühlen, die ebenfalls ein hervorragender »Klebstoff« sind – sehr entlastend. Nachdem mit diesem Bild, das einer Acht ähnelt, einige Zeit gearbeitet wurde, kann sich ein imaginatives Ritual anschließen, bei dem zunächst die Fesseln, die einen an die andere Person binden, visualisiert werden, dann werden die Fesseln durchtrennt und vernichtet. Schließlich findet ein reinigendes Bad statt, und man zieht sich neue Kleider an. Krystal nimmt mit dieser Imagination uralte Rituale auf und bringt sie so zur Wirkung. Ich arbeite mit dieser Imagination seit über 20 Jahren und bin immer wieder überrascht, wie heilsam sie binnen kurzer Zeit sein kann.

Die Übung der Acht ist in unserer Arbeit eine der wirksamsten im Zusammenhang mit Loslösung und Abgrenzung und kann deshalb auch bereits in der Stabilisierungsphase Verwendung finden.

Nachdem das imaginative Ritual durchgeführt wurde, arbeite ich jeweils mit den Patientinnen an den verschiedenen Situationen, in denen sich aktuell die entsprechenden Gefühle geäußert haben. Es kann dann imaginiert werden, wie sich die Loslösung auf das aktuelle Verhalten auswirken wird. En detail können neue Szenen durchgespielt und so erprobt werden.

In der Trauer- und Integrationsphase wird das Imaginieren immer wichtiger, um Probehandeln zu ermöglichen und zu unterstützen.

## 5.7 Sinnfragen

»Was hat das alles für einen Sinn?« oder »Warum ist mir das geschehen?« sind Fragen, denen man in der Arbeit mit Traumatisierten nicht ausweichen kann. Wirtz & Zöbeli (1995) haben darüber ein schönes und wichtiges Buch geschrieben mit dem Titel »Hunger nach Sinn«.

Innere Helfer geben dazu oft tiefgründige Antworten, und es ist immer wieder überraschend für mich, dass hier Antworten zur Verfügung gestellt werden, die so weise sind wie die Antworten der weisesten Meister.

> Eine Patientin ist tief verzweifelt darüber, dass ihr all diese Demütigungen und Schrecken widerfahren sind. Warum hat Gott sie nicht geschützt? Warum hat sie ihr halbes Leben verpasst durch die Traumatisierungen und deren Folgen. Plötzlich – sie ist bereits sehr vertraut mit Imagination – hält sie inne und sagt staunend: »Ich sehe ein wunderbares Licht, es macht mich ganz ruhig, aber auch unruhig, weil ich es nicht verstehe.« Ich frage sie, ob sie irgendeine Antwort für ihre eben gestellten Fragen erbitten möchte. »Wenn ich in diesem Licht bin, dann ist alles gut, wie es ist und wie es gewesen ist, es gibt gar keine Fragen mehr. Ich kann es lassen, obwohl es so furchtbar ist.«

Dies entspricht Antworten, wie sie z. B. von Zen-Meistern gegeben werden. Die Patientin verbindet sich von da an mit ihrem Licht, wenn sie sich verzweifelt fühlt. In diesem Fall war es wichtig, dass ich ihr diese Lichterfahrung als Ressource bestätigte. Man kann sich fragen, was geschehen wäre, wenn ich stattdessen eine Deutung gegeben hätte, dass dieses Bild des Lichtes eine Flucht, ein Ausweichen vor den belastenden Gefühlen ist.

Derartige Bilder zu finden ist eine mögliche Lösung, die nicht für jeden gilt. Jede Person muss ihre eigenen Antworten finden, und das heißt auch, dass für manche gilt, dass es gar keine Antwort gibt.

Jedwede Deutungsmacht erscheint mir hier fehl am Platz.

Eine andere Geschichte will ich noch zur Verfügung stellen: »Ein Schüler wird von seinem Meister aufgefordert, Wasser in einem Weidenkorb herbeizutragen. Der Schüler tut, wie ihm aufgetragen ist. Zehnmal geht er zum Brunnen, schöpft das Wasser in den Korb und trägt es zum Haus des Meisters. Jedes Mal erscheint ihm sein Tun vergeblicher, denn er verliert das Wasser unterwegs. Schließlich geht er zum Meister und sagt, dieses Tun sei sinnlos, er wolle es nicht fortsetzen. Darauf der Meister: Der Korb ist jetzt rein.«

## 5.8 Dankbarkeit und Versöhnung

Ist die Arbeit sehr weit fortgeschritten, kann ein Moment eintreten wie bei der oben erwähnten Patientin, dass die Dinge »einfach« sein dürfen, wie sie sind. Dann können sich manche Traumatisierte Dankbarkeit »leisten«. Sie können beginnen wahrzunehmen, dass die schmerzliche Erfahrung – letztendlich – zu ihrem Wachstum beigetragen hat. Dies gilt nicht immer und nicht für alle. Aber es kann eine Möglichkeit sein, die ich nicht unerwähnt lassen möchte.

Menschen zu danken oder sich mit ihnen zu versöhnen, die einem nach üblichen Maßstäben geschadet haben, ist für viele nicht vorstellbar und auch nicht möglich, ja in manchen Fällen wäre dies eine erneute Verletzung. Daher sollte dies nach meinem Verständnis auch kein therapeutisches Ziel sui generis sein. Wenn es sich dennoch ergibt, ist es ein Geschenk, das einen Menschen reich machen kann. Darauf ausdrücklich hinzuarbeiten, wie dies mancherorts empfohlen wird, wenn die Patientin nicht will, halte ich für Gewaltanwendung.

## 5.9 Neu beginnen

Ich habe schon darüber gesprochen, dass wir jeden Tag neu beginnen, genau genommen in jedem Augenblick. Neu beginnen nach einer Phase der Traumakonfrontation und des Trauerns ist nicht leicht, denn man bedenkt, wie sehr die Traumatisierung jede Faser des Lebensgewebes durchdrungen hat. Neu beginnen bedeutet also Durcharbeiten, viele, viele kleinere und größere Schwierigkeiten des Alltags. Wahrnehmen, was gelingt, neue Lösungen erproben, erkennen, dass es »normal« ist, schmerzliche Gefühle zu haben und diese zuzulassen:

Zuerst nach dem Grauen
Überleben lernen.
Misstrauen lernen
Die Zähne zusammenbeißen lernen
Sich verschließen lernen
Nichts mehr davon wissen wollen lernen
Durchhalten und kämpfen lernen.

Dann – vielleicht
weil dein Hartsein
dich langsam zu töten beginnt –
dem Leiden einen Namen geben.

Das Schweigen brechen.
Dem Schrei erlauben,
das Herz zu verbrennen
und die Welt
in Asche versinken lassen. Mit trockenen Tränen
das Licht löschen
stumm werden
in der Dunkelheit!

Jetzt – endlich
der Stille lauschen.
Einem anderen Leuchten
Raum geben und sich davon
berühren lassen.

Und dann
leben lernen

hoffen lernen
lächeln lernen
berühren und berührt werden lernen
vertrauen lernen
lieben lernen.

Wesentlich erscheint mir in dieser Phase, Patientinnen und Patienten zu ermutigen, ihre Gefühle anzunehmen, jetzt, wo sie nicht mehr dissoziieren. Dies ist oft ein langer Weg, aber genau genommen ist dies das »normale Geschäft« jeder Psychotherapie seit jeher. Deshalb ist es auch nicht erforderlich, dies hier allzu sehr zu vertiefen. Im Sinne dieses Buches und der Beschäftigung mit imaginativen Techniken möchte ich eine Übung empfehlen:

Die Patientin wird gebeten, auf ein Blatt alles aufzuschreiben, was sie sich von einem Menschen, von dem sie sich geliebt fühlt, wünscht. Anschließend wird sie eingeladen, sich zu fragen, was von dem, was hier steht, gebe ich mir selbst. Meist kommt heraus, dass die Patientin sich sehr wenig selbst gibt, und damit hat sie sich selbst und der Therapeutin nun eine Leitlinie zur Verfügung gestellt, woran gearbeitet werden kann. All die Dinge, die sie sich wünscht, können nun daraufhin geprüft werden, wie sie sich diese Dinge mehr und mehr selbst geben kann. Imagination als Probehandeln kommt dann wieder und wieder zum Zug. Auch die Helfer können wieder häufig zurate gezogen werden und das innere Team.

Eine wichtige Lösung zeigt das Märchen vom »hässlichen Entlein« auf. Es geht darum, diejenigen zu finden, die wirklich zu einem passen. Solange man nicht weiß, wer man ist, oder versucht, sich auf eine Weise zu verhalten, die nicht zu einem passt, ja sogar gänzlich gegen die eigene Natur geht – das Entlein soll Mäuse jagen bzw. Eier legen –, fühlt man sich traurig und verzweifelt. Erst wenn man sich zu denen gesellt, die einem gleichen, kann man sich wohlfühlen. Ich arbeite gerne mit diesem Märchen, um herauszuarbeiten, dass es wichtig ist, die Seelenverwandten zu finden, und dass dies ein Akt der Selbstliebe ist.

Nur der Vollständigkeit halber erwähnt, nicht ausgeführt werden kann die letzte Therapiephase, deren Ziel es ist, die Patientin in ihrer Konfliktfähigkeit zu unterstützen. Neue Formen, mit Konflikten umzugehen oder Konflikten standzuhalten, werden in dieser Phase erarbeitet. Doch damit befinden wir uns in einem anderen Buch.

Ich bedanke mich bei meinen Leserinnen und Lesern, die mir bis hierher gefolgt sind.

CORNELIA APPEL-RAMB

# 6. Zur psychodynamisch-imaginativen Traumatherapie mit Kindern und Jugendlichen

## 6.1 Einleitung

Die Psychodynamisch Imaginative Traumatherapie ist auch in ihrer Anwendung für Kinder und Jugendliche äußerst wirksam. Im psychosomatischen Bereich des Zentrums für Kinder- und Jugendmedizin des Universitätsklinikums Münster (Czerny-Station) wird PITT seit über 15 Jahren effizient angewandt, um Kinder und Jugendliche mit Traumafolgestörungen stationär zu versorgen. Damit Psychotherapeutinnen in ähnlichen Arbeitsfeldern einen möglichst konkreten und umfassenden Eindruck von PITT mit Kindern/Jugendlichen und deren Eltern gewinnen, erfolgt in diesem Kapitel eine praxisorientierte und detaillierte Darstellung der Arbeitsweise.

#### Folgen unverarbeiteter Traumatisierung

Im Falle einer komplexen Traumatisierung verliert ein Kind oder eine Jugendliche von jetzt auf gleich seine Sicherheit: emotional, körperlich und sozial. Heranwachsende Menschen werden in ihren Grundfesten erschüttert, weil ihr Welt- und Selbstbild schwer beschädigt werden. Da ihnen noch nicht so viele Bewältigungsressourcen zur Verfügung stehen wie einem Erwachsenen, fährt ihr inneres Alarmsystem extrem hoch. Der Körper reagiert mit Aktivierung vegetativer Parameter; gleichzeitig fühlt der junge Mensch sich handlungsunfähig. Im Sinne eines Teufelskreises schaukelt sich ein biologischer Prozess auf, der weitere Furchtreaktionen auslöst.

Was braucht ein solches Kind oder eine solche Jugendliche am meisten? Sicherlich vor allem einen guten realen menschlichen Kontakt! Das vertrauensgeschädigte Kind versteht nicht unmittelbar, dass es sich in der Psychotherapie in einem künstlich geschaffenen Kontext befindet, der hilfreich sein soll. Das Kind fühlt sich zunächst fremd und weiß nicht, was es von seinem Gegenüber zu halten hat.

## 6.2 Grundlegende Prinzipien von PITT in der Anwendung für Kinder und Jugendliche

Das Kind versucht zunächst die Kontrolle über all das zu behalten oder zu bekommen, was im Raum des Therapeuten stattfindet. Das ist sehr anstrengend. Der Therapeut sollte dieses Bedürfnis des Kindes nach Kontrolle anerkennen und sie ihm lassen bzw. explizit geben. Indem der Therapeut dem Kind zu Beginn keinen zusätzlichen iatrogenen Stress bereitet, macht er bereits sehr viel richtig. Er würdigt die Symptome des Kindes als seine derzeitig einzig mögliche Ausdrucksform und trägt so dazu bei, dass das Kind/die Jugendliche sich erst einmal beruhigt.

Das kann auf vielfältige Weise gelingen. In jedem Fall braucht das durch die Traumatisierung sich »wund« fühlende Kind zunächst Schonbedingungen und nicht eine Psychotherapeutin, die drauflos-interveniert. Es gilt das Schonbedürfnis des Kindes besonders zu Beginn der Behandlung, aber auch während der ganzen Behandlung, zu respektieren.

#### Abgabe der Regie

Der Kontrakt gelingt, indem die Therapeutin dem Kind oder Jugendlichen genügend Zeit gibt, um Vertrauen zu fassen und indem die Therapeutin für das Kind berechenbar wird. In letzter Konsequenz gibt sie dem jungen Patienten selbst die Regie über die Therapie-Inhalte in die Hand. Dabei begleitet sie ihn liebevoll-sachlich und in Absprachen verbindlich.

**Unterstützende Kontakte ja, aber kein Täterkontakt!**

Zur anfänglichen Beruhigung des akut traumatisierten Kindes oder Jugendlichen trägt entscheidend bei, ob es/er ausgiebigen Kontakt zu seinen primären Bezugspersonen haben kann. Dies gilt es unbedingt zu fördern. In der Tat stellen Eltern, Geschwister, ggf. Großeltern und Freunde die wichtigste Ressource dar für das durch die Traumatisierung schwer irritierte und beunruhigte Kind. Diese Aussage gilt jedoch nur dann, wenn Eltern-Personen oder Großeltern-Personen nicht die Täter-Personen waren/sind, was man zu Beginn der stationären Arbeit aber oftmals noch nicht weiß. So gilt es besonders aufmerksam zu sein für kleine Signale, die uns der Patient möglicherweise verdeckt bezüglich einer Täterschaft aus seinem primären Bezugsfeld gibt. Es ist wichtig, dass das Kind von Anfang an spürt, dass er auf der Station des Krankenhauses sicher und geborgen ist.

**Alles tun, damit das Kind Stress abbauen kann**

Die stattgefundene Traumatisierung ist vor allem im Körper des Kindes gespeichert. Das heißt, dass peritraumatisch eine Erstarrung eingetreten ist, die sich physiologisch niedergeschlagen hat (Levine 1998, S. 24–26). Dadurch, dass das Kind in der traumatischen Situation nicht hatte fliehen können und sich auch nicht ausreichend hatte zur Wehr setzen können, ist es erstarrt. Das sogenannte Körper-Gedächtnis zeigt sich bei Kindern unmittelbarer als bei Erwachsenen, da sie für vieles, was in der Welt um sie herum geschieht, noch unzureichende kognitive Begriffe haben und Geschehnisse von daher vor allem emotional-körperlich erfassen.

Da das traumatische Material sich für das Kind meistens wie etwas Unfassbares, Unheimliches und häufig Beschämendes anfühlt, wird es versuchen, diese Erfahrungen vor dem Psychotherapeuten zu verbergen. Der stationäre Behandlungsrahmen ermöglicht es uns, das Kind/den Jugendlichen gut zu beobachten in seinen Versuchen, seine körperliche Erstarrung selbst aufzulösen. Die jeweilige »körperliche Methode« gilt es zu erkennen und aufzugreifen, sie nicht zu stören oder zu unterbinden. Je nach Persönlichkeitstypus wird das

Kind z. B. eine eher internalisierend verschlossene oder aber externalisierend aktiv-impulsive Ausdrucksform zeigen. Bezugspersonen können als Co-Regulatoren gut dazu beitragen, dass sich der traumabedingte körperliche Stress des Kindes reduziert.

#### Psychoedukation

Gute Erklärungen sind sowohl für das Kind wie für seine Eltern von großer Wichtigkeit. Wir vermitteln dem Kind, dass seine Verhaltensweisen normale Reaktionen auf ein zuvor unnormales Geschehen sind. Diese Botschaft wird das Kind intuitiv und, wenn es alt genug ist, auch kognitiv erfassen.

Die für eine PTSD bei Erwachsenen typischen Cluster »Übererregung«, »Vermeidung« und »Wiedererleben« sind bei Kindern und Jugendlichen zuweilen nicht so eindeutig und trennscharf zu erkennen. Vielmehr kann sich eine stattgefundene Traumatisierung blockierend auf die gesamte körperliche, seelische und kognitiv-geistige Entwicklung eines Kindes oder Jugendlichen auswirken.

#### Eine klare Sprache

Um einer häufig vorherrschenden Negativität von Jugendlichen entgegenzusteuern, ist es wichtig, sich mit ihnen bereits in der Kennenlernzeit auf einen Sprachcode zu einigen. Die Patientin wird liebevoll aufgefordert, Bezeichnungen dafür zu finden, was ihr passiert ist, wie sie selbst genannt werden möchte und welche Bezeichnung der Täter bekommen soll, damit der Therapeut sich in der zukünftigen gemeinsamen Arbeit an diese von der Jugendlichen gewählten Bezeichnungen halten kann. In solch einer recht einfach anmutenden Geste stecken mindestens zwei tiefere Sinnaspekte:

1. Es erfolgt bereits eine implizite traumaadaptive Psychodiagnostik bzgl. des subjektiven Erlebens und Einordnens des traumatischen Geschehens durch das Kind oder die Jugendliche selbst. Sie sind äußerst erfindungsreich in der Beschreibung ihrer selbst, des »Täters« und der »Tat/en«. Der Therapeut sollte freundlich-beharrlich bleiben, wenn zunächst die Worte fehlen – es lohnt sich.

2. Verantwortlichkeiten und Schuldverständnis für das Geschehene zeigen sich wie von allein, wenn der Täter z. B. »die Person, die mir meine Kindheit gestohlen hat« genannt wird und wenn die Jugendliche sich selbst z. B. »die Betroffene« nennt. Die wenigsten Jugendlichen nennen sich selbst gerne »Opfer«, seitdem «Opfer« vor ein paar Jahren jugendsprachlich zum diffamierenden Schimpfwort wurde.

Diese Sprachstruktur ist von unschätzbarem Wert in der Folgezeit. Der Therapeut sollte sich unbedingt immer an die von der Jugendlichen gewählten Begriffe halten – das schafft weiteres Vertrauen in die therapeutische Beziehung.

**Traumatisches Spiel nicht weiter zulassen**

In der anfänglichen Stabilisierungsphase müssen wir als Behandler vor allem darauf achten, ob das Kind im sogenannten »traumatischen Spiel« stecken bleibt (Levine & Kline 2005). »Traumatisches Spiel« ist so definiert, dass das Kind das Geschehene auf die eine oder andere Art immer wieder reinszeniert. Obwohl verständlich ist, warum das Kind das tut, nämlich um die durch Traumatisierung unterbrochene Handlungskette zu beenden und um zu verstehen, was eigentlich passiert ist, tun ihm diese Reinszenierungen nicht gut. Wie Peter Levine (1998) und Levine & Kline (2005) ausführlich beschreiben, geht es in der Behandlung darum, dass sich der traumatische Inhalt im subjektiven Erleben des betroffenen Kindes/Jugendlichen wirklich transformiert. Da dies zu einem frühen Zeitpunkt der Behandlung noch nicht möglich ist, ist es zunächst psychotherapeutisch indiziert, dem Kind liebevoll-bestimmt zu erklären, dass es ihm nicht guttut, die traumatischen Handlungsabläufe immer und immer wieder nachzuspielen. Die Reinszenierungen des Kindes sind von daher zu stoppen. Dem Kind wird dann tröstend in Aussicht gestellt, dass »wir uns gemeinsam mit ihm später darum kümmern werden, dass das Geschehene ihm nicht mehr so wehtut«.

### Numbing und Dissoziation begrenzen

Das sogenannte »Numbing« (Betäubung) (Foa et al. 1995) meint ein Gefühl der emotionalen Taubheit, Freudlosigkeit, Leere und des »sich getrennt Fühlens von anderen«. Die Symptomatik des »Numbing« ist vorstellbar als der eine Pol der Dimension »Erregung«, an deren anderem Pol die Übererregung, das sogenannte »hyperarousal«, steht. Es ist davon auszugehen, dass sich sowohl die extreme Übererregung als auch die emotionale Verflachung des Numbings für Kinder und Jugendliche als Traumafolgen sehr unangenehm anfühlen. Wie Babette Rothschild (Rothschild 2002) erklärt, ist es für posttraumatische Belastungsstörungen typisch, dass die biochemische Alarmreaktion im Körper nicht stoppt. Das sympathische und das parasympathische autonome Nervensystem werden gleichzeitig aktiviert. Die stattfindende überwältigende Bedrohung führt zu einem Zustand voller Angst bei gleichzeitiger Unfähigkeit zu reagieren (Peichl 2014).

Gehirnstrukturen, die eigentlich wunderbar zusammenarbeiten, also assoziiert sind, werden in der traumatischen Situation in ihrer Zusammenarbeit unterbrochen (Nijenhuis 2006 und Van der Kolk, Mc Farlane und Weisaeth [Hrsg.] 2000). Zeigt ein Patient häufig Dissoziationen, so darf er keinesfalls sich selbst überlassen bleiben, sondern braucht besonders viel Unterstützung, um sich in der Gegenwart zu reorientieren.

### Dazu eine Fallvignette:

> Eine 16-jährige Patientin, die langjährig sowohl durch Mitglieder ihrer eigenen Familie als auch durch außenstehende Personen sexualisierte Gewalt erlebt hatte, klemmte sich selbst während dissoziativer Phasen in einen Spalt zwischen dem Kleiderschrank und der Wand ihres Klinikzimmers. Sie war stumm, mit weit aufgerissenen Augen, und begann dann Sätze zu sagen, monoton herauspressend, die sie während ihrer vielfältigen Traumatisierungen gehört hatte. Auf diese Weise gab sie dem therapeutischen Personal erste Informationen darüber, was ihr passiert war. Der

> Patientin gelang es in der Anfangsphase auf der Station kaum, selbständig aus diesen dissoziativen Zuständen, die bis zu einer Stunde andauerten, herauszukommen. Die Erwachsenen mussten ihr massiv helfen, sich in der Gegenwart zu reorientieren. Sobald sich die junge Frau jedoch aus der Dissoziation befreit hatte, verhielt sie sich »normal« und vergewisserte sich, dass sie doch nicht »gesprochen« habe, während es ihr so schlecht ging, also in der dissoziativen Befindlichkeit. Die Patientin konnte sich auf diese Art und Weise an das Schweigegebot halten, das die Täter ihr auferlegt hatten. Und die Dissoziation ermöglichte ihr zugleich, sich mitzuteilen in ihrer unendlichen Not und sich endlich nach vielen Jahren Unterstützung zu holen, indem sie sich zumindest in ihren dissoziativen Zuständen offenbarte. Welch ein sinnvoller und genialer Mechanismus des Gehirns ist die Dissoziation!

Dem Einfallsreichtum der psychotherapeutischen Kreativität im Umgang mit schwerst dissoziativen oder Numbing-Patienten sind keine Grenzen gesetzt. Meist kann gelten: Was hilft, die Dissoziationen zu beenden und den jungen Patienten zu erreichen und ihn wieder zu einem aktiv Handelnden in der Gegenwart zu machen, ist psychotherapeutisch richtig! Vor allem kleine Kinder können sich dadurch wieder in der Gegenwart einfinden, dass sie von ihren Bezugspersonen und eventuell auch vom Therapeuten beherzt und eindeutig berührt werden, z.B. indem man sie an die Hand nimmt. Sich mit ihnen draußen an der frischen Luft zu bewegen ist immer gut. Bei älteren Kindern und Jugendlichen beginnt die Abwendung der Dissoziation mit einer kräftig-lauten Ansprache des Patienten, eventuell auch absichtlich mit einem falschen Namen, um eine Irritation zu setzen und den Patienten dadurch zum »Aufwachen« aus der Dissoziation zu bewegen. Weiter wird mit dem Stellen einfacher reorientierender Fragen gearbeitet, wie z.B. der Frage nach dem heutigen Datum, dem Wochentag oder dem aktuellen Aufenthaltsort des Patienten. Aber auch »Ablenkungsmanöver«, wie z.B. das Ansprechen von Lieblingsthemen des Patienten, die zuvor von den

Pflegekräften der Station sorgfältig dokumentiert wurden, können effektiv sein. Wenn gar nichts von diesen Vorschlägen nützt, ist es ein probates Mittel, um zu dem Patienten durchzudringen, ihn aktiv zu einem Positionswechsel seines Körpers, einem Ortswechsel oder einem Tätigkeitswechsel aufzufordern und diese Wechsel auch modellhaft mitzuvollziehen. Eine Patientin profitierte davon, dass sie eifrig anfing, Französisch-Vokabeln zu lernen, sobald sie bemerkte, dass sie in einen dissoziativen Zustand abglitt.

## 6.3 Behandlung

### 6.3.1 Die Stabilisierungsphase

Jüngere Kinder im Kleinkind- oder Vorschulalter müssen durch aktives Tun der Erwachsenen regelrecht »mitgenommen« werden. Vor allem ihre primären Bezugspersonen können und sollten sie tragen, auf dem Arm wiegen, mit ihnen draußen herumgehen, sie in eine Decke hüllen, sie in einer Hängematte schaukeln, mit ihnen auf Kissen oder einen Boxsack schlagen oder eben das tun, worauf das Kind gut »körperlich anspricht«. Man sollte die Eltern ermutigen, ihre Kinder, die wie entrückt von der Welt wirken, zu aktivieren. Eltern sind selbst oft so verunsichert nach einer Traumatisierung ihres Kindes, dass sie ihren eigenen elterlichen intuitiven Fähigkeiten nicht mehr trauen. Psychisch gesunde Eltern brauchen jedoch meistens nur wenig gezielte Unterstützung, um wieder in ihre gute Handlungsfähigkeit zu kommen.

Eltern sollten ihr Kind auch trösten können. Sie können das Geschehene nicht rückgängig machen, so gerne sie es auch täten, aber in aller Regel können sie ihr Kind gut trösten, sofern sie nicht selbst in ihrer Kindheit traumatisiert wurden oder andere schwere Psychopathologien aufweisen.

Dieser Trost der Eltern sollte nicht überbordend oder gar grenzverletzend dem Kind gegenüber sein, sondern angemessen. »Mütter und Väter reagieren, wie alle Säugetierarten, auf eine vitale Bedrohung ihres Kindes spontan wie auf eine eigene vitale Bedrohung«

(Korittko & Pleyer 2011, S. 208). Bei den Eltern springt im Falle von existenzieller Gefahr für ihr Kind ein »Schutz- und Schonungssystem« an. Dieses Schonungsverhalten der Eltern kann jedoch seinerseits erstarren, »sodass ein Erziehungsmilieu entstehen kann, in dem die Grenzen zur Verwöhnung mehr oder weniger bewusst überschritten werden« (S. 209, ebenda). Der primäre Trost von Eltern ist »sinnlich«, da mit allen Sinnen erteilt, er ist immer »körperlich« und damit ideal für das zutiefst verschreckte Kind in seinem biologisch-psychologischen Alarmzustand.

Einer traumatisierten Jugendlichen Trost zu geben ist möglicherweise schwieriger. Die Form des Trostes richtet sich nach der Persönlichkeit der Jugendlichen und kann z. B. darin bestehen, dass Eltern ihre adoleszente Tochter nicht mit Fragen zum Geschehenen bedrängen, sondern ihr einfach verbal immer wieder versichern, dass sie als Eltern für sie da und an ihrer Seite sind, bis der Schrecken eines Tages geringer werden wird. Und auch wenn eine Heranwachsende abweisend und schroff auf solche Zuwendungen ihrer Eltern reagiert, sollten diese verbindlich in ihrer Präsenz für die Jugendliche sein und sich durch die »Abfuhren« ihres Kindes nicht handlungsunfähig machen lassen. Dazu ist es notwendig, dass Eltern traumatisierter Heranwachsender als Paar zusammenhalten und zusammenarbeiten, obwohl die stattgefundene Traumatisierung ihres Kindes auch für sie oft eine Zerreißprobe darstellt.

#### a) Entwicklungsfördernde Beziehung aufbauen

Neben der zentralen Methodik des Imaginierens (siehe S. 204–207) wird dem Kind als wichtiges Arbeitsmittel erklärt, dass es sich schützen darf, jetzt wo es in der Sicherheit der Klinik ist. Und selbst wenn die Nein-Funktion des Kindes noch nicht gut ausgebildet ist und seine Abgrenzungsfähigkeit noch nicht ausreichend entwickelt ist, wird es den Therapeuten »testen«. Es wird prüfen, ob der Therapeut leise »Neins« hört und beachtet. Oder es wird in der Therapie nichts sagen und sich einfach verweigern. In jedem Fall wird es genau darauf achten, wie der Therapeut reagiert und ob man ihm glauben kann.

Das Kind muss also erst die Gewissheit erlangen, dass dieser eine Erwachsene, der Therapeut, vertrauenswürdig ist. Anders als in der Arbeit mit Erwachsenen sucht das Kind in dieser »Testphase« eine reale Beziehung zum Therapeuten. Der Aufbau einer solch tragenden Beziehung zum Kind kann ein hartes Stück Arbeit sein, die sich aber unbedingt lohnt.

Viele Kinder und Jugendliche mit Frühstörungen aufgrund stattgefundener komplexer Traumatisierungen haben Strukturdefizite in ihrer Persönlichkeit. Folglich benötigen sie eine ganz spezifische »Resonanz des Therapeuten« (vgl. Streeck-Fischer 2006), »die auf ihre Entwicklungsbedürfnisse und Entwicklungsnotwendigkeiten ausgerichtet ist, die infolge von traumatisierenden Bedingungen nicht beachtet und zerstört wurden« (S. 207, ebenda). Die äußeren Regulationsangebote durch den Therapeuten können so idealerweise vom kindlichen Patienten zur Normalisierung seiner inneren Regulation genutzt werden (Schore 2011). Dabei soll die maligne Regression des Patienten keinesfalls gefördert werden, sondern wir laden das Kind oder den Jugendlichen ein, nach und nach sich selbst – oder den Repräsentanzen seines Selbst – im Außen, also im Spiel oder in der probierenden Interaktion mit uns als Therapeuten, liebevoll zu begegnen. Die Ich-Funktion des Patienten wird durch die dabei automatisch erfolgende Selbstbeobachtung gestärkt. Das Kind/der Jugendliche versteht intuitiv, dass das »Ich von heute« mehr ist als der traumatisierte Teil seiner Person aus der Vergangenheit. Indem der Therapeut in der Psychodynamisch Imaginativen Traumatherapie so lange ein aktives Modell für Trost und Selbst-Zuwendung ist (Reddemann 2011, S. 31, S. 37, S. 81–87), wie das Kind/der Jugendliche dazu selber noch nicht ausreichend in der Lage ist, lernt es/er sich in seiner gegenwärtigen Person liebevoll um den traumatisierten Teil zu kümmern. Eine äußerst heilsame Selbstbeziehung entsteht – das ist im Übrigen Aufgabe jeglicher Psychotherapie!

Erwachsene Bezugspersonen und das jeweilige Kind/die Jugendliche begeben sich mit der Zeit gemeinsam in etwas, das David Grossman (2015) »die heilende Kraft des Alltags« nennt. Sie ringen um gegenseitiges Verständnis; das Kind/die Jugendliche lernt nach und nach eine bessere Selbststeuerung und spürt ganz gewiss, ob es/sie als Mensch von den sie umgebenden Erwachsenen basal »gehalten« wird (Van der Hart et al. 2008, S. 384, dort bezogen auf die Konfrontationsarbeit).

#### b) Erzeugen von Hoffnung

Die Ressourcenorientierung unseres Behandlungskonzeptes bedeutet in der Umsetzung für traumatisierte Kinder und Jugendliche, dass Eltern häufig – mit den weiter oben gemachten Einschränkungen – die beste Medizin für ihre Kinder sind. Die stationäre Mitaufnahme eines, oder alternierend, beider Elternteile gerade zu Beginn der stationären Zeit, aber auch später während der Konfrontationsphase, hat sich durchaus bewährt. Es geht bei dieser Intervention um elterliche Präsenz (Omer & von Schlippe 2015), um ausreichende Unterstützung und um das Erzeugen von Hoffnung für das Kind. Auf gesellschaftlich-politischer Ebene erscheint die Vorstellungskraft des Einzelnen wie ein Skript für die Erzeugung von Hoffnung auf Veränderung des ist-Zustandes für das Gesamtsystem in der Zukunft.

> »Hoffnung ist eine Frucht des aktiven Wirkens der Vorstellungskraft. In gewisser Weise ein Produkt der Kreativität. Sie malt für die geknechteten Menschen, für die unterdrückte Gesellschaft das Bild eines reichen und vitalen Lebens, das sich völlig von dem Bild unterscheidet, in dem sie gegenwärtig noch gefangen sind. Außerdem ist die Hoffnung wie ein Anker, den man aus einer verzweifelten Existenz in eine Wirklichkeit auswirft, die noch nicht existiert und primär aus den Herzenswünschen von Menschen besteht. Doch bereits dieses Ankerauswerfen in die Zukunft, allein schon die Fähigkeit, dies zu tun, erschafft im Herzen des Menschen, der den Mut zu hoffen aufbringt, einen Ort der Freiheit.« (Grossman, israelischer Schriftsteller zum Konflikt zwischen Israel und Palästina, [2015]; Rede zum 75. Geburtstag von Bundespräsident Joachim Gauck am 24. 1. 2015, Süddeutsche Zeitung vom 30. 1. 2015)

Zu Beginn der gemeinsamen Arbeit ist es die Aufgabe der Eltern, für ihr Kind »einen Anker auszuwerfen« in eine Zukunft, in der es dem Kind wieder besser gehen wird. Indem die Eltern dies tun, verorten sie das Kind und sich selbst in der posttraumatischen Gegenwart und Zukunft, geben ihm die Botschaft: »Es ist vorbei und du gehörst zu uns, egal, was passiert ist!« Die Eltern nähren so auch ihre eigene elterliche Kraft, auf die das Kind dann jederzeit zugreifen kann. Ein Engelskreis entsteht! (Grossmann & Grossmann 1994)

#### c) Vorstellungskraft nutzen zur inneren Absicherung

Über die Anerkennung des Leidens des Kindes, sein Getröstetwerden und sein »Getragenwerden« durch seine Familie und das Stationsteam hinaus ist die Stabilisierungsphase bei PITT geprägt davon, die Selbstheilungskräfte des Kindes zunächst genauestens herauszufinden und sie dann zu mobilisieren. Kinder und Jugendliche sind besonders gut darin, ihre Vorstellungskraft einzusetzen. Sie werden in der Stabilisierungsphase systematisch darin angeleitet, ihre vorhandene Phantasie zur Erschaffung einer besseren inneren Realität einzusetzen, die den Trauma-Inhalten möglichst diametral entgegensteht. Es entsteht also:

- Sicherheit gegen Unsicherheit
- Macht und Kontrolle gegen Ohnmacht und Ausgeliefertsein
- Hoffnung und Würde gegen Verlorensein und Erniedrigung.

Dem Einwand, den Kinder, Jugendliche und vor allem Eltern vorbringen, dass solche Phantasien ja nicht das Geschehene ungeschehen machen können, kann man in der Regel so begegnen, dass man die Wirkung von Vorstellungen erklärt, u.a. auch dadurch, dass man deutlich macht, dass die negativen Bilder ja auch Wirkungen haben. Bald entkräftet sich der Einwand von selbst, wenn die Kinder und Jugendlichen bemerken, wie wohltuend es für sie ist, sich Hilfreiches vorzustellen.

**Der innere Ort der Geborgenheit**

Die Imaginationsübungen für Erwachsene, allen voran »der innere Ort der Geborgenheit« und »die unterstützenden, hilfreichen Wesen«, aber auch »der Tresor« und die Übung »Gepäck ablegen« finden sich in diesem Buch auf den Seiten 57ff. In der Anwendung dieser Imaginationen bei Kindern und Jugendlichen ist es wichtig zu wissen, dass Vorschul- und Grundschulkinder imaginierte Inhalte besser spielend-handelnd zum Ausdruck bringen können als theoretisch-abstrakt. Und *präpubertierende und pubertierende Menschen* finden es zuweilen am Anfang »albern«, sich etwas vorstellen zu sollen, das ja doch nicht der äußeren Realität entspricht, und zeigen von daher eine Abwehr. Es gilt hier als Therapeut wach, flexibel und mitgehend zu sein. Aber auch immer wieder zu erklären und zu kleinen Schritten einzuladen. Die Imaginationsübungen können als Ausgangsmaterial eingesetzt werden. D. h., der Therapeut kann mit einem Jugendlichen, der eine massive Abwehr zeigt, z. B. darüber diskutieren, wie es wäre, wenn der Jugendliche sich einfach nur mal »ausmalen« würde, er könnte Teile der ganzen Last, die er mit sich herumschleppt, einfach für eine Weile ablegen (Reddemann 2011, S. 96–103). Und indem der Jugendliche mit dem Therapeuten kontrovers darüber spricht, dass das ja Quatsch sei und eh nichts bringe, beginnt er bereits in seinem Inneren damit, sich vorzustellen, wie es wäre, wenn er den ganzen Mist, den er erlebt hat, los wäre. Und man ist mitten in einer konstruktiven, psychotherapeutisch hoch wertvollen Arbeit.

Als Therapeutin Geduld dabei zu haben, dass das Gegenüber Zeit und Konzentration braucht, um in diese Imaginationen hineinzufinden, ist sehr wichtig. Es hat sich bewährt, nur solche Imaginationen anzubieten, die an etwas »andocken«, was das Kind bereits selbst imaginiert. Kinder und Jugendliche verfügen wie alle Menschen über Vorstellungskraft. Wenn man sie erzählen lässt und auf der Station beobachtet, finden sich zahlreiche Beispiele dafür, dass das Kind sich von Imaginationen leiten lässt. Das kann man ihm deutlich machen. Bei Kindern und Jugendlichen, denen es dennoch anhaltend schwerfällt, innere Bilder zu erschaffen, kann man in Erwägung ziehen, die Instruktion zu variieren und einfach davon zu sprechen, die Patientin möge sich ausdenken, wie es sich anfühlen würde, z.B. an solch einem geschützten Ort zu sein. Wenn Jugendliche negative »sichere Orte« anbieten, an denen Destruktion vorherrscht, sollte der Therapeut sie liebevoll-beharrlich ablehnen und fragen, ob es ihnen einen Vorteil bringen würde, an solch einen Ort zu denken oder sich in der Phantasie dort aufzuhalten, um Kraft zu schöpfen.

Unorthodoxe »sichere Orte« sollten jedoch vom Psychotherapeuten wohlwollend geprüft werden auf ihren Gehalt an potenzieller Selbstfürsorge hin. So bot eine Jugendliche mit einer alleinerziehenden afrikanischen Mutter und einem zuvor sehr gewalttätigen deutschen Vater als einzigen »sicheren Ort« die Szene an, sie würde mit mehreren anderen Jugendlichen untergehakt, redend und albernd, durch eine afrikanische Großstadt laufen. Obwohl am »sicheren Ort« eigentlich in der Imagination keine anderen realen Menschen anwesend sein sollen, wurde dieser »sichere Ort« von der Therapeutin akzeptiert und gewürdigt.

Das Vorgehen bei *Vorschul- und Grundschulkindern,* die ihre Welt spielend begreifen und mit ihr »spielend« interagieren, ist anders. Man macht es den Kindern leicht, indem man sie bittet, das, was ihnen innerlich guttun soll, in Form einer Spielszene zu externalisieren. Lässt man solche jüngeren Kinder im Spieltherapie-Zimmer einen Ort bauen, an dem sie sich ganz gut und ganz sicher fühlen können, so entwickeln sich psychodiagnostisch äußerst aufschlussreiche Spielaufbauten. Ein Junge, der bereits fremduntergebracht in einer Heimeinrichtung lebte, schleppte ganze »Waffen-Arsenale« des Spielzimmers und Nahrungsmittel für eine längere Zeit an seinen »sicheren Ort«. Er verteidigte ihn »mit Zähnen und Klauen«. Der Einbezug von imaginierten Helferwesen oder aber auch ganz konkret von im Spielzimmer vorhandenen Tierfiguren, Puppen, Rittern, Soldaten, Polizisten und Kasperle-Figuren verschiedener Charaktere kann bereits beim Bau des »sicheren Ortes«, aber vor allem später in der Konfrontationsphase äußerst sinnvoll und für das Kind unterstützend sein. Der Therapeut sollte das Kind dazu ermutigen, solche Helferwesen hinzuzuziehen, weil dadurch und auch durch die »Zeugenschaft« des Therapeuten seine vergangene, während der Traumatisierung reale, schreckliche Isolation wenigstens jetzt im Nachhinein aufgehoben wird (Reddemann 2011, S. 102, S. 161, S. 169).

**d) Familien-Kohärenz stärken**

Es gibt Kinder, die in ihrer Ich-Funktion bzw. in ihrer »Nein-Funktion« dringend gestärkt werden müssen. Sofern Eltern-Personen nicht zugleich Täter-Personen sind – diese Bedingung ist existenziell wichtig für die Kinder –, können sie in diese Arbeit einbezogen werden, das ist nahezu ideal. Das Kind baut dann also z. B. seinen sicheren Ort mit Unterstützung eines Elternteils, wobei darauf zu achten ist, dass die Gestaltungsimpulse vom Kind selbst kommen und der Erwachsene nur zuarbeitet. Indem Eltern dann ihr Kind darin unterstützen, sich solch einen Rückzugsort bauen zu dürfen, sich darin einzurichten und wohlzufühlen und sich durch keine Impulse von außen stören zu lassen, geben sie ihm quasi die Erlaubnis, sich trotz der stattgefundenen Traumatisierung »heile und ganz« fühlen und sich abgrenzen zu dürfen. Das Kind kann so in diesen Spielzeiten eine ihm bislang unbekannte Ich-Integrität zu fühlen lernen.

Aber auch die begleitende Eltern-Person kann aus mehreren Gründen profitieren: Sie kann »etwas tun«, um das Kind zu unterstützen, erlebt also elterliche intuitive Kompetenz. Sollten die Eltern selber bindungstraumatisiert sein, so muss der Psychotherapeut als Hilfs-Ich und als Modell der guten Selbstversorgung an einem sicheren Ort »einspringen«. Bei seelisch gesunden Eltern wachsen durch die gegebene Hilfestellung für das Kind die familiäre Kohärenz und der Glaube daran, dass es dem Kind und damit auch der Familie wieder besser gehen wird.

Korittko & Pleyer (2011) haben sechs Grundsätze für die Arbeit mit traumatisierten Kindern und ihren Eltern aufgestellt, die sich gemäß dem respektvollen Vorgehen in der Psychodynamisch Imaginativen Traumatherapie auch für uns bewährt haben, nämlich die Verantwortung von Eltern als unantastbar anzusehen – dies natürlich immer unter der Voraussetzung, dass die Eltern nicht diejenigen sind, die schädigen – (1), der Familie ihre Individualität zu garantieren (2), mit der Familie möglichst gut zu kooperieren (3), Kinder von parentalen Aufgaben zu entlasten (4), die Eltern um Präsenz zu bitten (5) und in der Kommunikation mit den Eltern möglichst offen zu sein (6).

Bei *ganz kleinen Kindern,* bei denen das Sprachverständnis in der Regel vorhanden, der sprachliche Austausch in der Phase einer akuten Belastungsreaktion aber sicherlich nicht gut möglich ist, gelten basale Grundsätze der emotionalen Absicherung (Levine & Kline 2005). Auch bei ihnen gilt es, äußere und innere Sicherheit zu erzeugen, bevor sie sich selbst – wenn überhaupt – in irgendeiner Form mit dem Schrecklichen, das ihnen widerfahren ist, auseinandersetzen können. Luise Reddemann spricht von einer »inneren Weisheit«, die alle Menschen haben und die traumatisierte Menschen besonders brauchen. Diese »innere Weisheit« meint, dass jeder Mensch für sich selbst gut weiß, was er im Moment gerade körperlich und seelisch braucht und verkraften kann. Auch ganz kleine Kinder oder gerade diese besitzen gewiss diese »Weisheit«, ihre Selbstheilungskräfte adäquat zu mobilisieren und ihre eigene Integrität zu schützen (Simonton et al. 2013).

#### e) Gute Alltagsstrukturen geben

Neben der entwicklungsfördernden Interaktion mit dem Kind oder Jugendlichen sind gute Alltagsstrukturen wichtig. Es soll in der Stabilisierungsphase möglichst vermieden werden, dass das Kind/der Jugendliche bereits in die traumatischen Inhalte hineinrutscht. Damit das nicht passiert, ist es ratsam, frühzeitig mit dem Patienten Absprachen zu treffen, wie das Stationsteam und der Bezugstherapeut sich verhalten sollen, damit sich nicht ständig reinszeniert, was das traumatisierte Kind schon so oft erlebt hat (Streeck-Fischer, 28.11.2014, persönliche Mitteilung). Diese Absprachen sind basale gelebte Alltagsstruktur!

Es ist wünschenswert, dass Psychotherapeuten zu Beginn der Arbeit nicht durch »gemeinsame Realitätsverkennung« in Größen- und Rettungsphantasien für ein Kind oder einen Jugendlichen geraten (Streeck-Fischer 2006, S. 195–196). Die therapeutische Beziehung sollte verbindlich, tragend und kontakterhaltend, aber eben nicht die Selbstbestimmung des Kindes oder Jugendlichen verletzend oder gar intrusiv sein!

#### f) Täter-Introjekte und verletzte Anteile bemerken

Bestimmte Vorerfahrungen, die ein Kind in der Interaktion mit seinen »wichtigen anderen« macht, prägen seine Interpretationsschemata von sozialen Situationen überhaupt. Aus erlebten Erfahrungen, die das Kind in seiner individuellen Umgebung und bei seinen maßgeblichen Bezugspersonen als regelhaft beobachtet hat, werden dann »interne Arbeitsmodelle« (Bauer 2007, S. 69). Das Kind versucht, sich so optimal an die reale Umwelt, die ihm nun einmal vorgegeben ist, anzupassen. »Über die ersten Lebensjahre hinweg orientiert es sich bei der Einschätzung aktueller Situationen daran, wie sie von den Bezugspersonen beurteilt werden. Es übernimmt die Bewertungen der Eltern sogar dort, wo es um die eigene Befindlichkeit (des Kindes) geht.« (Bauer 2007, S. 68) Welch basale, meistens äußerst wertvolle, aber zuweilen auch verhängnisvolle Abhängigkeit des Kindes von den es umgebenden Erwachsenen! Verhängnisvoll dann, wenn ein wichtiges Gegenüber des Kindes »bösartig« ist, wie es bei innerfamiliärer Täterschaft der Fall ist. In solch einer Konstellation bemerkt das Kind, dass es vom Gegenüber schlecht behandelt und vielleicht sogar gehasst wird, sodass das Kind beim Einschwingen etwas von dem Täter in sich hineinnimmt: Es beginnt, sich selbst zu hassen. Das Kreative daran ist, dass das Kind auf unbewusste Art und Weise einen »Teil« seines Selbst daraus macht, das sogenannte »Täterintrojekt«.

**Ein Täterintrojekt ist also ein verinnerlichter Teil der schädigenden Außenperson. Und das Verletzende der Außenperson wird dann sich selbst gegenüber praktiziert, sodass es selbst-verletzend im Inneren des Kindes weiterwirkt. Solch ein Introjekt ist jedoch notwendig, da es das Überleben des Kindes in der traumatischen Situation schützt.**

Die verletzten Anteile des Kindes oder Jugendlichen sind wie »eingefroren«. In der Psychotherapie »tauen sie auf« durch die Wärme, Zuwendung und das echte Mitgefühl des Therapeuten. Der Patient lernt, sich liebevoll um seine verletzten Teile zu kümmern, wobei dies häufig bei kleineren Kindern symbolisch im Spiel erfolgt. Die Aufgabe des Psychotherapeuten ist es daher, den Patienten so früh wie möglich im psychotherapeutischen Prozess darin zu unterstützen, zu sich selbst in einen liebevolleren Kontakt zu treten.

#### g) Die Versorgung verletzter Anteile

Eine für die Konfrontationsarbeit notwendige Vorbereitung ist die Arbeit mit verletzten Anteilen. Erfahrungsgemäß funktioniert diese Arbeit bei Heranwachsenden mit durchschnittlichen kognitiven Fähigkeiten etwa ab dem 10. Lebensjahr. Früher »inneres Kind« genannt, spricht man besser vom »jüngeren Ich«, und es ist leicht vorstellbar, dass jeder erwachsene Mensch mehrere »jüngere Ichs« in verschiedenen Altersstufen in seiner Erinnerung hat.

Schon ganz kleine Kinder spielen automatisch »Vater-Mutter-Kind«, sodass man Kinder leicht dazu ermutigen kann, sich intensiv spielerisch um den eigenen verletzten Teil, eventuell »das Baby«, zu kümmern. Bereits 6-Jährige sind in der Lage, zwischen verschiedenen Ich-Zuständen zu unterscheiden, sodass sie z. B. verstehen können, dass es da noch »eine Kleinere« gibt, die Angst hat, und dass man die versorgen muss. Zwei israelische Studien haben ergeben, dass Kinder im Alter von 2–7 Jahren, die dem zweiten Krieg zwischen Israel und dem Libanon von Juli–August 2006 ausgesetzt waren, signifikant davon profitierten, wenn man ihnen eine Puppe schenkte und sie aufforderte, sich intensiv um diese Puppe zu kümmern. Die Eltern dieser Kinder bestätigten in einem follow-up 3 Wochen nach Ende des Krieges, dass sich durch diese »Huggy-Puppy-Intervention« die kriegsbedingten Stress-Reaktionen der Kinder signifikant reduzierten (Sadeh et al. 2008).

Die außerordentlich destruktive Beziehung, die traumatisierte Jugendliche oftmals zu sich selbst haben, sowie ihr schlechtes Selbstbild machen ein konstruktives Vorgehen während der Stabilisierungs- und der Konfrontationsphase häufig schwierig. Wenn eine Jugendliche sich selbst ablehnt, findet sie es möglicherweise im Nachhinein »richtig«, vom Täter so schlecht behandelt und entwürdigt worden zu sein. Der Teufelskreis schließt sich: Es ist nicht mehr auszumachen, ob es sich an diesem Punkt »nur« um ein Introjekt handelt und/oder ob die Selbstablehnung das bittere Ergebnis einer Traumatisierungs-Geschichte ist.

Es hat sich im gesamten psychotherapeutischen Prozess als ideale Unterstützung für traumatisierte Kinder und Jugendliche bewährt, sie immer wieder »verletzte Teile« imaginativ versorgen zu lassen. Und zwar immer dann, wenn erkennbar wird, dass ein gegenwärtiger Gefühlsstrudel oder ein gegenwärtiges Verhaltensproblem des Kindes oder der Jugendlichen seine Wurzeln in der traumatischen Situation hat. Es wird an solch einem Punkt der Psychotherapie erarbeitet, wo genau das »jüngere Ich« festhängt oder für welchen Konflikt genau es damals in der traumatischen Situation keine Lösung gab. Der junge Patient und/oder seine imaginierten Helfer nehmen dann emotionalen Kontakt auf zu dem »verletzten jüngeren Ich«, nehmen es wahr in seinem Schmerz und sagen ihm die folgenden zentralen Botschaften:

- dass das jüngere Ich verstanden wird
- dass die Erfahrung schlimm ist
- dass das Kind keine anderen Denk- und Handlungsmöglichkeiten hatte, weil es klein war und zu wenig/verzerrte Informationen über die Situation hatte
- dass von daher die damaligen Reaktionen des Kindes respektiert werden
- dass verstanden wird, dass da Schmerz ist
- und dass es vorbei ist!

Durch dieses Vorgehen bekommt das traumatisierte Kind/der Jugendliche von heute endlich die Anerkennung seines Leidens und den fundamentalen Trost, der notwendig ist, damit das Kind/der Jugendliche wirklich fühlen kann, dass die damalige traumatische

Situation nicht mehr besteht und sich nunmehr auflösen darf. Wenn man in der Therapie mehrfach »jüngere Teile« imaginativ nachträglich versorgt, besteht die Chance, dass sich der erzielte Effekt generalisiert und sich dadurch ein besseres Leben für das Kind/den Jugendlichen in der Gegenwart eröffnet.

Da Kinder und Jugendliche ja noch nicht auf eine lange Lebensspanne zurückgreifen können, ist die Instruktion eine andere als in der Arbeit mit Erwachsenen. Es hat sich bewährt, die Jugendlichen zu fragen, ob sie sich in ihrem Erleben noch daran erinnern können, was für ein Kind sie waren, *bevor* die Traumatisierung stattfand. Man fokussiert also auf einen hoffentlich zumindest ein wenig positiven Ego-State, der sich deutlich von dem Ego-State der jetzt jugendlichen Person unterscheidet. Die meisten 10- bis 18-Jährigen »springen darauf direkt an«, sofern sie nicht zutiefst depressiv, dissozial oder dissoziiert sind. Es gilt bei dieser Arbeit die Warnung, sie nur zu machen, wenn keine Fragmentierung zu befürchten ist (Kontraindikation nach Reddemann 2012, S. 168). Jugendliche reagieren sogar dann gut darauf, wenn die Zeitspanne ihres Lebens, in der keine Traumatisierungen passierten, kleiner war als die Spanne, in der sie traumatisch beschädigt wurden. Möglicherweise müssen sie in solch einem Fall besonders gelockt werden, sich zu trauen, wirklich gedanklich und fühlend in diese »heile« Zeit zurückzugehen.

Indem der Patient in der Gegenwart innerlich »andockt« an das Kind, das er einmal war, als noch alles in Ordnung war, kann er anfangen zu glauben und zu fühlen, dass von dieser heilen Person noch etwas in ihm erhalten ist. Konkret fragt der Therapeut, wie alt dieses »jüngere kindliche Ich« ist, wie es aussieht, was es gerne gemacht und was es gehasst hat, welches Temperament es hatte. Man fragt weiter danach, wie nah die Jugendliche dieses Kind an sich heranlassen würde/könnte. Also die Frage, wo hier im Raum des Therapeuten stellt die Jugendliche sich vor, dass das »jüngere kindliche Ich« sitzen dürfte. Die Antworten auf diese Fragen fallen sehr unterschiedlich aus. Manche Patienten halten zunächst nicht einmal die Vorstellung aus, dieses »jüngere Ich« würde sich überhaupt mit im selben Raum aufhalten. Sie verziehen das Gesicht wie vor Ekel und schieben das »jüngere kindliche Ich« auf Abstand. Daran wird erkennbar, dass es ihnen noch nicht gelingt, die Repräsentation eines »heilen« kindlichen Ego-State abzurufen (Watkins et al. 1997). In ihrer Vorstellung scheint das Bild des traumatisierten Kindes so zu dominieren, dass es alle anderen Bilder, die möglich wären, überdeckt. Andere Jugendliche sagen, dass dieses »jüngere kindliche Ich« bereits neben ihnen oder in einer Ecke des Therapiezimmers sitzen dürfe. Angestrebt wird stets eine vorgestellte dialogische Kontaktaufnahme zu dem eigenen kindlichen Ich.

Der Patient wird angehalten, diesen Dialog laut zu führen und in der Gegenwart seinem »jüngeren kindlichen Ich« von damals gegenüber seine Empfindungen zu benennen. Das Spektrum der Gefühle kann groß sein und sich im Verlauf verändern. Gelingt diese Arbeit, so zeigt sich häufig, dass das Kind/der Jugendliche mit der Zeit mehr Mitgefühl für sein »Selbst« von früher und damit für sich selbst entwickelt. Man lässt diese Arbeit über einige Zeit mitlaufen, während der normale Therapieprozess geschieht. Die Aufgabe des Therapeuten ist es dabei, jeden noch so kleinen Zuwachs an positivem Empfinden des Patienten für sich selbst zu würdigen.

Zeitlich vor der Konfrontationsarbeit ist es sehr bedeutsam, der Jugendlichen vorzuschlagen, sie könne mit ihrem »Ich von heute« das traumatisierte Kind von damals befreien. Dieser Vorschlag stellt eine Maximal-Versorgung kindlicher verletzter Anteile dar. Die Jugendliche soll sich eine konkrete traumatische Szene aus ihrem Erinnerungsmaterial aussuchen und bildlich vorstellen, aus der sie »das Kind von damals« aktiv-imaginativ herausholen will. Die Jugendliche soll die Szene kurz umreißen wie eine Regisseurin, die sagt, worum es in der Szene geht. Damit prüft man, ob die Jugendliche in der Lage ist, die schmerzlichen Gefühle von damals für eine kurze überschaubare Zeit auszuhalten. Um das traumatisierte Kind nachträglich imaginativ zu befreien, werden eventuell Hilfsfiguren – Polizisten, Armeen, hilfreiche Wesen oder starke Tiere – gebraucht, die die Jugendliche bereitstellen soll, bevor die Aktion beginnt. Sind all diese Vorbereitungen getroffen, so kann in einer zeitlich weit zu gestaltenden Therapiesitzung »die Rettung« des traumatisierten Kindes imaginativ erfolgen.

Psychotherapeuten, die Zeuge solcher Rettungsaktionen sein durften, wissen, wie anrührend diese Arbeit ist. Jugendliche sind so kreativ-schöpferisch und auch so radikal, dass sich unvorstellbare Szenarien der Rettung abspielen. Die therapeutische Aufgabe ist es, darauf zu achten, dass die Patientin die Regie behält und dass das Herausholen des Kindes aus der traumatischen Szene wirklich gelingt und zu Ende gebracht wird. Alles, was diesem Ziel dient, gibt der Therapeut an Unterstützung in den Prozess ein, achtet aber darauf, dass die Handlungsimpulse wirklich von der Jugendlichen selbst ausgehen. Denn es kommt darauf an, dass »die Jugendliche von heute« selbständig »das traumatisierte Kind von damals« rettet. Es würde nichts nützen, wenn der Therapeut das täte. Dieses Empowerment, nämlich seine Angelegenheiten selbst in die Hand zu nehmen und Kontrolle über sein Leben zurückzugewinnen, ist ein Kerngedanke der Psychodynamisch Imaginativen Traumatherapie.

Solch eine Arbeit ist für die Patienten sehr anstrengend, aber auch überaus befreiend. In dem Moment, in dem es einer Jugendlichen in der Imagination gelingt, das »jüngere Ich« aus der traumatischen Situation zu holen und zu versorgen, zeigt sich häufig ein verblüffender Zuwachs an Verbundenheit, Mitgefühl und Solidarität mit sich selbst. Und wenn diese Verbundenheit erst einmal entstanden ist, bleibt sie zumeist auch für die weitere Arbeit erhalten.

Der Patient wird danach dazu angeleitet, das »jüngere Ich« imaginativ an den sicheren Ort zu bringen, es im Nachhinein zu trösten und zu versorgen. Manche Patienten entwickeln diese tröstenden und versorgenden Impulse von sich aus. Die meisten traumatisierten Jugendlichen müssen jedoch beherzt vom Therapeuten dazu aufgefordert werden, da sie es überhaupt nicht gewohnt sind, dass ihnen Zuspruch, Zuwendung und Trost zustehen. Diese Fähigkeit zu erwerben, sich selber trösten und beruhigen zu können, ist jedoch für das weitere Leben der Jugendlichen von hohem Wert.

Der Therapeut wird mitunter Zeuge davon, dass Jugendliche für ihr jüngeres Ich, das ja dann am sicheren Ort geborgen ist, kochen, es gemütlich betten, es streicheln und liebkosen. Und in dem weiter fortzusetzenden inneren Dialog sagen die Jugendlichen unter Anleitung ihrem jüngeren Ich, dass sie sich fortan imaginativ um das jüngere Ich kümmern werden. Diese Notwendigkeit kann und sollte psychotherapeutisch untermauert werden. Sollte ein Jugendlicher sich außerstande sehen, seinem verletzten Teil in Zukunft innerlich beizustehen, so kann diese Arbeit vorerst durch imaginierte Helfer geschehen.

#### h) Kriterien für den Beginn konfrontativer Arbeit

Der Übergang in die nächste Phase, in der eine Auseinandersetzung mit den traumatischen Inhalten in dosierter Form erfolgen kann, ist an bestimmte Kriterien gebunden. Der behandelnde Psychotherapeut beurteilt aus seiner fachlichen Sicht, ob das Kind eine innerseelische Stabilität, eine Reduktion seiner hauptsächlichen Symptomatik und eine Qualität an Emotionsregulations-Kompetenzen erreicht hat, die für die jetzt idealerweise folgende Konfrontationsphase ausreichend ist (Reddemann 2011, S. 194–205). Was in der Psychodynamisch Imaginativen Traumatherapie für Erwachsene gefordert wird, gilt in verstärkter Form für die Traumakonfrontation bei Kindern und Jugendlichen:

1. Es muss erkennbar sein, dass das Kind oder der Jugendliche belastende Gefühle aushalten kann, ohne zu dissoziieren.
2. Der Patient sollte fähig sein, sich selbst zu beruhigen und sich selbst zu trösten.
3. Wenn Täterkontakt, dann keine Traumakonfrontation (Reddemann 2011, S. 194).

Diese drei Voraussetzungen, operationalisiert für die Arbeit mit Kindern und Jugendlichen, bedeuten: (zu 1), dass auch ein junger Mensch Traumainhalte nicht wird integrieren können, wenn er dissoziiert ist. Die Notwendigkeit (zu 2), sich selbst beruhigen und trösten zu können, ist hier zu erweitern auf das Familiensystem. Die betroffene Familie muss in der Lage sein, dem Kind ausreichend viel

Co-Regulation zur Verfügung zu stellen, sodass dieses die familiären Bemühungen zur Beruhigung und zum Selbsttrost nutzen kann. Und zu 3) ist zu sagen, dass Kinder, die anhaltenden Kontakt zu Tätern haben, während sie in der stationären Behandlung sind, durch die Hölle gehen und sicherlich nicht in der Lage dazu sind, Traumakonfrontation zu leisten. Es gilt also sehr aufmerksam zu sein! Würde das Stationsteam auf Dauer nicht bemerken, dass ein Kind/eine Jugendliche während und nach solcher maligner Besuchssituationen von Flashbacks und/oder Dissoziationen überrollt wird, so wäre das ein schwerer Fehler!

Für den Start in die konfrontierende Arbeit ist es entscheidend, ob erkennbar ist, dass sich das Vegetativum des Kindes/des Jugendlichen halbwegs beruhigt hat, ob es spielen/handeln kann wie ein »normales« Kind seines Alters und ob es in einem guten, emotional sättigenden Kontakt zu seinen Eltern steht. Das Einverständnis zur Traumakonfrontation kann man bereits bei Grundschulkindern gut einholen, wenn man ihnen erklärt, was man beabsichtigt. Mit ihrer »inneren Weisheit« spüren sie intuitiv, ob sie bereit sind, sich noch einmal mit der Traumatisierung auseinanderzusetzen. Ein Junge, der durch seinen psychotischen Vater terrorisiert und misshandelt worden war, strahlte während der gesamten Behandlungszeit aus, dass die Therapeutin ihn bitte niemals nach Details seiner Traumatisierung fragen möge. Gleichzeitig berichtete er aber, dass er bei der Anhörung vor Gericht dem Richter all das erzählt habe, was der Vater ihm angetan habe. Hier ist der Unterschied zwischen »einfach draufloserzählen« und einer systematischen Traumabearbeitung mittels gezielter Techniken genau auszumachen. Die Gefahr, dass beim Drauflos-Erzählen eine Retraumatisierung passiert, kann groß sein, sofern das Kind von seinen Erinnerungen und Trauma-assoziierten Gefühlen erneut unkontrollierbar überrollt wird.

Im psychotherapeutischen Kontext erging der Junge sich in wilden Rachephantasien, was er alles mit seinem Vater anstellen werde, wenn er selbst erst groß und stark wäre. Diese Rachephantasien taten dem äußerst ängstlichen Jungen, der kaum mehr das Haus verließ, sichtlich gut und waren das Äußerste, was er an Konfrontativem sich selbst zumutete. Eine durch die Therapeutin forcierte Traumakonfrontationsarbeit wäre kontraindiziert gewesen. Unter Verzicht darauf konnte der Junge seelisch relativ stabil die Klinik verlassen, wieder zur Schule gehen und seine Freizeitkontakte zu Gleichaltrigen wieder aufnehmen.

»Die Aufarbeitung der Traumafolgen ist häufig sehr viel wichtiger als die explizite Traumakonfrontation.« Eine solche Behandlung kann man »traumaadaptiert« nennen, fokussiert sie doch auf die zahlreichen Persönlichkeitsveränderungen und auf die soziale Benachteiligung nach Traumatisierungen (Reddemann 2011, S. 196). Eine sorgfältige Indikationsstellung für Traumakonfrontation bzw. der Ausschluss von Kontraindikationen wird dringend empfohlen. Diese Forderung trifft erst recht für die Behandlung von Kindern und Jugendlichen zu, da die Auswirkungen einer stattgefundenen Traumatisierung bei ihnen sehr unterschiedlich ausfallen können. Und dass kein Täterkontakt des Kindes, auch kein »passiver Täterkontakt« (Reddemann 2011, S. 194–195) bestehen darf, wenn Traumakonfrontation geschehen soll, ist eine absolut notwendige Bedingung! Das ist mit »äußerer Sicherheit« gemeint, die vorliegen muss, damit in einer Person innere Sicherheit entstehen kann. Die Psychoedukation des Kindes/der Jugendlichen darüber, welche konkreten Techniken zur Traumakonfrontation möglich sind, und die darauffolgende gemeinsame Auswahl einer geeigneten Technik dienen weiter dem sicheren Grundgefühl des Kindes und seinem Gefühl von Kontrolle über das psychotherapeutische Geschehen – beides idealtypische Gefühle, die dem traumatisierten Kind oder der Jugendlichen äußerst guttun!

#### i) Ich-Stärkung hat Priorität

Bezüglich der folgenden Darstellung der Konfrontationsphase ist zu betonen, dass die Abfolge der drei Behandlungsphasen nicht in einer dogmatisch-mechanistischen Weise vorzunehmen ist. Wie schon an anderer Stelle gesagt, »brauchen viele Patienten, die unter traumatischem Stress leiden, eine Ich-Stärkung, ehe sie sich auf traumatische Erinnerungen einlassen können« (Reddemann 2011,

S. 140–193). Traumatisierte Kinder und Jugendliche brauchen alle diese primäre Ich-Stärkung!

Es geht darum, dass die Psychotherapeutin sich an dem eigenen Prozess des Kindes orientiert, wobei das sogenannte »traumakompensatorische Schema« (Fischer & Riedesser 1998) des Kindes sie gut leiten kann. Das meint, dass die Psychotherapeutin zunächst die kreative Lösung des Kindes in Form der Symptombildung ausdrücklich würdigt und dem Kind seine Symptome lässt, solange es sie zur Eigenregulation braucht. Und erst dann, wenn die Symptome dem Kind selbst »lästig« werden, d. h. sie ihre Funktion langsam verlieren, und wenn andere Regulationsmechanismen zur Verfügung stehen und das Kind einverstanden ist, wenden die Therapeutin und das Kind sich den traumatischen Inhalten, genannt »Traumaschema« (Fischer & Riedesser 1998), zu.

In diesem Kontext wird zudem eine Rollenaufteilung zwischen der Station und der Person des Psychotherapeuten vorgeschlagen (Streeck-Fischer 2006, S. 244) und somit eine Trennung von Alltags- und Therapieraum. Die Vorteile dieser Aufteilung sollen gegenüber den Nachteilen einer etwaigen Spaltung durch den Patienten überwiegen. Im Therapieraum wird also – und genauso ist es bei PITT – die Traumaexposition des Patienten in erträglicher und schonender Weise angestrebt, während »sein Verhalten im Alltag verhandelt wird und in Richtung auf die Therapie aufbereitet wird«. Denn: »Da der Königsweg des Jugendlichen zu sich selbst, seiner Vergangenheit und der Selbstfindung im Handeln, nicht in der Selbstreflexion liegt, braucht er Rückmeldungen über sein Verhalten. Er erfährt damit soziale Reflexion, die ihn auf seine noch nicht erkannten Probleme aufmerksam macht.« (Ebenda, S. 244) Der Weg des Jugendlichen nach stattgefundener Traumatisierung zurück ins Leben wird so geebnet.

Das Kind oder der Jugendliche braucht vor der Konfrontationsarbeit genügend Psychoedukation, um zu verstehen, was es für Vorteile hat, wenn es/er sich noch einmal schonend, dosiert und kontrolliert dem vergangenen Schrecken stellt. Kinder und Jugendliche sollen nicht in eine Traumakonfrontation hineinschlittern, um es hinter sich zu haben oder gar »um dem Therapeuten einen Gefallen zu tun«. Vielmehr braucht es besonders an dieser Stelle des Therapieprozesses wieder eine »Einwilligung nach erfolgter Aufklärung«, entsprechend dem englischen Vorbildbegriff »informed consent« bzgl. medizinischer Eingriffe. Gerade traumatisierte Kinder und Jugendliche, deren Fähigkeit Nein zu sagen oft nicht besonders gut ausgebildet ist, könnten »sich zusammenreißen« und einfach so bei einer Konfrontation mitmachen, weil sie es durch ihre Biographie gewohnt sind, sich zusammenreißen zu müssen. Es ist explizite Aufgabe des Therapeuten, dies zu verhindern und mit der konfrontierenden Arbeit nur zu beginnen, wenn der Patient seelisch stabil genug ist und wenn er der Aufnahme dieser Arbeit selbst auch zustimmt, bestenfalls die Eltern auch einverstanden sind.

Der Umfang der bis hierher für die Stabilisierungsphase der Psychodynamisch Imaginativen Traumatherapie mit Kindern und Jugendlichen dargestellten und zu beachtenden Aspekte spiegelt die Wichtigkeit und Unabdingbarkeit eines spezifischen psychotherapeutischen Vorgehens mit jungen traumatisierten Menschen wider. Und auch deren Eltern und Geschwister brauchen eine für das jeweilige familiäre System passende Unterstützung.

### 6.3.2 Die Traumakonfrontationphase

Es gibt eine Fülle von Bilder- und Kinderbüchern, die sich als sogenannte »Stellvertreter-Geschichten« zur Traumakonfrontation eignen. Die Auswahl eines für ein einzelnes Kind geeigneten Buches ist nur dann psychotherapeutisch zulässig, wenn die Therapeutin die Biographie des Kindes und seine zentralen Themen gut kennt (Perry & Szalavitz 2008).

Einem Grundschulkind eine solche Stellvertretergeschichte, die seinem traumatischen Hauptthema entspricht, vorzulesen, ist nur möglich, wenn die Therapeutin diesen Text nicht suggestiv vorträgt und nicht mit Fragen in das Kind eindringt. Vielmehr sollen die Bilder und der Text eines solchen Buches ein Sprechanlass sein, den das Kind aufgreifen kann, wenn es mag. Ein Text, der z. B. davon handelt, dass ein Kind sich nach erlittener sexualisierter Gewalt einer Vertrauensperson gegenüber mitteilt (z. B. Lauer & Bley 2006), kann ein äußerst sinnvoller Türöffner zur Seele des Kindes sein. In einer solchen Vorlese-Situation können auch Eltern gut beteiligt werden, die die Neutralität des Therapeuten wahrnehmen können sollten. Alle Bibliotheken in größeren Städten stellen auf Wunsch thematisch sortierte Bilderbuch-Pakete zusammen, aus denen man dann ein geeignetes Buch für die konfrontative Arbeit mit einem Kind aussuchen kann. Sollte das Kind nicht auf das vorgelesene Buch von sich aus eingehen, so passt das Buch nicht und es muss ein anderer Zugang zum Kind gesucht werden.

Es kommt nicht darauf an, dass alles »gründlich« durchgearbeitet wird. Vielmehr gilt heute, Traumakonfrontation so schonend und dosiert wie eben möglich zu machen. Das meint, dass die Psychotherapeutin sich vor der Konfrontationsphase mit dem Kind oder der Jugendlichen darauf einigt, welche Schlüsselszenen es/sie bearbeiten möchte. Zudem autorisiert die Therapeutin die Patientin im Voraus dazu, jederzeit durch Geben eines Stopp-Signals die anstehende konfrontative Arbeit zu unterbrechen bzw. ganz abzubrechen. Die Patientin behält somit die Regie. Durch die vorherige Auswahl der Situationen entsteht eine gewisse Überschaubarkeit: Die Patientin weiß, worauf sie sich einlässt, bevor die konfrontative Arbeit beginnt, ein guter Schutz gegen Kontrollverlust und Überflutetwerden! Sollten sich die Inhalte dennoch während der Konfrontationsarbeit ausweiten, so sollte die Therapeutin das Kind über die Fortsetzung entscheiden lassen. Geübt werden die konfrontierenden Techniken zuerst an einer unbeschwerten positiven Situation, an die es sich erinnert. Dann geht man zu den traumatischen Szenen über, die zuvor zur Bearbeitung ausgesucht wurden. Es wird auf der »inneren Bühne« gearbeitet, sodass das traumatische Material nicht die Beziehung zwischen dem Patienten und der Therapeutin prägt.

Bewährt haben sich in der Konfrontationsarbeit die Beobachter-Technik und die Bildschirm-Technik. Beiden gemeinsam ist die Distanzierung und dass mittels dieser Techniken die belastenden Erinnerungen so strukturiert werden können, dass sie weiter verarbeitet und letztlich als halbwegs schlüssiges Narrativ abgespeichert werden können. Dadurch wird der Betroffene in Zukunft nicht mehr so anfällig sein für Flashbacks und Intrusionen, die bisher kaskadenmäßig in ihm abliefen, sobald er traumaassoziierten Triggern ausgeliefert war.

Es wird in dieser Phase der Behandlung angestrebt, dass sich etwas wie eine im gestaltpsychologischen Sinn nicht abgeschlossene Handlungskette schließen kann. Dadurch tritt Beruhigung ein. Während des Durcharbeitens haben die Kinder und Jugendlichen die Möglichkeit, ihre Fragen bei dem erwachsenen Psychotherapeuten loszuwerden, ihre Fragen vor allem nach der »Berechtigung« des Täters, die Taten an dem Kind vollzogen haben. Wenn man sich z. B. vorstellt, dass die Traumatisierung eines Kindes in einer langjährigen emotionalen Verwahrlosung und faktischen Deprivation bestand, so ist die Frage eines solchen Kindes, warum Eltern sich so verhalten, philosophisch und menschlich hoch anspruchsvoll.

Die Anzahl der Konfrontationssitzungen richtet sich nach dem Grad der Belastbarkeit des Patienten und danach, wie viele Schlüsselszenen von ihm ausgewählt wurden. Sollte sich im Verlauf der Arbeit erweisen, dass durch die Fülle der zu bearbeitenden Inhalte eine Überforderung des Patienten entsteht, so müsste der Therapeut diese Überforderung abwenden, indem er den Patienten dazu ermutigt, weniger zu machen. Es kann durchaus darauf vertraut werden, dass sich der durch Traumakonfrontation erzielte Effekt generalisiert!

Zu Beginn jeder Konfrontationssitzung werden die Kinder/Jugendlichen gebeten, ihr jüngeres traumatisiertes Kind imaginativ an den sicheren Ort zu bringen und zu schauen, ob es dort gut versorgt ist, also alles hat, was es braucht. Dieser imaginative Kunstgriff führt dazu, dass der Patient nur mit seinem aktuellen Ich in der Therapiesituation sitzt, während das jüngere, beschädigte Ich gut geschützt ist. Dieser Vorgang wird für die Kinder und Jugendlichen nach einiger Zeit zur Routine. Sie machen die Absicherung ihres jüngeren Ichs dann von ganz allein, sobald sie bemerken, dass aus ihrem Inneren eine bedrohliche Erinnerung hochkommen könnte. Und zudem kann es notwendig sein, dass der Patient auch »den erlebenden Teil seines Ichs von heute« vor der jeweiligen Konfrontationsarbeit imaginativ an den sicheren Ort bringt, sodass nur der »neutrale Teil des Ichs von heute« für die Konfrontation zur Verfügung steht. Diese Vorbereitung beinhaltet bereits ein hohes Maß an Distanzierung zu dem Geschehenen. Und da die Beobachter- und die Bildschirm-Technik beide Distanzierungs-Techniken sind, sind das Risiko und die zu erwartende Belastung für die Patienten einschätzbar. Was nicht heißt, dass es nicht manchmal zu heftigen Abreaktionen während der Traumabearbeitung kommen kann. Da jedoch mit dem Kind oder Jugendlichen vor der Konfrontation ein STOPP-Signal vereinbart wurde, kann es/er jederzeit die Dosis der zugelassenen Erinnerung begrenzen und die konfrontative Arbeit unterbrechen. Dadurch behält der Patient auch an dieser wichtigen Stelle die Kontrolle über das, was er sich selbst zumuten möchte. Der Therapeut achtet seinerseits stets darauf, ob der Patient während der Arbeit dissoziiert. Wäre das der Fall, so unterbricht der Therapeut die Arbeit, da ein dissoziierter Patient die gerade zu bearbeitenden Inhalte nicht integriert. Der Therapeut sorgt in solch einem Fall dafür, dass der Patient sich in der Gegenwart reorientieren kann. Und am Ende jeder einzelnen Konfrontationsarbeit ist es wieder wichtig, evtl. mithilfe des Therapeuten, sich dem jüngeren Ich und auch dem »erlebenden Teil des Ichs von heute« imaginativ zuzuwenden. Es wird geschaut, »was das jüngere Ich jetzt braucht, was es schon damals gebraucht hätte«, und das ist in der Regel vor allem Trost.

### Die Beobachter-Technik

Bei Kindern und Jugendlichen erfolgt die Beobachter-Technik so, wie für Erwachsene beschrieben, s. S. 129. Ein Vorgehen, das sich vielleicht erst einmal kompliziert anhört, ist für Kinder und Jugendliche, die Trauma-Opfer sind, so eingängig und immanent-logisch, dass sie nach kurzer Zeit spielerisch-leicht darüber verfügen und froh sind, sich auf diese Art und Weise gut schützen zu können. Der »universelle Beobachter« eines Kindes oder eines Jugendlichen berichtet die traumatische Geschichte, während der Therapeut auf das Vorkommen aller 4 Elemente des BASK-Modells achtet (siehe S. 224). Das Gegenwarts-Ich kann sich emotional distanzieren, muss das Schreckliche nicht noch einmal oder nur dosiert durchleben. Ohnmacht und Kontrollverlust wiederholen sich in der Therapie nicht, Retraumatisierung wird vermieden.

An heiklen Stellen der traumatischen Szene, die gerade bearbeitet wird, den sogenannten »Hotspots«, kann der Therapeut den Patienten bitten, doch mal den Beobachter zu fragen, ob er noch mehr Informationen zu dem Geschehen hat, ob er eventuell noch ein Detail sieht, hört oder anders gewahr wird, das die traumatische Erinnerung komplettiert. Auf diese Weise ist das Kind oder der Jugendliche möglicherweise in der Lage, Erinnerungsfetzen zu bearbeiten, die es/er bisher gar nicht »wusste«. Umgelenkt über den imaginierten Beobachter, der von seiner Beobachterposition aus auf die traumatische Szene schaut, können solche schmerzlichen Erinnerungen dann zugelassen werden. Und da es ja der »neutrale Teil« des Patienten in der Gegenwart ist, der via Beobachter die Schilderung einer traumatischen Szene entlang der 4 BASK-Komponenten abgibt, wird dem Patienten dadurch gleichzeitig bewusst, dass er den geschilderten Horror überlebt hat, dass es vorbei ist und er sich gerettet hat.

Am Schluss jeder Bearbeitung wird geschaut, wie es dem jüngeren Ich am sicheren Ort geht. Das jüngere, ehemals verletzte Kind wird imaginativ versorgt und getröstet. Und auch der Mensch von heute, dessen »erlebender Teil« gleichfalls vom sicheren Ort wieder abgeholt wird, wird nach einer Expositionssitzung vom Patienten selbst, aber auch vom Stationsteam faktisch mit alldem versorgt, was er braucht. Das Kind oder der Jugendliche kann in eine Decke gewickelt werden, Tee trinken, schlafen, seinen Lieblings-Beschäftigungen nachgehen oder anderweitig von seinen Eltern verwöhnt werden.

#### Die Bildschirm-Technik

Die Beobachter-Technik wird von vielen Jugendlichen gegenüber der Bildschirm-Technik favorisiert, wohl weil sie noch mehr Distanz zum Trauma schafft. Die Bildschirm-Technik ist jedoch einfacher vorstellbar für Grundschulkinder oder aber für kognitiv benachteiligte Jugendliche. Bei der Bildschirm-Technik arbeitet man mit einer imaginierten Fernbedienung, die das Steuerungs-Instrument ist. Berichtet wird vom Patienten in der 3. Person Singular; in dieser Art wird dann die vorher umrissene traumatische Szene durchgearbeitet. Was diese vorgestellte Fernbedienung alles kann, wird zuvor an einem positiven Erlebnis des Kindes geübt. Das Kind lernt so zu verstehen, dass die Therapeutin auch bei den folgenden schlimmen Erlebnissen darauf achten wird, dass das Verhalten (**B**ehaviour), die Gefühle (**A**ffects), die Körperempfindungen (**S**ensations) und die Gedanken (**K**ognitions) vom Kind selbst benannt werden.

Für die Konfrontation mit dem Trauma weiß das Kind dann schon, dass es mittels der Fernbedienung den »alten Film« des traumatischen Geschehens in jeder Hinsicht modifizieren kann. Anders als in der traumatischen Situation oder in der traumatisierenden Zeitspanne verfügt das Kind mittels der imaginierten Fernbedienung jetzt in der Therapie über Macht und Kontrolle. Es kann das Abspieltempo des Films beschleunigen wie beim schnellen Vorspulen, oder verlangsamen, wenn es vor seinem geistigen Auge etwas genau visualisiert sehen möchte. Das Kind kann etwa die Farbe aus dem Film entfernen und in den Schwarz-Weiß-Modus wechseln oder die Lautstärke runterregeln, bis keine Geräusche mehr wahrzunehmen sind. Und das Allerwichtigste, das Kind kann den Film stoppen, wenn es bedroht wäre, von seinen traumatischen Erinnerungen überwältigt zu werden. Es hat also mit der imaginierten Fernbedienung ein hoch wirksames Steuerungsgerät dafür in der Hand, was es sich selbst zumuten möchte bzw. kann. Erinnert sei an dieser Stelle noch einmal an die innere Weisheit von Kindern!

Sofern das Kind den Film stoppt, sollte das unbedingt von der Psychotherapeutin respektiert und gewürdigt werden. Keinesfalls sollte das Kind überredet werden weiterzumachen, auch wenn der Therapeut denkt, es könnte besonders sinnvoll sein, dass das Kind diese Szene zu Ende bearbeitet. Für das Kind ist die Tatsache, dass die Therapeutin seine Belastungsgrenze respektiert, ein Beweis dafür, dass es hier und jetzt, anders als unter den traumatisierenden Bedingungen, zu gar nichts gezwungen wird.

Es ist enorm wichtig, dass sich die psychotherapeutische Situation vor allem bezüglich der Beziehungsgestaltung signifikant unterscheidet von der traumatischen Situation, in der das Kind ohnmächtig war und häufig wie ein Objekt behandelt wurde. Jetzt also Subjekt, Kontrolle, Schonung, Würde und Trost! Der Therapeut bittet das Kind, wenn es sich zum Stoppen des Films entschieden hat, darum, den Film zurückzuspulen bis hin zu dem sicheren Ausgangsbild, in dem »noch alles in Ordnung war«. Dieses besondere Bild legt das Kind immer am Anfang einer Arbeit mit der Bildschirm-Technik aus seiner tatsächlichen Erinnerung genau selber fest. Sollte das Kind in der Lage sein, berichtend in der 3. Person, also: »Das Mädchen macht, hört, fühlt, denkt, empfindet in seinem Körper …«, die ganze traumatische Szene durchzugehen, so wird die Arbeit mittels eines sicheren Schlussbildes zu Ende geführt. Dieses vom Kind kreierte Bild, wie es nämlich konkret szenisch aussieht, wieder in Sicherheit zu sein, ist eine äußerst heilsame Vorstellung. Und natürlich endet keine Konfrontationssitzung, ohne dass das Kind weiter übt, sich selbst und das jüngere Ich für all das Erlittene zu trösten. Das Erlernen von Selbsttrost bleibt dem Kind im Idealfall für immer erhalten.

**Das Mentalisieren erleichtern und Vorbereitung der Traumaintegration**

Bei kumulativ bindungstraumatisierten Kindern – und ein Großteil der Traumata bei Kindern sind Bindungs-Traumata! – wurde sowohl die reflektierende als auch die imaginative Fähigkeit durch die Traumatisierung systematisch verzerrt (persönliche Mitteilung, Kirsch, H., Darmstadt, 1. 6. 2015). Daher muss die interne Verarbeitungskapazität von Kindern deren Vertrauensfähigkeit und deren Spielfähigkeit erst einmal wieder aufgebaut werden, »sodass sie die anderen Menschen von innen und sich selbst von außen sehen können« (persönliche Mitteilung, Kirsch, H., Darmstadt, 1. 6. 2015). Diesem Ziel dienen die stabilisierenden Maßnahmen während des ganzen psychotherapeutischen Prozesses. Die Kinder lassen dann in der Konfrontationsphase nach und nach zu, »emotionaler daran zu denken«, was ihnen widerfahren ist und warum – das meint Mentalisieren (Allen & Fonagy 2009).

Sich in dieser Phase gezielt psychotherapeutisch mit dem traumatischen Geschehen auseinanderzusetzen, hat vorrangig zum Ziel, die fragmentierte Erinnerung daran aufzuheben zugunsten eines zeitlich und inhaltlich geordneten Narrativs. In der Arbeit mit Kindern und Jugendlichen erfüllt diese Traumaexposition jedoch noch besondere Funktionen:

1. Wahrnehmungs-Bestätigung
Indem das Kind oder der Jugendliche darüber spricht, was ihm passiert ist, und indem der erwachsene Therapeut zuhört, entsteht für das Kind Realität. Dieses Erzeugen von Realität im Sinne von »es war so, wie ich mich erinnere« hat für Kinder und Jugendliche einen enormen Wert, da sie nach Traumatisierung häufig an ihrer eigenen Wahrnehmung zweifeln.
2. Sprachfindung
Kinder bis zum Ende des Grundschulalters und ggf. darüber hinaus haben oftmals keine Bezeichnungen für die Handlungen, die Täter-Personen an ihnen vorgenommen haben. Sie haben »lediglich« ihre Körperempfindungen und ihre Gefühle, die laut Alarm schlagen, wissen aber nicht, wie sie beschreiben sollen, was passiert ist. Man kann mit jüngeren Kindern in der Art arbeiten, dass sie den Handlungsverlauf z. B. mit Playmobil-Figuren nachstellen oder dass sie zeichnerisch unterstützt werden (Weinberg 2005). Denn das Finden von Bezeichnungen für die Taten ist in jeder Altersstufe wichtig. Nur so kann die Integration des Geschehenen im autobiographischen Gedächtnis durch Wiederverknüpfung von kognitiven und affektiven Verarbeitungsmodi gelingen.
3. Aufgreifen von Schuldempfinden
Während der Traumaexposition, häufig auch schon zuvor, erhält der Therapeut durch die Schilderungen des Kindes wertvolle diagnostische Informationen darüber, ob und in welchem Ausmaß das Kind/der Jugendliche sich selbst die Hauptschuld an der stattgefundenen Traumatisierung gibt. Die Selbstzuschreibung von Schuld ist bei Kindern und Jugendlichen besonders gravierend, da Täter oftmals über Jahre ihre Opfer manipuliert und indoktriniert

haben. In Form von sogenannten Täterintrojekten tauchen diese Sätze der Täter, gut erkennbar oder larviert, während der Traumaexposition wieder auf. Es ist wichtig, dass Therapeuten diese Täter-Introjekte erkennen und sie in der Arbeit mit den Kindern aufgreifen, da sonst der psychotherapeutische Prozess stagnieren kann (Reddemann 2011, S. 180–191). Und es ist wichtig, kontinuierlich mit den Schuldgedanken der Kinder und Jugendlichen weiterzuarbeiten, bis sie fühlen können, dass sie nicht verantwortlich sind für das Geschehene.

4. Einbezug der Eltern
Wenn die Eltern-Kind-Beziehung liebevoll-stabil ist, können Eltern in idealer Weise während der Konfrontationsarbeit einbezogen werden. Sie stellen dann eine der wichtigsten Ressourcen für das Kind dar. Und das Kind erlebt, dass die Eltern sich nicht davor »drücken«, das Schwere mit ihrem Kind gemeinsam durchzustehen. Das schweißt Eltern und Kind noch einmal mehr zusammen und ist eine gute Investition in die Zukunft. Die meisten Eltern sind zu dieser Mithilfe bereit: Ein kleines Kind wird von ihnen auf dem Schoß gehalten, oder Eltern stellen sich den quälenden Fragen ihres jugendlichen Kindes, warum sie nicht verhindert haben, dass die Traumatisierung passierte. Und bei innerfamiliären Traumata wird das Kind es letztlich brauchen, dass sich der Nicht-Täter-Elternteil auf seine Seite stellt. D. h., dass Mütter – es sind ja häufig die Mütter – gefordert sind, sich zu entscheiden, ob sie ihrem Kind beistehen oder ihre Ehe fortsetzen wollen, eine Entscheidung, die nicht immer zugunsten des Kindes ausfällt.

### 6.3.3 Die Integrationsphase

Der Übergang von der Traumakonfrontationsphase in die Integrationsphase, der dritten und letzten Phase der Traumabehandlung, ist fließend: »Denken Sie daran, dass Phase 3 in vielem Phase 1 auf einer höheren Oktave wiederholt.« (Reddemann 2011, S. 240) Es sind also durchaus ähnliche Reifungsanforderungen für die Patienten zu bewältigen wie in der Stabilisierungsphase, jedoch nach erfolgtem oder noch anhaltendem Trauern über eine durch Traumatisierung erschwerte oder »verlorene« Kindheit/Jugend mit dem Fokus auf Neubeginn. Besonders Kinder und Jugendliche sind durch die ihnen zugefügten Traumata häufig darum »betrogen« worden zu lernen, wie man sich unter normalen Lebensbedingungen in Konflikten verhält und diese löst. D. h., sie müssen sich mühsam im Anschluss an die Behandlung aneignen, wie sie ihre Gefühle regulieren und ausdrücken können im »normalen sozialen Miteinander«, das sich oftmals für sie ganz und gar nicht normal anfühlt. Das eigene Selbstwertgefühl unterliegt dabei genau wie das von den Heranwachsenden aufzubringende Vertrauen in andere Menschen einer ständigen Probe. Die vielleicht inzwischen gewachsene seelische Widerstandskraft und hoffentlich neu gewonnene Fähigkeit, sich zu freuen, müssen weiter trainiert werden. Beziehungen müssen »sortiert« werden nach Tauglichkeit für das zukünftige Leben.

»Zwingen Sie niemanden, sich mit anderen zu versöhnen. Psychotherapie sollte zur Versöhnung mit sich selbst behilflich sein, Versöhnung mit anderen ergibt sich oder auch nicht«, gibt Reddemann (2011, S. 240) zu bedenken.

Um anschaulich zu machen, wie immens die Reifungsanforderungen an traumatisierte Kinder und Jugendliche in der Integrationsphase sind und wie mühsam es für sie ist, nach der zumeist extremen körperlich-emotionalen Krise einer stattgefundenen Traumatisierung ihre Isolation aufzubrechen und einen neuen Lebensentwurf zu machen, sei hier eine eindrucksvolle Fall-Vignette geschildert:

> Eine 14-jährige Gymnasialschülerin wurde aufgrund erheblicher Selbstverletzungen und zunehmendem sozialen Rückzug zur Vorstellung in die Klinik geschickt. Sie sagte, dass »ihr Vater sie anfasse seit ihrem 6. Lebensjahr«, und ließ keinen Zweifel daran, dass sie zu ihrer Aussage stehen würde unabhängig davon, wie ihre Eltern sich positionieren würden. Die Ehe der Eltern war »intakt«. Konfrontiert mit den Aussagen seiner Tochter, stritt der Vater alles ab, bot aber sofort an, aus dem Haus der Familie auszuziehen. Die Mutter war erschüttert, stand jedoch zunächst zu

ihrem Mann. Sie versuchte einen Spagat zwischen dem Erhalten ihrer Ehe und der Solidarität mit ihrer Tochter, was ihr auf Dauer nicht gelang. Den ersten mehrmonatigen stationären Aufenthalt nutzte die Patientin, um sich zu stabilisieren und gegen ihren Selbsthass und ihren starken Drang, sich zu verletzen, anzukämpfen. Auch baute sie ihre Kontakte zu ihren Freundinnen – sie hatte zum Glück eine Clique – wieder auf. Die Mutter stellte ihre Ehe infrage und prüfte, ob ihre Tochter die Wahrheit sagte. Sie fragte sich, warum sie als Mutter in den ganzen Jahren nichts gemerkt hatte.

Im zweiten stationären Aufenthalt wünschte sich die inzwischen 16 Jahre alte Jugendliche traumakonfrontative Arbeit. Diese wurde mittels der Beobachter-Technik durchgeführt, die einzelnen Sitzungen wurden videographiert, um sie für später gerichtsverwertbar zu haben. Dem Mädchen ging es zwischendurch sehr schlecht – sie zweifelte an sich und »an ihrem Verstand«, als sie in ihrem Zimmer auf der Station vor allem nachts in dissoziative Zustände geriet, in denen sie »real« fühlte, dass ihr Vater neben ihrem Bett stand und ihren Körper berührte. Das Mädchen fürchtete, »verrückt« zu werden, bis ihr psychoedukativ diese Phänomene der somatoformen Dissoziation und der Flashbacks erklärt wurden. Nach der zweiten Behandlung zog die Jugendliche in eine therapeutische Wohngruppe, eine Familienhilfe des Jugendamtes unterstützte das Familiensystem. Die Mutter verstand immer mehr, wie sehr ihr Mann ihre Tochter während deren ganzen Kindheit manipuliert hatte, sodass keine stabile emotionale Mutter-Tochter-Beziehung gewachsen war. Zum Teil begriff die Mutter sich selbst als »Opfer« ihres Mannes. Erst als mit psychotherapeutischer Unterstützung viel Vertrauensarbeit zwischen Mutter und Tochter gelungen war, zog das Mädchen wieder in ihr Elternhaus zurück.

Mit inzwischen knapp 18 Jahren begab sich die junge Frau von sich aus zum dritten Mal in stationäre Behandlung. Sie trauerte intensiv um ihre »verlorene Kindheit«, versuchte sich von den äußerst manipulativen Introjekten ihres Vaters zu befreien und in ein normales jugendliches Leben mit Gleichaltrigen einzufädeln. Sie hatte aufgehört, sich selbst zu verletzen, und ihre Schullaufbahn hin zum Abitur nach großen Unterbrechungen wieder aufgenommen. Zu ihrer Mutter bestand inzwischen eine gute Beziehung.

Da die junge Frau ein ausgeprägtes Gerechtigkeitsempfinden hatte, wollte sie eine grundsätzliche Erklärung ihres Vaters für sein Verhalten und sein Schuldeingeständnis jenseits aller Justiziabilität erwirken. Obwohl sie extreme Angst davor hatte, ihn nach langer Zeit wiederzusehen, lud sie ihn in die Klinik ein. Der Vater kam. Sie wuchs über sich selbst hinaus, indem sie ihrem Vater zeigte, wie wütend sie auf ihn war. Wut und Jähzorn waren in der Traumatisierungszeit die Gefühlsqualitäten gewesen, auf die der Vater ein Monopol gehabt hatte. Sie stellte alle ihre Fragen und sagte alles, was sie ihrem Vater vorwarf. Dabei war sie weiter anhaltend wütend, verlor aber dennoch nicht ihren roten Faden. Welch ein Zugewinn an gelingender Affektregulation!

Nachdem die junge Frau ihr Abitur geschafft hatte, zeigte sie ihren Vater bei der Polizei an. Dieser Schritt löste bei ihr eine akute generalisierte Angststörung aus, die polizeilichen Anhörungen waren für sie beinahe nicht durchzustehen. Durch erneute ambulante Unterstützung reduzierten sich die Ängste der inzwischen 21-jährigen Frau innerhalb von einigen Monaten, sodass sie wieder seelisch stabil war und ihren Alltag gut bewältigen konnte, bevor es zur Verhandlung kam, bei der sie ihrem Vater gegenübertreten musste. Da der Vater ein umfassendes Geständnis ablegte, blieb ihr eine Aussage erspart. Der Vater wurde verurteilt. Die junge Frau zog zu Hause aus und lebt nun in der Stadt, in der sie studiert.

## 6.4 Ausblick

So wie jede Traumatisierung unterschiedlich ist und die Verarbeitung eines Traumas, abhängig von den individuellen Risiko- und Schutzfaktoren, von jedem Opfer in seiner eigenen Weise geschieht, so ist auch jede Integrationsphase in der Behandlung von Kindern und Jugendlichen verschieden. Es geschieht häufig in dieser Schlussphase der Therapie etwas »Existenzielles«, da es darauf ankommt, ob das Kind oder die Jugendliche überhaupt in ein Alltagsleben zurückfindet. Das Kind oder die Jugendliche muss sich viel härter als nicht traumatisierte Kinder oder Jugendliche Vertrauen in die Welt erkämpfen. Es/sie muss lernen, an sich selbst zu glauben und sich selbst zu mögen, auch wenn es/sie Dinge erlebt hat, die seinen Glauben in sich und die Welt zutiefst erschüttert haben. Wenn es schlecht läuft, verliert das Kind seine Familie, etwa dann, wenn die Mutter die Fortsetzung ihrer Ehe dem vorzieht, das Kind bedingungslos zu unterstützen.

Jedoch können Kinder und Jugendliche mittels der Psychodynamisch Imaginativen Traumatherapie oder anderer Therapieformen erlernen, wie sie Konflikte mit anderen Menschen bewältigen können, und vor allem wie sie sich selbst beruhigen und trösten können. Sie erhalten durch die respektvolle Präsenz ihres Gegenübers, der Psychotherapeutin, ihre Würde zurück und können so wahrnehmen, dass es ihnen guttut, sich mit einem anderen Menschen, hier der Psychotherapeutin, zu verbinden. Den ganzen großen Rest, den keine psychotherapeutische Methode zu bewirken vermag, leisten die Kinder auf dem Weg zu ihrer Heilung selbst. Sie haben einen unbändigen Willen und ein immenses Selbsthilfepotenzial, um eine lebenswerte Zukunft für sich zu gestalten, unterstützt, wenn eben möglich, durch ihre Eltern. Sie wollen einfach leben wie andere Kinder auch!

# Anhang

## Die wichtigsten Therapieschritte

Im Folgenden sollen nochmals die wichtigsten Therapieschritte zusammengefasst werden. Damit richte ich mich an die Therapeuten.

Phasen der Traumatherapie

- Ein Arbeitsbündnis herstellen
  Achtung: Das Arbeitsbündnis muss immer wieder neu erarbeitet werden. Viele Probleme in Behandlungen entstehen dadurch, dass dies nicht genügend beachtet wird.
  Nach jeder Traumakonfrontation ist erst wieder erneute Stabilität zu erarbeiten.
- Stets eine haltgebende Beziehung anstreben und im Auge behalten.
- Stabilisierung erarbeiten
- Traumakonfrontation
- Integration und Neubeginn

Die Th. und die erwachsenen Anteile der Patientin arbeiten zusammen, sodass die erwachsenen Teile lernen können, sich um die »verletzten jüngeren Ichs« zu kümmern.

- Keine Regression in der Beziehung
- Übertragungsverzerrungen werden sofort benannt und gemildert.
- Regression findet innerhalb des Systems statt (»innere Bühne«).
- Th. tut alles, um Gefühl von Sicherheit zu fördern.

## Stabilisierungsphase

Allgemeine Prinzipien:
Prinzip: Stressreduktion; kein zusätzlicher Stress durch Behandlungsangebot

- Bewältigungsstrategien anerkennen und würdigen
- Wissen über Traumafolgen vermitteln
- Vermittlung von heilsamen Imaginationen und Kognitionen
- Affektregulierung und -differenzierung vermitteln
- Sicherheit (innen und außen) aufbauen
- (Alle) Ressourcen herausfinden und nutzen lernen
- Ansprechen von Übertragungsverzerrungen
- Differenzierte Körperwahrnehmung und liebevollen Umgang mit dem Körper vermitteln
- Kontrollierten Umgang mit traumatischem Material vermitteln
- Psychotherapie auf der inneren Bühne
  - Innerseelisches wird als Gestalt, d. h. als verschiedene Gestalten, beschrieben.
  - Dadurch wird das innere Drama handhabbar (Kontrolle).
    - Umgang mit einem jüngeren verletzten Ich erarbeiten
      - Wenn möglich: Mit dem Teil in Kontakt gehen, der ressourcenvoll ist/war. Seine Kraft spüren
      - Dem jüngeren Ich versichern, dass es einem wichtig ist, für es da zu sein
      - Sich Zeit lassen, mit diesem Teil wirklich in Kontakt zu sein
      - Mit dem Schmerz des Teils in Kontakt gehen, z. B. sich seinen Kummer anhören oder auf andere Art den Schmerz zur Kenntnis nehmen
- Das jüngere Ich aus der Szene herausholen
- Mit ihm an den sicheren Ort gehen
- Falls die erwachsene Person von heute Schwierigkeiten hat, mit dem jüngeren Ich einen tröstenden Kontakt herzustellen: Helferwesen einladen.

- Dann holen die Helferwesen das jüngere Ich aus der Szene heraus, trösten es und bringen es an den sicheren Ort.
  - In der Stabilisierungsphase sollte das jüngere Ich grundsätzlich aus belastenden Szenen herausgeholt werden.
  - Erklären, dass es nicht darum geht, etwas zu verleugnen. Das, was heute schmerzt, sind die alten Bilder.

## Allgemeine Elemente der Traumakonfrontationsphase

- Aufsuchen der traumatischen Situationen im klar strukturierten Setting zur Traumasynthese
- Das Recht der Patientin auf Stopp (d.h., wenn sie nicht weitermachen will, ist Stopp Stopp)
- Einsatz von gezielten Dissoziationstechniken, um das Grauen erträglich zu machen (das Erleiden unerträglicher Affekte über lange Zeit ist weder dienlich noch notwendig).
- Inneren Trost anregen
  - Nach jeder Traumabegegnung Stabilisierung anstreben, ggf. auch durch Täterintrojektarbeit.

## Beobachter-Technik

Voraussetzungen

- Innerer Beobachter/in bzw. den beobachtenden inneren Teil gut kennen
- Innerer sicherer Ort, innere Helfer
- Die traumatische Situation benennen und einschätzen (wie belastend ist sie auf einer Skala von 1–10, 10 ist extrem belastend, 1–0 gar nicht)
- Klären, ob andere jüngere oder ältere Ichs von diesem Trauma betroffen sein könnten
- Alle erlebenden Teile an den sicheren Ort bringen
- Auch das erlebende Ich von heute geht an den sicheren Ort

- Ggf. bleibt das am Trauma beteiligte Ich aus größerer Distanz dabei und schaut von Weitem zu (manche Pat. haben sonst das Gefühl, dass sie das Trauma nicht integrieren können).
- Der beobachtende Teil und das relativ neutrale Ich von heute arbeiten zusammen.
  - Der beobachtende Teil vermittelt dem relativ neutralen Ich von heute, was er beobachtet, und zwar sowohl die Erfahrung des Körpers, die Gedanken, die Bilder und die Gefühle (z. B. das Kind wird geschlagen, sein Rücken tut weh, es ist traurig und verzweifelt usw.).
  - Die Therapeutin achtet darauf, dass alle erlebenden Teile in Sicherheit bleiben, wenn dies nicht der Fall ist, bemerkt man es an der Physiologie (Angstzeichen) und sollte es ansprechen.
  - Klären, ob die traumatische Szene ganz durchgearbeitet ist. (Als Therapeutin kann man das nicht immer genau einschätzen.)
  - Wenn das Trauma durchgearbeitet ist, mitfühlend klären, was das verletzte jüngere Ich jetzt braucht und von wem dieses gegeben werden kann (Ich von heute, Helfer, ideale Eltern). Meist geht es um tröstende Angebote.
  - Klären, was die erwachsene Person, die ja hart gearbeitet hat, am heutigen Tag zur Unterstützung braucht, und imaginativ gestalten, wie der Tag weitergeht als Ermutigung.
  - Noch in derselben Sitzung oder in der folgenden Grad der Belastung erneut einschätzen, es sollte wenigstens eine Verbesserung um einen Punkt erfolgt sein. Nicht selten geht die Belastung stark zurück. Bei chronisch Traumatisierten kann man aber niemals 1–0 erwarten, es sei denn, es handelt sich um das letzte aller Traumata.
- Trauern und Neuorientierung (Integrieren)
  - Die Grenzen akzeptieren
  - Die Folgen des Grauens erkennen, benennen und durcharbeiten
  - Veränderungen im Umgang mit sich selbst und in Beziehungen erproben
  - (Beziehungs-)Konflikte rücken in den Vordergrund.

# Verzeichnis der Übungen

## 1. Zu 1: Innere Stabilität finden



## 2. Zu 2: Heilsamen Umgang mit dem Körper lernen

## 3. Zu 3: Dem Schrecken begegnen

*Imaginationsübung*



## 4. Zu 4: Kunstpsychotherapie im Prozess der Traumaheilung

*Kunsttherapeutische Übungen*



## 5. Zu 5: Die eigene Geschichte annehmen und integrieren

# Literatur


Achterberg, J. (1990): Gedanken heilen. Rowohlt, Reinbek

Allen, J. G., Fonagy, P. (Hrsg.) (2009): Mentalisierungsgestützte Therapie. Klett-Cotta, Stuttgart

Arafat, A., Laskowski, R. (2001): Die diagnostische Erhebung und Therapieplanung in traumazentrierter Psychotherapie.Vortrag III. Symposium Posttraumatische Belastungsstörungen, Sehnde 20.6.01

Axline, V. M. (1972): Play-Therapy, Boston (1947); dt.: Kinderspieltherapie im nicht-direktiven Verfahren. Ernst Reinhardt, München, Basel, 9. Aufl. 1997

Bachmann, H. I. (2009): Malen als Lebensspur. Klett-Cotta. Stuttgart

Bateson, G. (1981): Ökologie des Geistes. Suhrkamp, Frankfurt

Bauer, J. (1998): Die Königin der Farben. Beltz, Weinheim

Bauer, J. (2007): Warum ich fühle, was du fühlst. Heyne, München

Besems, T., van Vugt, G. (1990): Wo Worte nicht reichen. Kösel, München

Bohus, M., Wolf-Arehult, M. (2012): Interaktives Skillstraining für Borderline-Patienten: Das Therapeutenmanual. Schattauer, Stuttgart

Borchert, W. (1956): Draußen vor der Tür. Rowohlt, Reinbek

Borysenko, J. (1993): Fire in the soul. Warner Books, New York

Boss, P. (2008): Verlust, Trauma und Resilienz. Klett-Cotta, Stuttgart

Bradshaw, J. (1992): Das Kind in uns. Droemer, München

Briere, J., Jordan, E. (2009): Childhood maltreatment, intervening variables, and adult psychological difficulties in woman. In: Trauma, Violence and Abuse. Vol 10, No 4, S. 375–388

Brooks, R., Goldstein, S. (2009): Das Resilienz-Buch. Wie Eltern ihre Kinder fürs Leben stärken. Klett-Cotta, Stuttgart

Brown, D. (2009): Einschätzung der Bindungs- und Missbrauchsgeschichte sowie des Bindungsstils von Erwachsenen. In: Courtois und Ford, op. cit., S. 149–169

Butollo, W., Karl, R. (2013): Dialogische Traumatherapie: Manual zur Behandlung der Posttraumatischen Belastungsstörung. Klett-Cotta, Stuttgart

Butollo, W., Hagl, M., Krüsmann, M. (1999): Kreativität und Destruktion posttraumatischer Bewältigung: Forschungsergebnisse und Thesen zum Leben nach dem Trauma. Klett-Cotta, Stuttgart, 2. Aufl. 2003

Chu, V., de las Heras, B. (1994): Scham und Leidenschaft. Kreuz, Zürich

Courtois, C.A., Ford, J.D. (2011): Komplexe traumatische Belastungsstörungen und ihre Behandlung. Junfermann, Paderborn

Courtois, C.A., Ford, J.D., Cloitre, M. (2011): Optimale Behandlungsverfahren für die psychotherapeutische Arbeit mit Erwachsenen. In: Courtois und Ford, op. cit., S.107–131

De Shazer, S. (2000): Wege der erfolgreichen Kurztherapie. Klett-Cotta, Stuttgart, 7. Aufl.

Dilcher, K., Sturz, K., Koch, U., Maercker, A. (2000): Stationäre Traumatherapie. Katamnestische Ergebnisse eines integrativen Behandlungskonzeptes für Patientinnen mit posttraumatischen Belastungsstörungen. Mainzer Werkstatt, Mainz

Dreyfuß-Kattan, E. (1986): Praxis der klinischen Kunsttherapie. Huber, Bern

Egger, B. (1995): Träume malen und verstehen. Zytglogge, Bern

Ende, M. (1983): Jim Knopf und Lukas der Lokomotivführer. Thienemanns, Stuttgart

Engl, V. (2006): Qui Gong. In: Reddemann, L.: Imagination als heilsame Kraft. 1.–18. Auflage, Klett-Cotta, Stuttgart

Erickson, M.H., Rossi, E.L. (1981): Hypnotherapie. Aufbau, Beispiele, Forschungen. Klett-Cotta, Stuttgart, 8. Aufl. 2006

Estès, C.P. (1993): Die Wolfsfrau. Heyne, München

Felitti, V.J. et al. (1998): Relationship of Childhood Abuse and Household Dysfunction to Many of the Leading Causes of Death in Adult. American Journal of Preventive Medicine

Fischer, C., Schwarze, M. (2010): Qigong in Psychotherapie und Selbstmanagement. Klett-Cotta, Stuttgart

Fischer, G. (2000): Neue Wege nach dem Trauma. Erste Hilfe bei schweren seelischen Belastungen. Vesalius, Konstanz

Fischer, G., Riedesser, P. (2009): Lehrbuch der Psychotraumatologie. Reinhardt utb

Fischer, G., Riedesser, P. (1998): Lehrbuch der Psychotraumatologie. Ernst Reinhardt, München, Basel

Flückiger, C., Wüsten, G. (2014): Ressourcenaktivierung: Ein Manual für Psychotherapie, Coaching und Beratung. Hogrefe, Göttingen

Foa, E.B., Riggs, D.S., Gershuny, B.S. (1995): Arousal, numbing and intrusion: symptom structure of PTB following assault. American Journal of Psychiatry, 152 (1), S.116–120

Frankl, v.V. (1986): Die Psychotherapie in der Praxis. Deuticke, 4. Auflage

Freud, S. (1937): Die endliche und die unendliche Analyse. G.W. Bd. XVI, S. 80 ff.

Fried, E. (1977): Die bunten Getüme. Klaus Wagenbach, Berlin

Fürstenau, P. (1979): Zur Theorie psychoanalytischer Praxis. Psychoanalytisch-sozialwissenschaftliche Studien. Klett-Cotta, Stuttgart, 3. Aufl. 1997

Fürstenau, P. (1992): Entwicklungsförderung durch Therapie. Grundlagen psychoanalytisch-systemischer Psychotherapie. Klett-Cotta, Stuttgart, 2. Aufl. 1999

Fürstenau, P. (2001): Psychoanalytisch verstehen, systematisch denken, suggestiv intervenieren. Klett-Cotta, Stuttgart, 3., erw. Aufl. 2007

Gärtner, C., Abilgaard, P., Reddemann, L. (2015): KoKo Konfrontation bei Komplextraumatisierung – erste Ergebnisse einer qualitativen Studie zur subjektiven Wahrnehmung konfrontativer Erfahrungen bei komplex-traumatisierten Patientinnen. Vortrag auf der 17. Jahrestagung der Deutschsprachigen Gesellschaft für Psychotraumatologie (DeGPT), Innsbruck, 26. – 28. Februar 2015

Gendlin, E. T., Wiltschko, J. (1999): Focusing in der Praxis. Klett-Cotta, Stuttgart, 3. Aufl. 2007

Gottschlich, M. (2007): Medizin und Mitgefühl: Die heilsame Kraft empathischer Kommunikation. Böhlau. Wien

Grochowiak, K. (1996): Vom Glück und anderen Sorgen. Scherz, Bern

Grossmann, D. (2015): Rede zum 75. Geburtstag von Bundespräsident Joachim Gauck am 24. 1. 2015. Süddeutsche Zeitung, München

Grossmann, K. E., Grossmann, K. (1994): Bindungstheoretische Grundlagen psychologisch sicherer und unsicherer Entwicklung. GWG Zeitschrift der Gesellschaft für wissenschaftliche Gesprächspsychotherapie, 96, S. 26 – 41

Harner, M. (1986): Der Weg des Schamanen. Rowohlt, Reinbek

Henderson, J. (2001): Embodying Well-Being. Wie man sich trotz allem wohl fühlen kann. AJZ Verlag, Bielefeld

Hilgard, E. R. (1994): Neodissociation Theory. In: Lynn, S. J., Rhue, J. W.: Dissociation. Guilford, New York

Horowitz, M. J., Zilberg, N. (1983): Regressive alterations of the self concept. American Journal of Psychiatry, 140, S. 284 – 289

Houston, J. (1992): Ganzheitlicher Wertewandel. Seminarkassette, ZIST, Penzberg

Huckele, A. (2011): Wie laut soll ich denn noch schreien. Die Odenwaldschule und der Missbrauch. Rowohlt, Reinbek

ISST (2012): The ISTSS Expert Consensus Treatment Guidelines for complex PTSD in Adults. http://www.istss.org/ISTSS_Main/media/Documents/ISTSS-Expert-Concesnsus-Guidelines-for-Complex-PTSD-Updated-060315.pdf Letzter Zugriff 05082016

Kanfer, F. H., Reinecker, H., Schmelzer, D. (2011): Selbstmanagement-Therapie. Springer, Heidelberg, 4. Auflage

Kast, V. (1994): Freude, Inspiration, Hoffnung. Walter, Olten

KA-Tzetnik 135 633 (1991): Shivitti – eine Vision. Kunstmann, München

Kinsler, P. J., Courtois, C. A., Frankel, S. (2009): Therapeutische Allianz und Umgang mit Risiken. In: Courtois und Ford, op. cit., S. 214 – 236

Kirsch, H., Darmstadt (2015): Seminar in Münster, persönliche Mitteilung, 1. 6. 2015

Korittko, A., Pleyer, K.H. (2011): Traumatischer Stress in der Familie: Systemtherapeutische Lösungswege. Vandenhoeck & Ruprecht, Göttingen

Krystal, Ph. (1989): Die inneren Fesseln sprengen. Walter, Olten

Lampe, A., Hofmann, P., Gast, U., Reddemann, L., Schüßler, G. (2014): Long-term course in female survivors of childhood abuse after psychodynamically oriented, trauma-specific inpatient treatment: a naturalistic two-year follow-up. Zeitschrift für Psychosomatische Medizin und Psychotherapie, 60 (3): S. 267–282

Lauer, K., Bley, A. (2006): Das kummervolle Kuscheltier. ars Edition, München

Levi, P. (1991): Ist das ein Mensch? Hanser, München

Levine, P.A. (1998): Trauma-Heilung: Das Erwachen des Tigers. Unsere Fähigkeit, traumatische Erfahrungen zu transformieren. Synthesis, Essen

Levine, P.A., Kline, M. (2005): Verwundete Kinderseelen heilen. Wie Kinder und Jugendliche traumatische Erlebnisse überwinden können. Kösel, München

Linehan, M. (1996): Dialektisch-Behaviorale Therapie der Borderline-Persönlichkeitsstörung. CIP-Medien, München

Longaker, C. (2001): Dem Tod begegnen und Hoffnung finden. Piper, München

Maercker, A. (2013): Posttraumatische Belastungsstörungen. Springer, Berlin, Heidelberg, 4. Auflage

Maercker, A. (Hrsg.) (1997): Therapie der posttraumatischen Belastungsstörung. Springer, Berlin, Heidelberg

Miller, A. (1983): Du sollst nicht merken. Suhrkamp, Frankfurt

Najavits, L. (2008): Posttraumatische Belastungsstörung und Substanzmissbrauch: Das Therapieprogramm »Sicherheit finden«. Hogrefe, Göttingen

Nhat Hanh, Th. (1996): Zeiten der Achtsamkeit. Herder, Freiburg

Nijenhuis, E.R.S. (2006): Somatoforme Dissoziation. Phänomene, Messung und theoretische Aspekte. Junfermann, Paderborn

Omer, H., von Schlippe, A. (2015): Autorität durch Beziehung. Vandenhoeck & Ruprecht, Göttingen

Omer, H., von Schlippe, A. (2014): Autorität ohne Gewalt. Coaching für Eltern von Kindern mit Verhaltensproblemen. Vandenhoeck & Ruprecht, Göttingen

Orange, D.M., Atwood, G.E., Stolorow, R.E. (2015): Intersubjektivität in der Psychoanalyse: Kontextualismus in der psychoanalytischen Praxis. Brandes & Apsel, Frankfurt

Peichl, J. (2014): »Sei ruhig – halt still – sei tot!« – das Täterintrojekt als Überlebensstrategie. Eine psychologische und neurologische Interpretation. Trauma und Gewalt, 8/2, S. 146–156

Piaget, J. (1948): Psychologie der Intelligenz. Klett-Cotta, Stuttgart, 10. Aufl. 2001

Putnam, F. (1989): Diagnosis and Treatment of Multiple Personality Disorder. Guilford, New York
Reddemann, L. (2016 a): Eine Reise von tausend Meilen beginnt mit dem ersten Schritt. Herder, Freiburg, (überarbeitete Auflage 2016)
Reddemann, L. (2016 b): Mitgefühl, Trauma und Achtsamkeit in psychodynamischen Therapien. Vandenhoeck & Ruprecht, Göttingen
Reddemann, L. (2015): Kriegskinder und Kriegsenkel in der Psychotherapie: Folgen der NS-Zeit und des Zweiten Weltkriegs erkennen und bearbeiten – Eine Annäherung. Klett-Cotta, Stuttgart
Reddemann, L. (2014): Psychodynamisch Imaginative Traumatherapie: PITT – Das Manual. Ein resilienzorientierter Ansatz in der Psychotraumatologie. Klett-Cotta, Stuttgart
Reddemann, L. (2013): Überlebenskunst. Klett-Cotta, Stuttgart
Reddemann, L., Dehner-Rau, C. (2012): Trauma heilen: Ein Übungsbuch für Körper und Seele. TRIAS, Stuttgart
Reddemann, L., Sachsse, U. (1997): Traumazentrierte Psychotherapie I, Persönlichkeitsstörungen 3: S. 113–147
Reemtsma, J. Ph. (1997): Im Keller. Hamburger Edition, Hamburg
Rhodes, J. (2016): Der Klang der Wut. Nagel und Kimche, Zürich
Rothschild, B. (2002): Der Körper erinnert sich. Die Psychophysiologie des Traumas und der Traumabehandlung. Synthesis, Essen
Roy, A. (1997): Der Gott der kleinen Dinge. Karl Blessing, München
Sachsse, U. (2003): A successful inpatient treatment program for chronic PTSD. Vortrag: Psychological Trauma, Boston, 30.–31. Mai 2003
Sadeh, A., Hen-Gal, S., Tikotzky, L. (2008): Young children's reactions to war-related stress: a survey and assessment of an innovative intervention. Pediatrics 2008 Jan. 121 (1): S. 46–53
Satir, V. (1978): Meine vielen Gesichter. Wer bin ich wirklich? Kösel, München 1994
Schmeer, G. (1994): Krisen auf dem Lebensweg. Klett-Cotta, Stuttgart, 2. Aufl. 2006
Schmidbauer, W. (1977): Die hilflosen Helfer. Rowohlt, Reinbek
Schore, A. N. (2001): The effects of early relational trauma on right brain development, affect regulation and infant mental health. 22: S. 221–268; zitiert nach Streeck-Fischer, A. (2006): Trauma und Entwicklung. Schattauer, Stuttgart
Schreiber, J. (1989): Touching the mountain. California Health Publications, Oakland
Schrode, H. (1995): Klinische Kunst- und Gestaltungstherapie. Klett-Cotta, Stuttgart
Schultz von Thun, T. (1999): Miteinander reden 3: Das innere Team. Rowohlt, Reinbek
Schwartz, R. C. (1997): Systemische Therapie mit der inneren Familie. Klett-Cotta, Stuttgart, 5. Aufl. 2007

Semprun, J. (1994): Schreiben oder Leben. Suhrkamp, Frankfurt

Shapiro, F. (1995): Eye movement desensitization and reprocessing. Guilford, New York; dt: EMDR – Grundlagen und Praxis. Junfermann, Paderborn 2012

Simonton, C. L. (1992): Körper, Seele, Geist: Krebs und Gesundheit. Seminarkassette, ZIST, Penzberg

Simonton, O. C., Henson, R. M. (2013): Auf dem Wege der Besserung. Schritte zur körperlichen und spirituellen Heilung. Rowohlt, Reinbek bei Hamburg. Amerikanisches Original (1992): The healing journey. Bantam Books, New York

Singer, J. L., Pope, K. S. (1986): Imaginative Verfahren in der Psychotherapie. Junfermann, Paderborn

Streeck- Fischer, A. (2006): Trauma und Entwicklung. Folgen früher Traumatisierungen in der Adoleszenz. Schattauer, Stuttgart

Streeck-Fischer, A. (2014): Seminar in Münster, persönliche Mitteilung, Berlin 28. 11. 2014

Teegen, F. (1992): Die Bildersprache des Körpers. Rowohlt, Reinbek

Terr, L. C. (1995): Childhood traumas: an outline and an overview. In: Everly, G. S., Lating, J. M., S. 301–319

Terr, L.C. (1995): Childhood traumas: an outline and an overview. In: Everly, G. S., Lating, J. M. (Hrsg.), S. 301–319

Theunissen, G., Plaute, W. (1995): Empowerment und Heilpädagogik. Ein Lehrbuch. Lambertus, Freiburg im Breisgau

Van der Hart, O., Ellert, R. S., Steele, K. (2008): Das verfolgte Selbst. Strukturelle Dissoziation und die Behandlung chronischer Traumatisierung. Junfermann, Paderborn

Van der Kolk, B. A., Mc Farlane, A. C., Weisaeth, L. (Hrsg.) (2000): Traumatic Stress – Grundlagen und Behandlungsansätze. Theorie, Praxis und Forschung zu posttraumatischem Stress sowie Traumatherapie. Junfermann, Paderborn

Van Etten, M., Taylor, S. (1998): Comparative Efficacy of treatments for Post-traumatic Stress Disorder: A Meta-Analysis. Clin. Psychol. Psychother. 5, 1998, S. 126–144

Wampold, B. (2010): The Basics of Psychotherapy: An Introduction to Theory and Practice. Amer Psychological Assn, New York

Wampold, B. E., Imel, Z. R., Laksa, K. M., Benish, S., Miller, S. C., Flückiger, C. Delre, A. C., Baardseth, T., Budge, T. P. (2010): Determing what works in the treatment of PTSD. Clinical Psychological Review, 30 (8), S. 923–933

Watkins, J. G., Watkins, H. H. (1997): Ego-States. Theory and Therapy. W. W. Norton, New York. Deutsch: Ego-States: Theorie und Therapie. Carl-Auer-Systeme-Verlag, Heidelberg 2003

Weinberg, D. (2005): Traumatherapie mit Kindern. Strukturierte Trauma-Interventionen und traumabezogene Spieltherapie. Klett-Cotta, Stuttgart

Weiss, J. (1993): How Psychotherapy Works: Technique and Process: Process and Technique. Guilford, New York

Weiss, J., Sampson, H. (1986): The Psychoanalytic Process: Theory, Clinical Observation and Empirical Research. Guilford, New York

Wetzel, S. (2015): Achtsamkeit und Mitgefühl: Mut zur Muße statt Hektik und Burnout. Klett-Cotta, Stuttgart

Wetzel, S. (1999): Hoch wie der Himmel – Tief wie die Erde. Fischer, Frankfurt a. M.

Wilber, K. (1992): Mut und Gnade. Scherz, Bern

Wilson, P. (1998): Zur Ruhe kommen. Rowohlt, Reinbek

Wirtz, U., Zöbeli, J. (1995): Hunger nach Sinn. Kreuz, Zürich

Wuthe (1998): Das Märchen von der traurigen Traurigkeit, in: Körner, H. u. L., Alle Farben dieser Welt. Lucy Körner, Fellbach

Zinn, J. K. (1991): Gesund und stressfrei durch Meditation. Scherz, Bern

# Die Autorinnen

*Dr. rer. medic. Cornelia Appel-Ramb* ist Psychologische Psychotherapeutin und als Kinder- und Jugendlichenpsychotherapeutin im Zentrum für Kinder- und Jugendmedizin des Universitätsklinikums Münster tätig.

*Susanne Lücke* ist Kunstpsychotherapeutin an der Klinik für Psychosomatische und Psychotherapeutische Medizin des EvKB in Bielefeld und parallel seit vielen Jahren in eigener psychotherapeutischer Praxis tätig. Sie leitet das Bielefelder Institut für Kunsttherapie (bik) und bietet Fachfortbildungen zur Anwendung kunsttherapeutischer Methoden in der Traumatherapie an.
www.praxis-susanneluecke.de
www.kunsttheapie-institut-bielefeld.de

*Prof. Dr. med. Luise Reddemann* ist Nervenärztin, Fachärztin für psychotherapeutische Medizin und Psychoanalytikerin; Honorarprofessur für Psychotraumatologie und psychologische Medizin an der Universität Klagenfurt. Seit mehr als 30 Jahren beschäftigt sich Luise Reddemann intensiv mit Trauma und Traumafolgestörungen. Von 1985 bis 2003 war sie Leiterin der Klinik für Psychotherapie und psychosomatische Medizin des Ev. Johannes-Krankenhauses in Bielefeld und entwickelte dort ein Konzept zur Behandlung von Menschen mit komplexen Traumafolgestörungen, die »Psychodynamisch Imaginative Traumatherapie« (PITT). Luise Reddemann führt Fortbildungsveranstaltungen auf dem Gebiet der Psychotraumatologie und Nachbargebieten wie z. B. zu Achtsamkeit und Mitgefühl durch.
Weitere Informationen: www.luise-reddemann.de

Anfragen für Fortbildungen von Luise Reddemann an:
Frau Gunde Hartmann, Schulberg 5, 89435 Finningen, Fax: 09074/958710,
E-Mail: gunde.hartmann@ web.de
Website: www.luise-reddemann.de